痛みが楽になる
トリガーポイント筋肉トレーニング

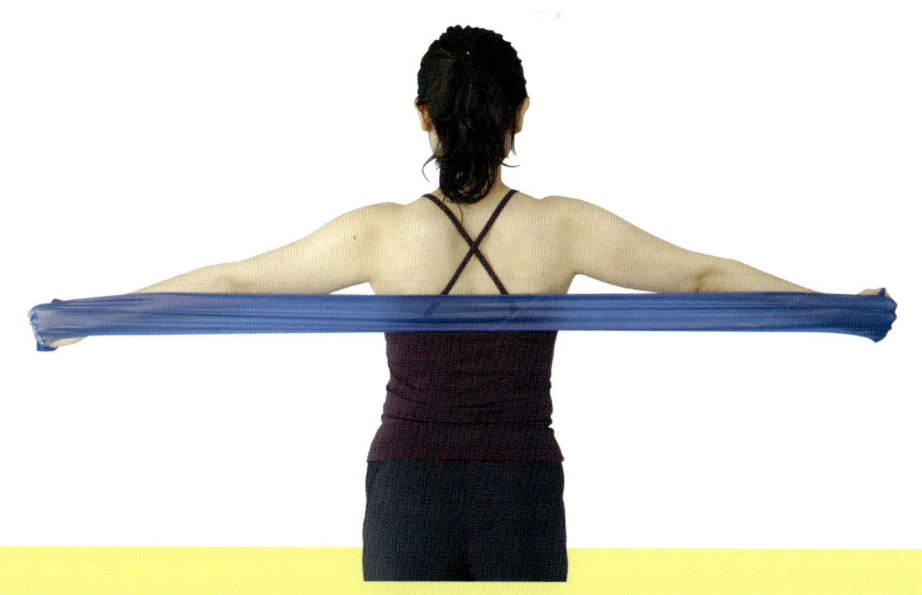

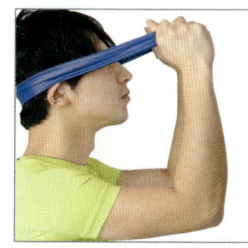
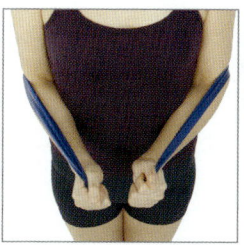
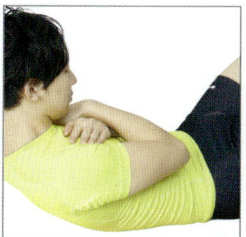
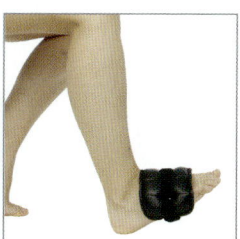

緑書房

はじめに

痛みの治療を行っていると、治療に難渋する患者さんや治療直後は効果が認められても、しばらくすると元に戻ってしまう患者さんをよく目にする機会があります。当初は、それらの患者さんを良くするために、さらに効果的な治療方法はないものかと試行錯誤したものです。しかし、治療方法を模索しているうちに、1つの共通点に気がつきました。それは、マッサージやストレッチ、呼吸方法やヨガにしても、さらには私が専門とする鍼灸にしても、基本的に我々が行える治療方法の多くは筋肉を緩めるための治療ばかりであるという点です。

一般的に、筋肉は曲げる筋肉と伸ばす筋肉のように対(つい)になっています。そのため、一方の筋肉に障害が認められれば、力学的にプラスマイナスゼロになるようにバランスを保っています。そのため、一方の筋肉に障害が認められれば、そのバランスが崩れることで、他方の筋肉にも必ずその影響は現れるのです。しかし我々が治療として行う方法は、ほとんどが硬くなったほうの筋肉に対して行うもので、その反対側にある筋肉は完全に無視されていました。しかし、筋肉は対になっている以上、片方の筋肉が硬く短くなれば、もう片方の筋肉は伸ばされて柔らかくなるように構造上作られています。そして、片方の筋肉が長期間硬く短くなれば、もう片方の筋肉は硬く短くなった筋肉と比べると相対的に減少します。これは相対的な萎縮と考えられる状態であり、この状態が長く続くと姿勢的な変化を生じ、さらに痛みは慢性化していくのです。このように、実際の臨床では硬くなった筋肉ばかりが注目されますが、慢性的に痛みがある患者さんでは、もう片方の萎縮した筋肉を元に戻す必要があり、この両者のバランスが戻らない限りは、痛みはよくならないことが多いのです。そして、萎縮した筋肉と痛みがある患者さんでは、自分自身で運動をする必要があり、患者さんが筋肉を鍛える方法を調べても、スポーツ選手が行うような標準の筋肉よりも増やすことを目的としたトレーニングばかりで、標準以下の筋肉を標準レベルに戻すをするしかないのです。しかしながら、患者さんが筋肉を鍛える方法を調べても、スポーツ選手が行うような標準の筋肉よりも増やすことを目的としたトレーニングばかりで、標準以下の筋肉を標準レベルに戻

すためのトレーニングについては、ほとんど触れられていません。

そこで、今回筋肉を緩めることを目的としたストレッチとマッサージを集めた『痛みが楽になる　トリガーポイントストレッチ＆マッサージ』と、筋肉を鍛えることを目的とした筋肉トレーニングを集めた『痛みが楽になる　トリガーポイント筋肉トレーニング』の2冊を刊行する運びとなりました。特に本書は、何らかの姿勢的変化が認められるような患者さんを想定し、スポーツ選手のための筋肉トレーニングではなく、標準レベルの筋肉に戻すための筋肉トレーニングを集めたはじめての専門的な書籍です。本書は、なるべく一般の方でも理解しやすくするために、要点のみをまとめています。そのため、ある程度専門的な知識を有する方には不満な点があるかもしれません。しかし、筋肉トレーニングは毎日続けることが大切であるため、わかりやすく簡潔にまとめることを最優先にしました。痛みの治療はもちろんのこと、日々の痛み予防としてのセルフケアにも筋肉トレーニングをお役に立てていただければ幸いです。

最後に本書の作成に対し、多大なるご助言をいただきました明治国際医療大学大学院齊藤真吾氏、佐原俊作氏、内藤由規氏、名古屋医健スポーツ専門学校梅村勇介氏、筋肉の図など作成いただいた明治東洋医学院専門学校宮本直氏、モデルの淺井重守氏、佐川玲氏に深謝します。また、緑書房の真名子漢氏、久保田大祐氏にも大いにお世話になったことに厚く御礼申し上げます。

本書が、読者の皆様のセルフケア理解の一助になれば幸いです。

平成25年3月吉日

伊藤和憲

はじめに

1章 基礎編

「痛み」について …… 8

筋肉の痛みの重要性 …… 10

痛みが慢性化すると身体は大変なことに…… …… 12

2章 理論編

身体のしくみ …… 16

姿勢と筋肉の関係 …… 18

ストレスと姿勢の関係 …… 20

治療はまず筋肉を緩める！ …… 22

筋肉を緩めてもダメなら鍛えてみる？ …… 24

筋肉を緩めるべきか？それとも鍛えるべきか？ …… 26

トリガーポイントの理論を応用した筋肉トレーニングとは？ …… 28

3章 実践編

筋肉の位置を確かめよう …… 32

姿勢的な変化があるか自己判断しましょう …… 34

どこの筋肉を鍛えればいいの？ …… 38

原因となる筋肉を見つけよう …… 40

4章 筋肉トレーニング編

筋肉トレーニングとは？ …… 48

筋肉トレーニングのさまざまな効果とは？ …… 50

どのようなときに筋肉トレーニングを行うの？ …… 52

筋肉トレーニングの種類と使い分け …… 54

筋肉トレーニングの手順と注意点 …… 56

筋肉トレーニングの強度をどのように決めるのか？ …… 58

筋肉トレーニングの効果を高めるための工夫 …… 60

筋肉トレーニングだけでは、良くならないこともある …… 62

コラム：道具の選び方 …… 64

5章 治療編

治療編について …… 68

腰痛

- ■ 腰痛の原因とは …… 70
- ■ 腰痛の治療に必要な用語 …… 72
- ■ 腰痛の治療を行ってみよう …… 74
- ■ 腰痛の基本ストレッチ&マッサージ治療 …… 80

■ 各筋肉の治療
- 胸腰椎の屈筋群 …… 84
- 胸腰椎の伸筋群 …… 88
- 胸腰椎の側屈筋群 …… 90
- 胸腰椎の回旋筋群 …… 92
- 股関節の屈筋群 …… 94
- 股関節の伸筋群 …… 98
- 股関節の外転筋群 …… 102
- 股関節の内転筋群 …… 106
- 股関節の外旋筋群 …… 108
- 股関節の内旋筋群 …… 110

コラム：病院で処方される腰痛体操 …… 112

膝痛

- ■ 膝痛の原因とは …… 114
- ■ 膝痛の治療に必要な用語 …… 116
- ■ 膝痛の治療を行ってみよう …… 118
- ■ 膝痛の基本ストレッチ&マッサージ治療 …… 124

■ 各筋肉の治療
- 膝関節の屈筋群 …… 128
- 膝関節の伸筋群 …… 132
- 足関節の背屈筋群 …… 136
- 足関節の底屈筋群 …… 140
- 足の外返し筋群 …… 142
- 足の内返し筋群 …… 144

コラム：病院で処方される膝痛体操 …… 146

5

肩痛

- ■肩痛の原因とは ……148
- ■肩痛の治療に必要な用語 ……150
- ■肩痛の治療を行ってみよう ……152
- ■肩痛の基本ストレッチ＆マッサージ治療 ……158
- ■各筋肉の治療
  - 肩関節の屈筋群 ……162
  - 肩関節の伸筋群 ……166
  - 肩関節の外転筋群 ……170
  - 肩関節の内転筋群 ……174
  - 肩関節の外旋筋群 ……178
  - 肩関節の内旋筋群 ……180
  - 肩関節の水平外転筋群 ……182
  - 肩関節の水平内転筋群 ……182
- コラム：病院で処方される肩痛体操 ……183

肩こり

- ■肩こりの原因とは ……184
- ■肩こりの治療に必要な用語 ……186
- ■肩こりの治療を行ってみよう ……188
- ■肩こりの基本ストレッチ＆マッサージ治療 ……194
- ■各筋肉の治療
  - 頭頸部の屈筋群 ……198
  - 頭頸部の伸筋群 ……200
  - 頭頸部の側屈筋群 ……204
  - 頭頸部の回旋筋群 ……206
  - 上肢帯の挙上筋群 ……208
  - 上肢帯の引き下げ筋群 ……210
  - 上肢帯の外転筋群 ……212
  - 上肢帯の内転筋群 ……214
  - 上肢帯の上方回旋筋群 ……216
  - 上肢帯の下方回旋筋群 ……216
- コラム：病院で処方される肩こり体操 ……217
- コラム：病院で処方される頭痛体操と顎関節体操 ……220
- コラム：病院で処方されるその他の体操 ……222

1章

基礎編

「痛み」について

誰にでも一度は、「痛み」を感じた経験があると思います。「痛み」はとても不快でいやな感覚です。誰しも、「痛みなどなければいいのに！」と思ったことがあるでしょう。しかし、「痛み」は人にとって本当に不必要な感覚なのでしょうか？

本来、**「痛み」には警告信号としての役割があります。** そのため、身体が危険に侵されると、身体中に張り巡らされたセンサーがそれを感知し、神経を経由して脊髄や脳に伝わることで、「痛み」として自覚します。その結果、私たちは、危険から身を守ることができるのです。

このように、人にとって「痛み」は必要な感覚ですが、**警告信号としての役割があるのは、はじめのうち（急性期：1か月ほど）だけであり、それ以降は警告信号としての役割はほとんどなくなってしまいます。それどころか、「痛み」が長引くと、脳や脊髄で痛みが記憶されてしまい、なかなか治すことのできない「慢性痛」となってしまうのです。** その意味で、痛みの原因をしっかりと突き止め、慢性痛にさせない努力が必要になります。

一方、「痛み」と一言でいっても、その原因はさまざまです。私たちは、腰痛や肩痛などと表現しますが、その原因は神経に伴う痛みもあれば、骨に伴う痛みもあります。そのため、**「痛い」という情報だけでは、どこに治療を行えばいいのかわかりません。** そこで、治療を行うには、痛みの原因を大まかに分類（皮膚・神経・

基礎編 「痛み」について

表：痛みの質と範囲

部　位	痛みの質	痛みの範囲
皮　膚	鋭い	明確
神　経	鋭い	明確
骨	鋭い / 鈍い	明確 / 曖昧
関　節	鋭い / 鈍い	明確 / 曖昧
筋　肉	鈍い	曖昧
内　臓	鈍い	曖昧
その他	鋭い / 鈍い	明確 / 曖昧

point

- 痛みには警告信号としての役割があり、どこが悪いかを教えてくれる
- 痛みが長引くと脳などに記憶されてしまい、警告信号の役割は少なくなる
- 「痛い」だけでは原因はわからないので、痛みの質や範囲から大まかな原因を探る必要がある

骨・関節・筋肉・内臓・その他）するとわかりやすいと思います。まず皮膚や神経は、常にケガをする可能性がある部位で、身体を守る最前線にある部位といえます。そのため、痛みは鋭く、痛い場所も明確で、いつでも痛みの原因から逃れられるようにできています。それに対して、筋肉や内臓は、直接ケガを負うことが少ないことから、身体の防御としてはそれほど重要ではないため、痛みは鈍く、痛い場所も曖昧です。そして、骨や関節の痛みは、2つの中間にある痛みと考えられます。このように**痛みの質やその範囲を調べると、痛みの原因を比較的簡単に予想することが出来ます。**

病院に行く前に、自分の痛みの原因が何であるかを確認してみましょう！

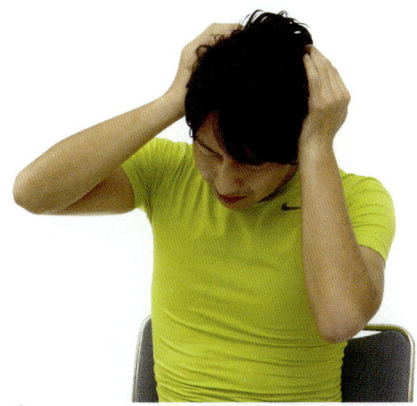

2 筋肉の痛みの重要性

痛みにはさまざまな原因が存在することを紹介しましたが、自分で判断しなくても、病院へ行けばある程度の原因を調べることは可能です。しかし、病院へ行っても簡単には見つけられない痛みがあることをご存知でしょうか？　その痛みこそが、「筋肉の痛み」なのです。

では、なぜ筋肉の痛みが簡単には見つけられないのかを考えてみましょう。

まず一つは、**筋肉の痛みを見つけるための検査があまり存在しないこと**です。神経の痛みや内臓の痛みを見つけるための検査は意外とたくさんありますが、筋肉の痛みを見つけるための検査はほとんどありません。そのため、筋肉の痛みがあっても、その原因が筋肉であるかどうかを判断する材料がないため、見逃してしまうのです。

もう一つの理由は、**筋肉の痛みの感じ方は、他の痛みの感じ方と少し異なっていること**にあります。

私たちがよく経験する擦り傷などの皮膚の痛みと、運動後に生じる筋肉痛を比べてみましょう。皮膚の痛み、具体的には指に植物のとげが刺さったことを想像してみましょう。皮膚にとげなどが刺さると、そのとげが目に見えなくても痛い場所がはっきりわかります。このように、皮膚の痛みでは痛いと感じる場所と痛みの原因となる場所は一致しています。これが一般的に私たちが持つ痛みのイメー

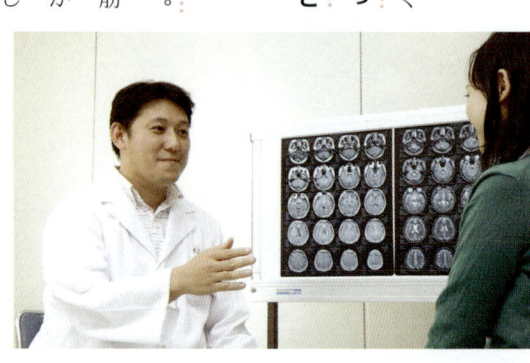

基礎編

筋肉の痛みの重要性

ジで、「痛いところ＝悪いところ」という認識があります。一方、筋肉の痛みである筋肉痛はどうでしょう？　筋肉痛は、筋線維の一部が損傷することで起こりますが、皮膚のように「ここの筋線維が痛い！」とはなりません。筋肉痛では、運動をした筋肉全体が痛いように感じるのです。

このように、筋肉の痛みでは、痛みの原因となる場所（トリガーポイント）と痛みを感じている場所が一致していないことが多く、実に7割の筋肉は痛みを感じているところから離れた場所に痛みの原因があるのです。

これを実際の治療に当てはめて考えてみましょう。肩こりは筋肉の痛みの代表ですが、肩こりを感じているとき、無意識に痛みのある部分を揉んだり、ストレッチをしていませんか？　しかし、筋肉の痛みのほとんどは痛みを感じている部位から離れたところに痛みの原因があるので、筋肉を揉んでも良くならないことが多いのです。

このように、筋肉の痛みの場合、痛みを感じているところから離れた部位に痛みの原因があり、その原因部位をトリガーポイントと呼んでいます。そのため、筋肉の痛みを治療するにはこのトリガーポイントを正しく理解し、治療しないと、痛みが慢性化してしまいます。

point

- 筋肉の痛みは見逃されやすい
- 7割の筋肉は痛みの原因となるところと痛いところが離れている
- トリガーポイントを理解すれば、筋肉の痛みは治せる！

3 痛みが慢性化すると身体は大変なことに……

もし不幸にも痛みが慢性化した場合、どのようなことが起こるのでしょうか？ 痛みの原因にもよりますが、ここでは特に慢性化しやすいと考えられる、筋肉の痛みに焦点を絞って考えてみましょう。

まず、痛みが慢性化すると、その痛みは脳や脊髄という場所に記憶されてしまいます。

一般的に、痛みを感じた神経は、いったん脊髄で神経を乗り換え、脳にその痛みを伝えます。痛みが急性のうちは痛みを感じるたびに神経が興奮し、脊髄で神経を乗り換えをしていますが、慢性化すると痛みを感じる毎回脊髄で神経を乗り換える作業が手間となるため、脊髄にある神経が勝手に脳に痛みを送ってしまうのです。これを痛みの可塑的変化と読んでいます。

そのため、慢性化すると神経を興奮させるような刺激がないにもかかわらず、痛みを感じることになるのです。また、痛みが慢性化すると、服が触れただけで痛くなったり、気温や気圧が変化しただけで痛みを感じるようになります。

このように、痛みが慢性化するとさまざまな変化が起こることが知られていますが、さらに筋肉の痛みではもう1つ大切なポイントが存在しています。それは、筋肉のバランスが変化するということです。

筋肉は痛みが起こると、その部位を守ろうと硬くなる性質があります（筋性防御）。この硬くなることが、身体にさまざまな変化を起こします。基本的に筋肉は骨から始まり骨に

基礎編

痛みが慢性化すると身体は大変なことに……

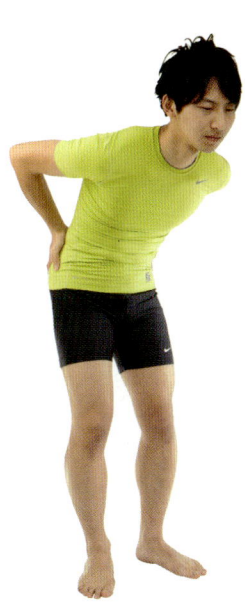

point
- 痛みが慢性化すると、痛みは記憶されてしまう
- 筋肉の痛みの慢性化は、姿勢的変化を導く
- 痛みが慢性化している場合には、身体のしくみを理解する必要がある

付いているため、筋肉の収縮や弛緩は骨に直接伝わります。そのため、痛みが慢性化して筋肉が硬くなると、痛みの原因となる筋肉の長さは短くなり、身体が丸くなったり、腰が曲がったりと、姿勢的変化を導くことになるのです。そして、その筋肉の変化は、痛みのある筋肉だけでなく、さまざまな筋肉に波及していくのです。特に、硬くなった筋肉と反対の作用を持つ筋肉は伸ばされるため、硬くなった筋肉に比べて相対的に筋肉がなくなり、萎縮と呼ばれる状態に至ります。その結果、筋肉のバランスが崩れ、最終的には骨まで変形してしまうため、ストレッチやマッサージをすることで筋肉が柔らかくなったとしても、対をなす筋肉とのバランスが戻らない限り、なかなか痛みは改善しません。**そのため、もしマッサージやストレッチを行っても、なかなか痛みが元に戻らない場合は、筋肉のバランス変化を考慮する必要があるのです。**

そこで、慢性化した痛みの治療には、身体のしくみと痛みの関係を理解する必要があります。

2章

理論編

身体のしくみ

多くの場合、**筋肉は身体を曲げる筋肉と身体を伸ばす筋肉のように対をなしています**。筋肉は伸ばす側と曲げる側（伸展と屈曲）のように、2つで1つのペアとなっており、機能的には2つで1つの役割をしています。これを拮抗関係と呼び、反対の役割を持つ筋肉を拮抗筋と呼んでいます。例えるなら、曲げる筋肉からみれば、伸ばす筋肉を拮抗筋と呼びます。このように、**曲げるときには反対側にある伸ばす筋肉の働きを抑制し、伸ばすときには逆に曲げる筋肉の働きを抑制するというように、お互いが影響することでバランスを保っています**。これを相反神経支配と呼び、筋肉の動きを考える上では大切な概念です。また、拮抗関係以外にも、同じ働きをする筋肉が共同して力を発揮することもあり、それらと同じ働きをする筋肉を協力筋と呼びます。このように、筋肉は一見単独で働いているようにみえていても、さまざまな筋肉と協力しながら働いており、筋肉の痛みや機能障害を考える際には、それぞれの関係を考慮する必要があります。そして、**これらのさまざまな筋肉の関係の中で、臨床上最も重要な概念が拮抗関係と思われます**。

一方、姿勢の変化にはさまざまな要因がありますが、その1つに筋肉が関与しています。膝や腰が曲がることは骨が変形したためと思われがちで

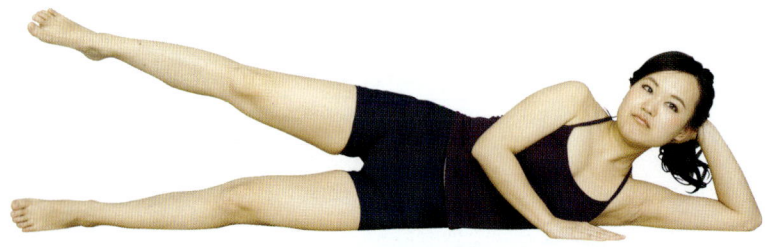

理論編　身体のしくみ

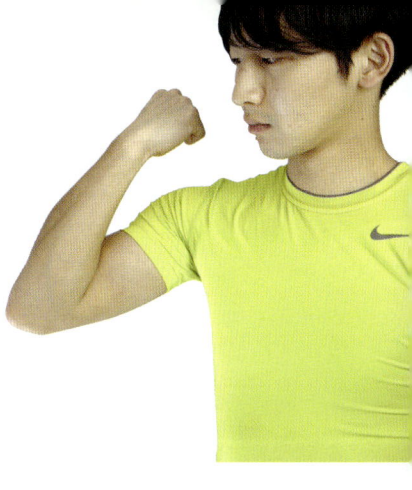

point
- 筋肉は機能的に曲げる筋肉と伸ばす筋肉のように2つで1つのペアとなっている
- 曲げる筋肉と伸ばす筋肉のような関係を拮抗関係と呼ぶ
- 曲げる筋肉と伸ばす筋肉のバランスが姿勢を決めている

すが、実際に膝や腰の骨や関節が突然変形を起こすことは少なく、その背景には筋肉の変化が大きく関与しているのです。一般的に筋肉は骨に付着しています。そのため、筋肉が収縮すれば骨はその方向に導かれて移動します。これが、一時的な収縮であれば骨は元に戻りますが、ストレスや外傷などで長期間筋肉が収縮すると、正常な骨の位置に変化が生じ、その結果時間をかけて徐々に変形していくのです。そのため、**姿勢の変化は筋肉の変化として捉えることもできます**。そして、特に筋肉の収縮や弛緩には、筋肉の拮抗関係が大きく関与していることから、姿勢の変化を考える際には、筋肉の拮抗関係を必ず考慮しなくてはなりません。

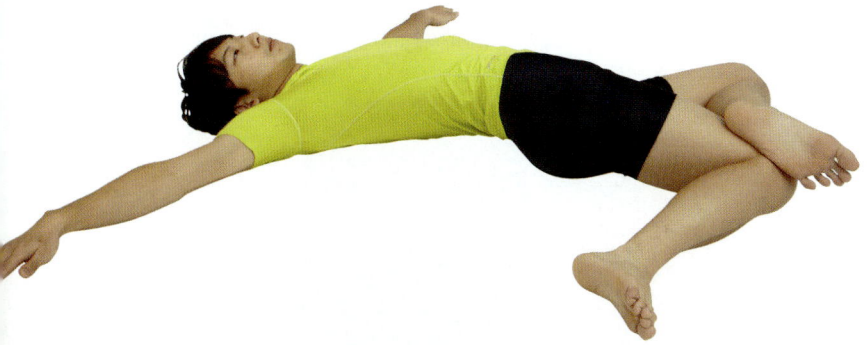

2 姿勢と筋肉の関係

筋肉が姿勢に大きく関与していることがわかったところで、次は姿勢の変化についてもう少し深く考えてみたいと思います。

姿勢の変化がよく見られるのは肩や腰です。肩や腰の変化は「猫背になる」や「腰が曲がる」などで、身体が丸くなるイメージです。通常、「胸が広がる」や「腰が伸びる」という姿勢的変化は起こりにくいのですが、なぜでしょうか？　それは、**筋肉の中には特に収縮しやすく、硬くなりやすい筋肉があるからです。この　ような特徴を持つ筋肉を一般的に抗重力筋と呼んでいます。**

抗重力筋は読んで字のごとく、重力に抗して働く筋肉です。我々が立っていられるのも無意識に抗重力筋が収縮を起こし、重力に逆らって身体を支えているからです。このように抗重力筋が重力に抗して収縮し、バランスを保っていられるのも、筋肉を収縮・弛緩させるためのセンサーである筋紡錘が多く存在しているからに他なりません。そのため、抗重力筋には他の筋肉に比べてたくさんの筋紡錘が存在しています。

一般的に、筋肉は自分の意志で脳から筋紡錘に指令を出し、収縮・弛緩させることが出来ます。また、脳で重力の変化を感じることで、無意識に筋紡錘を介し

理論編

姿勢と筋肉の関係

て筋肉を収縮・弛緩させ、バランスを保つことも出来るのです。一方、筋紡錘の錘内筋線維には交感神経の線維が分布しています。よって、交感神経の活動が亢進すると筋紡錘の錘内筋線維を介して、筋肉は収縮します。そのため、ストレスを感じるなどして交感神経の活動が亢進すると筋紡錘の多い抗重力筋は特に収縮し、硬くなりやすいのです。

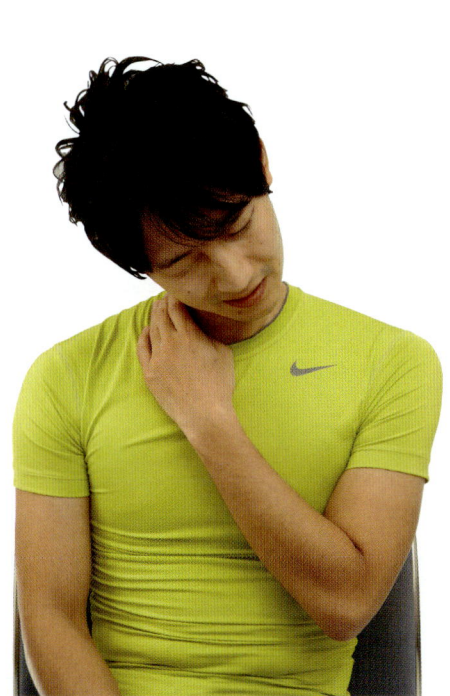

point
- 筋肉の中には硬くなりやすい性質のものがあり、それらを抗重力筋と呼ぶ
- 抗重力筋はストレスなど交感神経の活動を反映しやすい

3 ストレスと姿勢の関係

それでは、ストレスに敏感な抗重力筋は全身のどの部位に存在しているのでしょう？

一般的に抗重力筋は胸部や背部、殿部などの屈筋群に多く存在しています。そのため、ストレスがかかると身体や腰は丸まり、肩は怒り肩になるのです。逆に抗重力筋は伸筋群にはほとんどないので、決してストレスにより身体が伸びたりすることはありません。そのため、姿勢を見ただけでストレスが強いかどうかをある程度判断することが出来ます。

一方、**現代人はストレスや精神的な緊張など、交感神経の活動が亢進している状態のほうが多いので、身体は抗重力筋の存在する方向に収縮しやすい傾向にあります**。その結果、筋肉が収縮することにより身体が丸くなります。これが、いわゆる猫背といわれる状態で、姿勢的変化の第1段階です。また、身体が丸くなった状態が長期間続けば、筋肉が付着している骨もひっぱられるため、次第に骨の変化が起こり、身体を安定化させます。これが変形といわれる状態で、姿勢的変化の最終段階です。そのため、姿勢の変化は筋肉の変化を強く反映しており、筋肉が緊張しやすい部位は特に骨や関節の変形を起こしやすいのです。

以上のことから、**姿勢的変化は単に年齢的な要因だけで起こるのではなく、ストレスなど筋肉が短く硬く変化するようなさまざまな状態が影響を与えているのです**。そのため、筋肉に関する治療では、特に短く硬くなりやすい抗重力筋のような筋肉をなるべく緊張させないことが大切になります。

> **point**
> - 抗重力筋は全身に存在している
> - 姿勢的変化や骨・関節の変形には、筋肉が大きく関与している

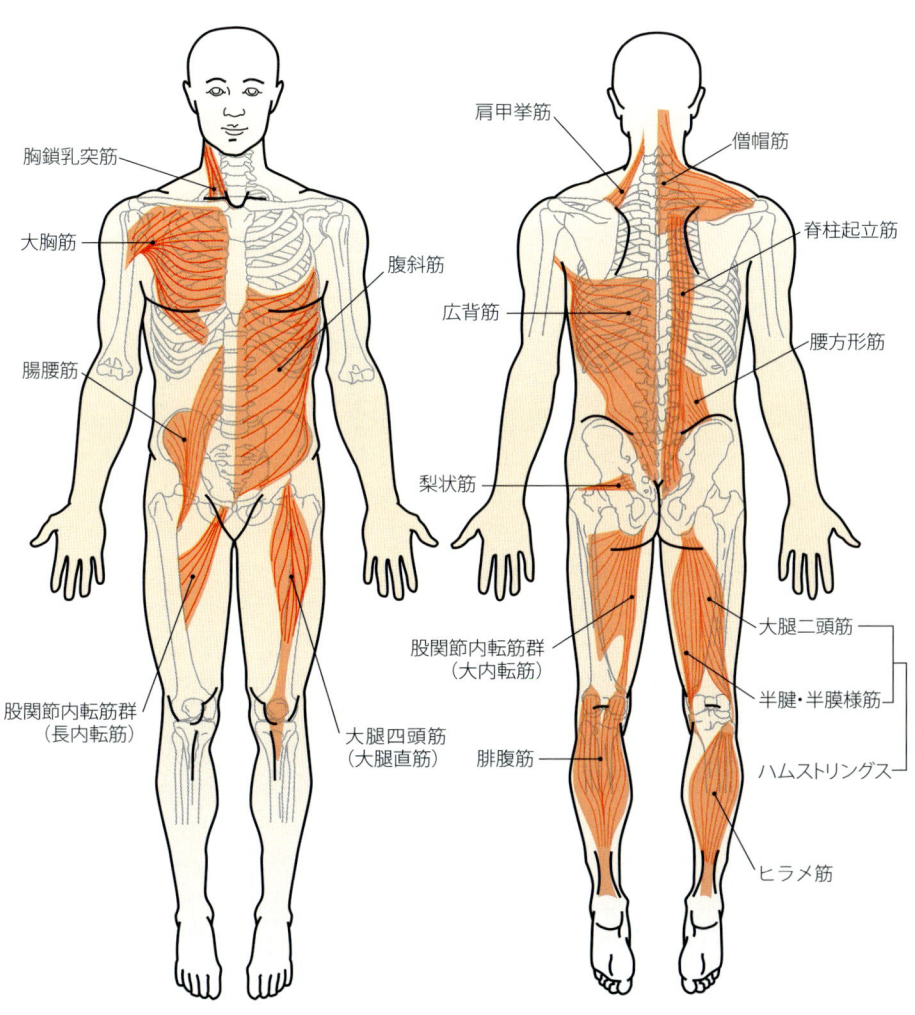

＜ストレスと密接な関係のある抗重力筋の分布＞

治療はまず筋肉を緩める!

筋肉の中でも特に抗重力筋はストレスと関係が強く、収縮しやすいことを紹介しました。そのため、抗重力筋の過剰な緊張が痛みや姿勢変化の原因の1つになって起こっていることは容易に想像がつくと思います。**一般的に筋肉の緊張は痛みや動きと関係することから、痛みの軽減や動作の改善には、緊張がみられる筋肉を緩めることが大切となります。**また、抗重力筋の緊張は交感神経活動と直結しているため、抗重力筋の緊張が改善できれば、交感神経活動が抑制されることとなり、不眠や便秘、手足の冷えなど交感神経が関与する多くの不定愁訴が改善します。そのため、世の中で行われている治療の多くは、筋肉を緩めるための治療が主体です。基本的にストレッチやマッサージ、鍼治療など多くの治療は硬くなった筋肉を緩めることに主眼があります。

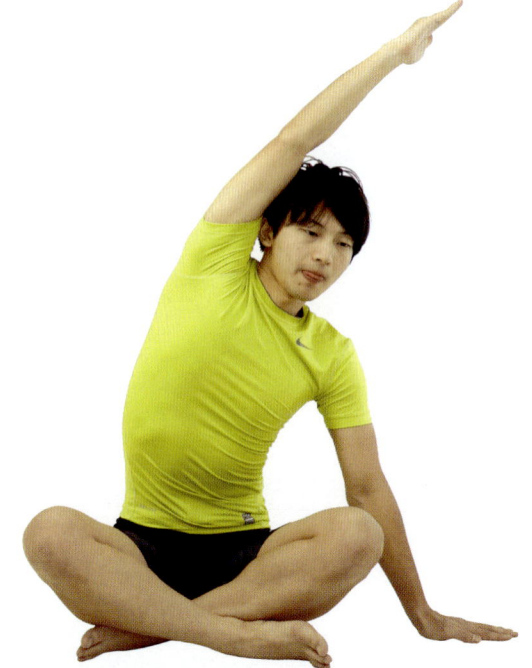

理論編

治療はまず筋肉を緩める！

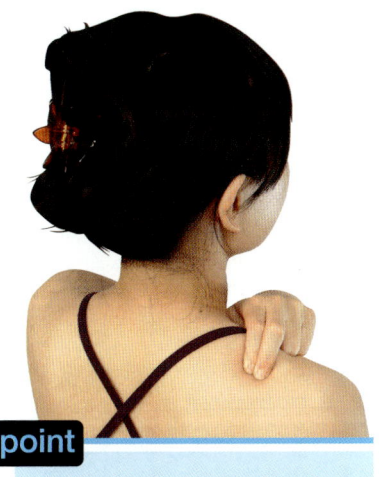

point
- 筋肉の緊張は痛みや動きに関係している
- 特に抗重力筋の緊張は、交感神経に関連した症状（不眠・便秘・手足の冷えなど）に関係している
- 痛みの治療ではまず筋緊張を改善することが大切

実際、筋肉が緩むことで筋肉の緊張により圧迫されていた血管が解放されるので、血流の流れが良くなり、筋肉などに溜まっていた痛みを起こす原因となる発痛物質を洗い流してくれます。また、筋肉が柔らかくなると、硬くなることで眠っていた筋肉そのものの機能が回復し、運動能力が向上することとも考えられます。そのため、筋肉を緩めることは痛みの軽減やQOLの改善に効果的であると言えます。

痛みや運動機能に問題がある場合、まずは筋肉を緩めてみましょう！

5 筋肉を緩めてもダメなら鍛えてみる?

　一般的に、痛みの軽減や運動機能改善を目的に治療を行うときは、硬い筋肉を緩めるような治療が行われます。痛みの持続期間が比較的短い段階では、この考え方は正しいのですが、痛みが慢性化したときはどうでしょう？　痛みが長期間続くと、痛みがある筋肉は硬く短くなりますが、その一方で、反対の働きをもつ筋肉（拮抗筋）は、痛みのある筋肉が短くなった分だけ相反神経支配により抑制され、弛緩することになります。そして、筋肉にはゴムのような性質があるため、長期間伸ばされれば伸ばされるほど、伸ばされた筋肉は弱くもろくなります。このように、対となる筋肉の一方が長期間硬くなると、もう一方の筋肉は相対的に筋肉が減少し、萎縮（いしゅく）と呼ばれる状態になります。そのため、痛みのある筋肉と反対の働きをもつ筋肉は、多くの場合筋肉がなくなった状態になりやすいのです。

筋肉を緩めてもダメなら鍛えてみる？

> **point**
> - 長期間痛みが続いている方は姿勢的な変化を引き起こしやすい
> - 姿勢的な変化を引き起こしている場合は、痛みのある筋肉を緩めるだけでなく、鍛える必要がある
> - 痛みを生じている筋肉と、反対の働きをもつ筋肉を鍛える必要がある

このように片方の筋肉がなくなると筋肉のバランスが崩れ、短くなった側の筋肉に身体は引っ張られることになるので、猫背になったり、腰が曲がったりと姿勢的な変化を引き起こすのです。このように、痛みが長期間続き、姿勢的な変化をきたした方では、痛みのある筋肉をいくら緩めても、反対の働きをもつ筋肉が増えない限り、2つのバランス関係が改善しないため、筋肉は緩まないし、痛みは取れないことが多いのです。

しかし、世の中に存在する治療法の多くは、筋肉を緩める治療ばかり。車で言えばブレーキの役割ばかりとなり、筋肉を増やすアクセルのような治療はほとんどありません。そのため、痛みが長期間続いている方は、マッサージやストレッチだけ行っても治らないかもしれません。マッサージやストレッチを行っても効果が持続しない方は、アクセルである筋肉トレーニングが必要なのです。

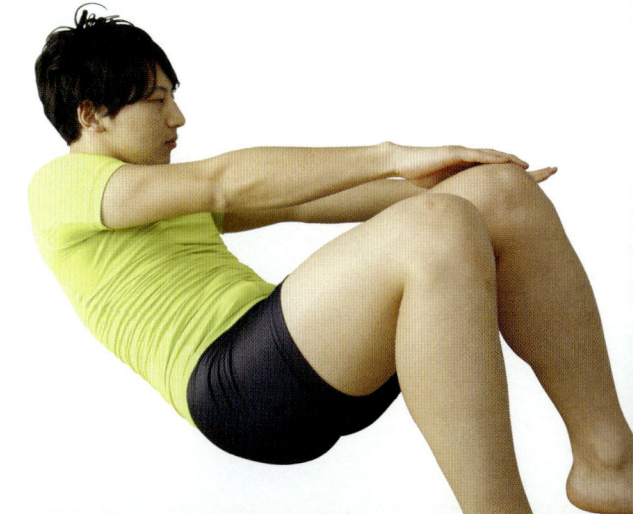

6

筋肉を緩めるべきか？
それとも鍛えるべきか？

では、どのようなタイプの患者さんが筋肉を緩め、どのようなタイプの患者さんが筋肉を鍛えればよいのでしょう？

筋肉を緩めるか、鍛えるのかの決め手はいくつか存在します。まず、痛みが長期間続いているかどうかです。一般的に、筋肉は2日間寝たきりだと1％程度萎縮するため、1～2か月近く筋肉を使用しない（寝たきり）と筋肉の量は半分程度になってしまいます。そのため、痛みのために長期間運動を行っていない場合は、痛みがある筋肉と同様に反対の働きをもつ筋肉は萎縮している可能性が高いと考えられます。また、動かしていても、半年以上痛みが継続していれば、筋肉のバランスが崩れているために正常な力を発揮できていない可能性があるので、筋肉が萎縮していることもあります。そのため、

① しばらく運動していない
② 長期間痛みがある
③ 寝たきりの生活をしばらくしていた

の3つの項目のうち当てはまるものが1つでもあれば、筋肉が萎縮している可能性があるので、単にストレッチやマッサージを行っても痛みが軽減しない可能性があります。

右記の項目に思い当たる方は、筋肉トレーニングを始める目安として、鏡の前で自分の身体を確認してみるとよいでしょう。まずは、鏡の前に立ち、前後や左右に身体が傾いていないかバランスを

26

筋肉を緩めるべきか？ それとも鍛えるべきか？

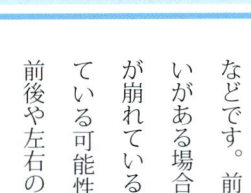

point
- 筋肉は使わないと萎縮する
- 萎縮した筋肉は、筋肉トレーニングをする必要がある
- 萎縮を疑うポイントは、
  ①しばらく運動していない
  ②長期間痛みがある
  ③寝たきりの生活をしばらくしていた
  の3つである
- 自己判断は身体の各部位の高さを
  ①鏡、②壁、③床 などを使い確認する

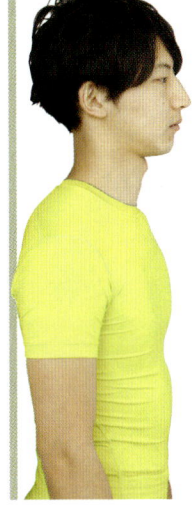

確認します。確認するポイントは、
①眼の高さ
②肩の位置
③腰骨の位置
④膝の位置

などです。前後や左右の高さに違いがある場合は、身体のバランスが崩れているため、筋肉が萎縮している可能性があります。また、前後や左右の高さがわかりにくい場合は、壁などに寄りかかって立つ、または床など平らな所に寝た際に、肩・腰・膝などの各部位と壁の間に極端な隙間が空いていないか、左右でその隙間に差はないかなどを確認する方法もあります。これらの方法を利用して、自分の身体の変化を知り、姿勢に変化が認められる場合には筋肉トレーニングを始めましょう。

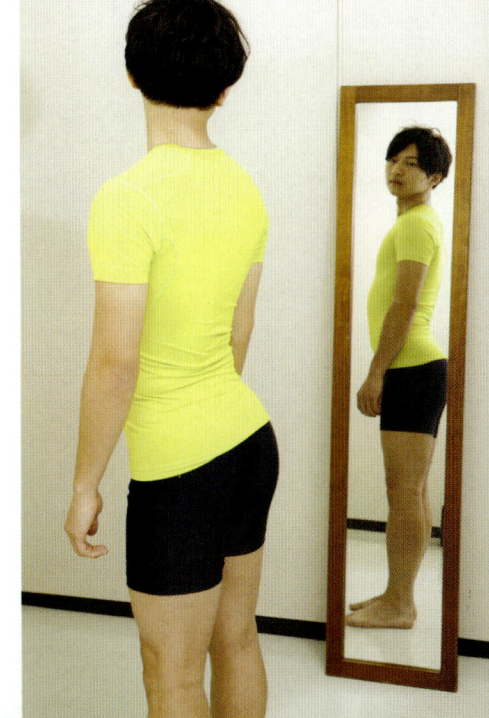

トリガーポイントの理論を応用した
筋肉トレーニングとは？

身体の痛みや運動機能に筋肉が大きく関与することを紹介してきましたが、どの筋肉が障害されているのかを判断することは難しいことです。可能であれば、姿勢的な変化が起こる前に治療を行いたいものです。しかし、姿勢的変化があったとしても、どの筋肉が悪いのかを判断する材料はそれほど多くはありません。そこで、大切になるのが、筋肉の痛みの原理です。

筋肉の障害は、多くの場合痛みから始まります。そのため、どの筋肉に痛みがあるのかを知ることが出来れば、痛みのある筋肉を緩めたり、その反対の働きをもつ筋肉を鍛えることで、姿勢的変化を予防することが出来るのです。

しかし、そこには1つの大きな問題があります。それは、**筋肉の痛みは、痛みの原因となる場所と実際に痛みを感じている場所が一致していないことが多い**という事実があるのです。そのため、単に痛い筋肉を緩めたり、その反対の働きをもつ筋肉を鍛えても、うまく痛みを解消することが出来ないのです。このように、痛みの原因とは離れた場所に痛みが出現することを関連痛と呼び、痛みの原因となる部位をトリガーポイントと呼んでいます。そのため、初心者ではトリガーポイントの理論を応用して、悪い筋肉を見つけることが最も効率的です。

トリガーポイントの理論は、「**筋肉は縮まると痛くなり、伸ばされると楽になる**」

トリガーポイントの理論を応用した筋肉トレーニングとは？

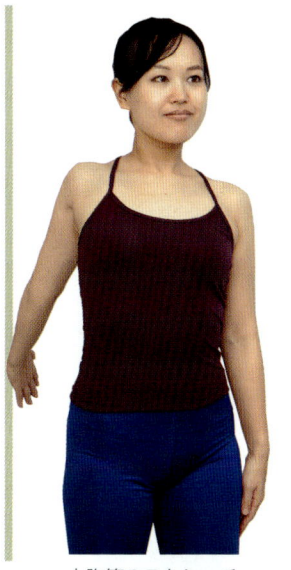

大胸筋のストレッチ

肩関節伸筋群の筋肉トレーニング

というもので、縮まって痛くなる筋肉に問題があると判断します。そのため、この理論を応用し、筋肉を収縮させて痛い場合は、収縮した筋肉を緩め、その反対の働きをもつ筋肉を鍛えることが大切となります。なお、筋肉を収縮させる方法としては、それぞれの関節を動かすことで検査することが可能です。

具体的には、肩関節を屈曲させたときに痛みが出現した場合は、縮まっているほうに問題があると考えられるので、屈曲する作用のある大胸筋などの筋肉に問題があると判断します。そのため、まずはこれらの筋肉をストレッチやマッサージなどで緩めることが必要です。ただし、6で示した3つの条件を満たしている場合は、筋肉を鍛えたほうが良いため、逆に肩関節の屈曲とは拮抗の作用にある肩関節の伸筋群を鍛えることになります。

このように、**関節可動域を測定すればどの筋肉を緩め、鍛えるのかが明らかと**なります。

point
- 筋肉は痛みの原因となるところと、痛いところが離れている場合がある
- 筋肉の痛みを起こす原因は、トリガーポイントである
- 筋肉を収縮させて痛い場合は、その筋肉を緩め、反対の働きをもつ筋肉を鍛える

3章

実践編

筋肉の位置を確かめよう 1

原因となる筋肉を見つける前に、治療に必要な筋肉の位置を確認しましょう。

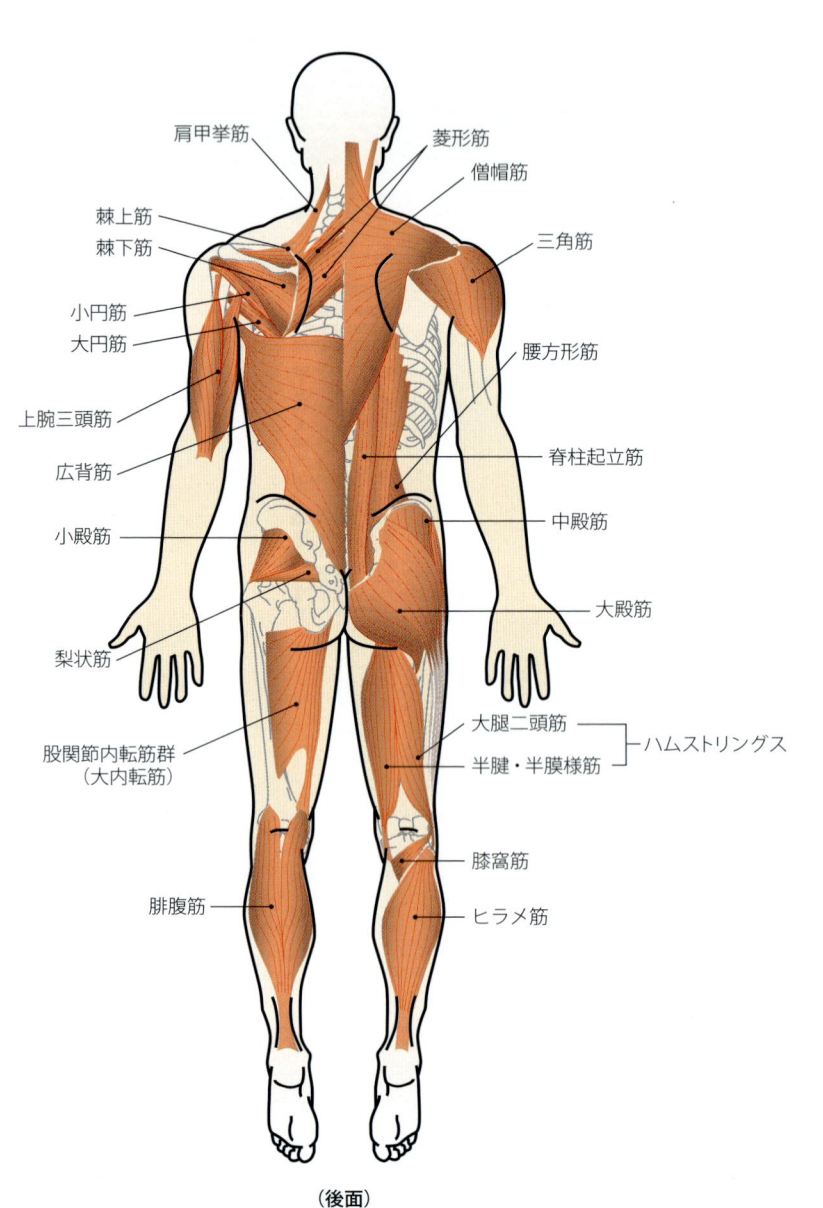

(後面)

実践編 / 筋肉の位置を確かめよう

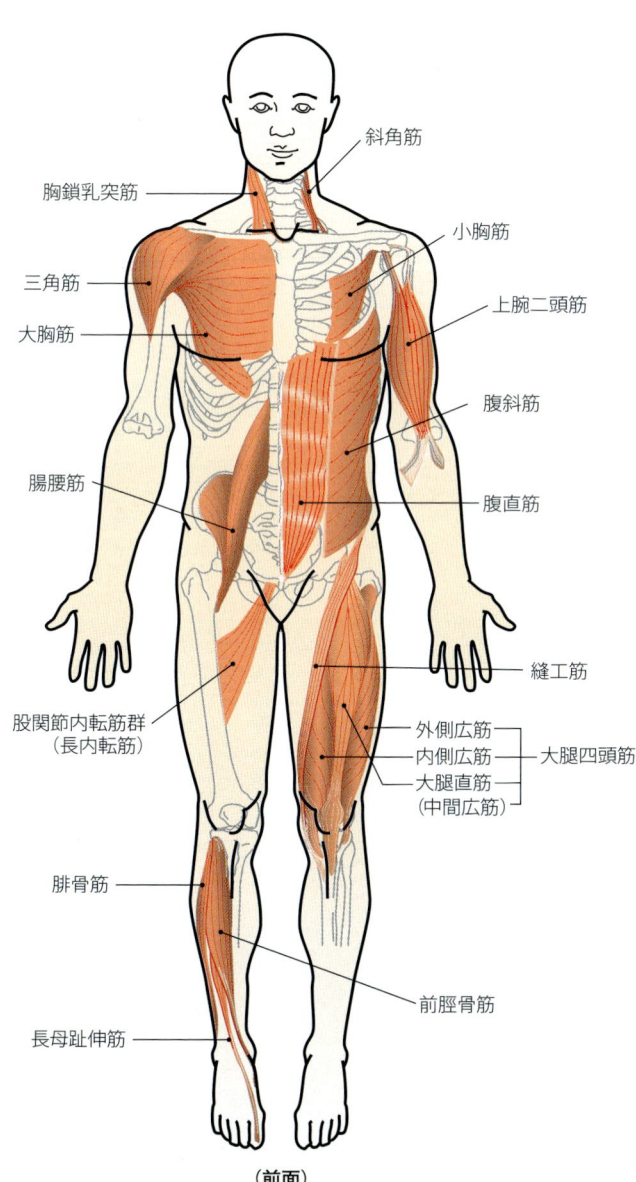

(前面)

姿勢的な変化があるか自己判断しましょう

まず、筋肉が萎縮している可能性がある方の特徴は、
① しばらく運動していない
② 長期間痛みがある
③ 寝たきりの生活をしばらくしていた

の3点です。3つの項目のうち当てはまるものが1つでもあれば、筋肉を鍛えましょう。

また3つの確認項目以外でも、姿勢的変化を自己判断するポイントは、身体の前後や左右で差がないかを確認することです。

その一番簡単な方法は、鏡の前で各部位を比較することです。基準となりやすい部位、例えば目の位置、耳の位置、肩の位置、胸の位置、腰骨の位置、膝の位置などで前後差や左右差がないかを鏡の前で確認します。差が認められる場合には、高さが低い側の筋肉が収縮していることを示しており、すでに高い側の筋肉が萎縮している可能性があります。

次にできる検査としては、壁に背中をつけて立ち、壁と身体の間にどの程度の隙間があるかを確認することです。隙間が極端に空いていなかったり、左右均等であれば問題ありませんが、隙間が大きく開いている場合や左右で隙間の大きさが違う場合は、

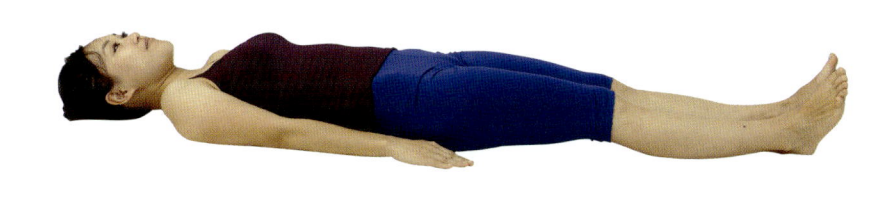

実践編

姿勢的な変化があるか自己判断しましょう

姿勢的変化が起こっているサインです。特に肩や腰、膝周りの隙間が大きい部分では筋肉が萎縮している可能性があります。

また、床に寝る際も同様です。硬い床に寝た際、肩・腰・膝と床との間で大きな隙間がみられるか、また左右差が存在している場合には、隙間が開いている側の筋肉が萎縮している可能性があります。

このように、鏡や壁、床などを利用して前後差や左右差がある場合には、姿勢的変化が認められます。そのため、筋肉が萎縮している可能性のある筋肉を見つける必要があります。なお、姿勢的変化だけでは、どの筋肉が相対的に萎縮しているか正確にはわからないので、可動域を調べることで萎縮している可能性のある筋肉を見つける必要があります。

point
- 姿勢的変化がある場合は筋肉の萎縮が考えられる
- 姿勢的変化の自己診断は、①鏡、②壁、③床を利用する
- 前後差や左右差が認められる場合には、姿勢的変化がある可能性がある

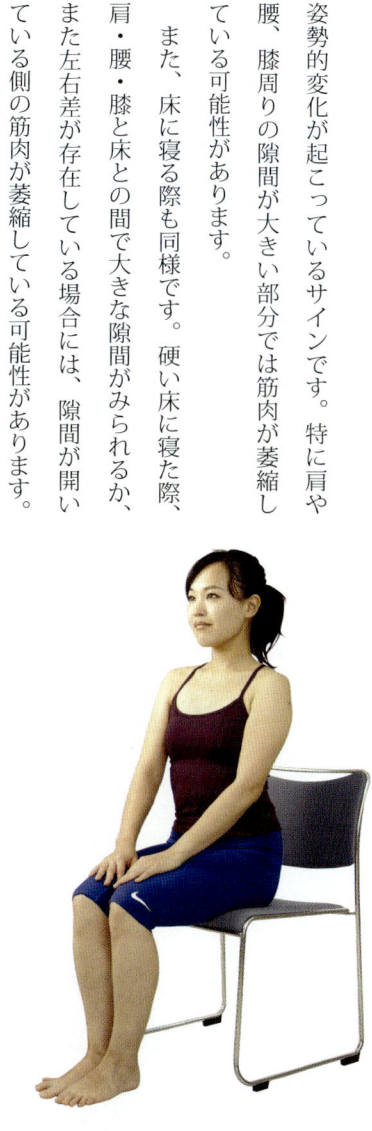

姿勢の確認方法

それでは、鏡の前で姿勢を確認してみましょう。

まず、上半身と下半身にそれぞれ分けて、ポイントを確認していきましょう。

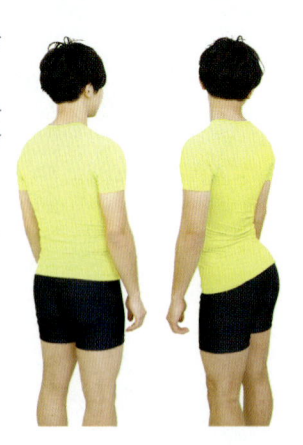

上半身

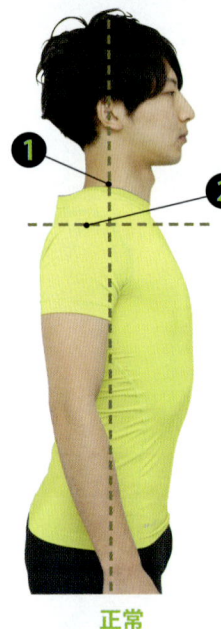

❶

❷

なお、鏡がないときは壁と背中の距離を確認しても構いません。猫背の場合、壁と背中の距離が広くなります。

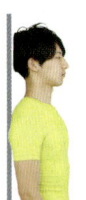

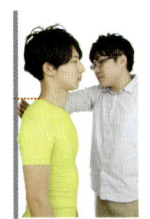

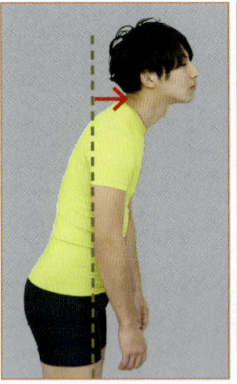

正常

❶ 首の位置

前屈タイプ
（猫背）

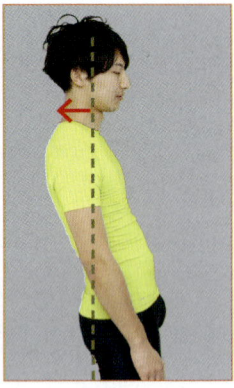

後屈タイプ

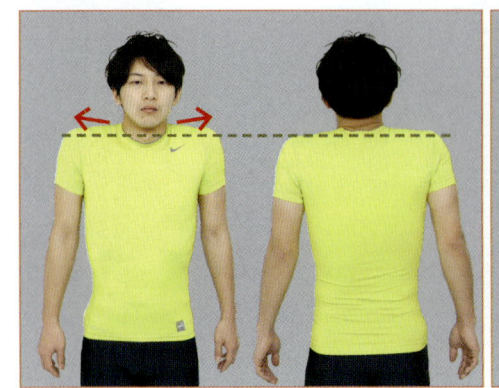

❷ 肩の位置

いかり肩

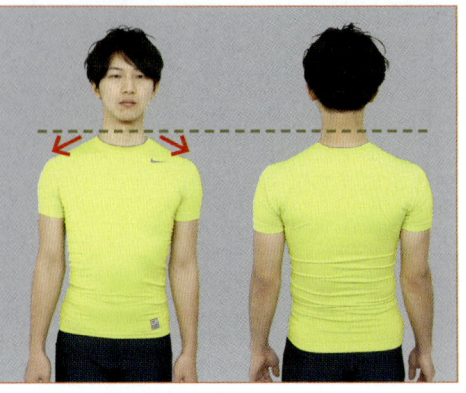

なで肩

実践編 | 姿勢的な変化があるか自己判断しましょう

下半身

❹
❺
❻

正常

❸ ウエストの位置

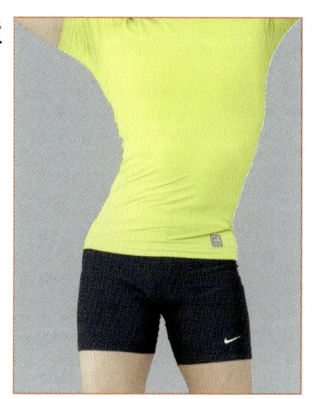

側弯タイプ

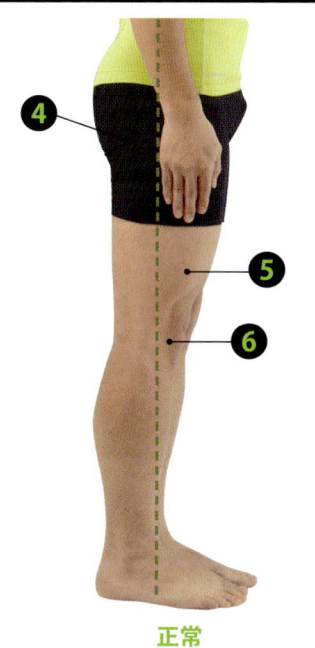

❹ お尻の位置

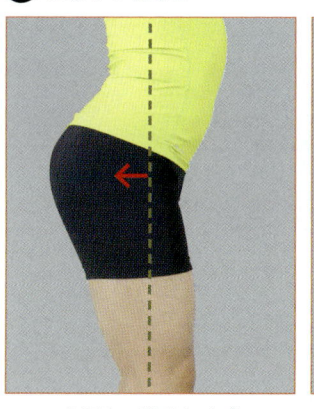

お尻出っ張りタイプ

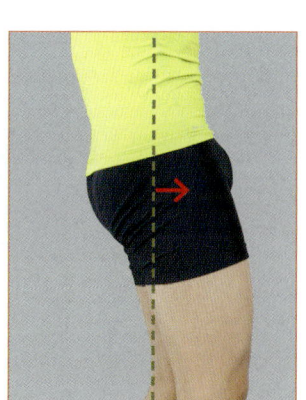

腰が引けているタイプ

❺ 太ももの位置

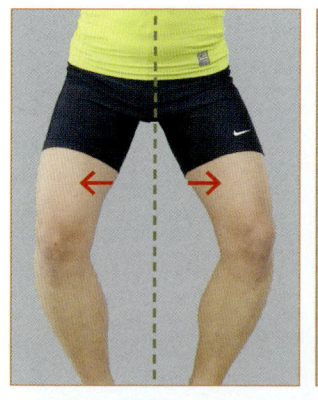

外股

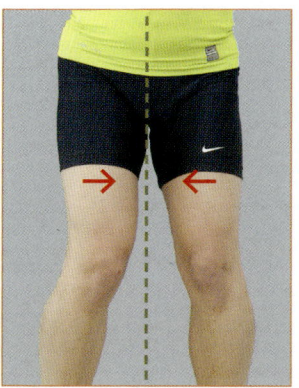

内股

❻ 膝の位置

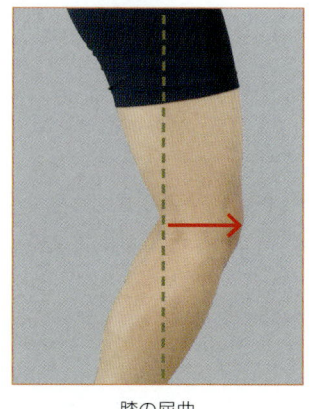

膝の屈曲

どこの筋肉を鍛えればいいの？

3

筋肉の萎縮があると判断した場合、実際にどの筋肉を鍛えれば良いのでしょう？

そこで、鍛える筋肉を選ぶ方法を紹介します。

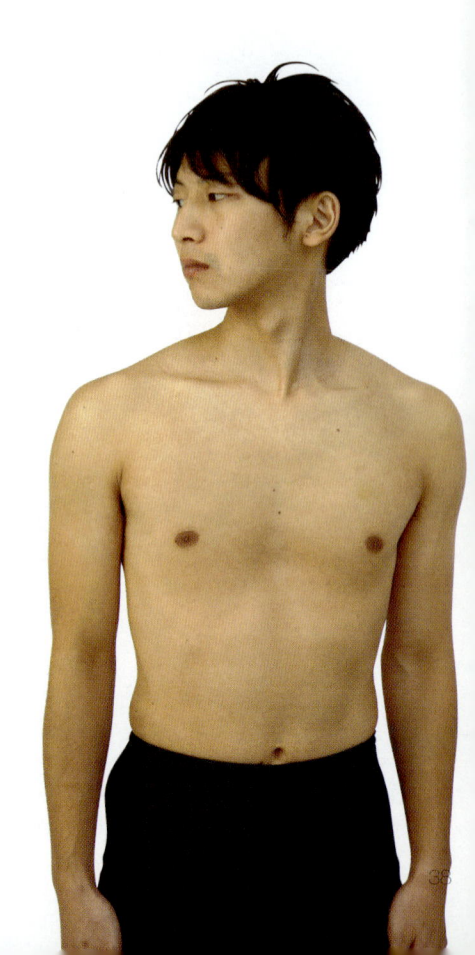

筋肉はそもそも「縮まると痛くなり、伸ばされると楽になる」という性質を持っています。そのため、**筋肉を収縮させて痛い場合は、収縮したほうの筋肉を緩め、その反対の作用がある筋肉を鍛えることが大切となります**。なお、筋肉をむやみに収縮させてもわかりにくいので、可動域という方法を用いると便利です。

可動域は関節の動きを表す言葉です。関節は各筋肉が収縮することで動きを作っているため、特定の動きには特定の筋肉が関与していることになります。そこで、各関節をいろいろな方向に動かし、痛い動きを見つけることが大切です。

point

- 筋肉は「縮まると痛くなり、伸ばされると楽になる」という性質がある
- 原因となる筋肉を見つけるために、各関節を動かす
- 関節を動かして痛い場合、収縮した側の筋肉を緩め、伸ばされた側の筋肉を鍛える

実践編　どこの筋肉を鍛えればいいの？

ステップ1
可動域を調べる
↓
肩関節の屈曲で痛みがある
三角筋（前部）・大胸筋に問題

ステップ2
筋肉を緩める
↓
大胸筋のストレッチ

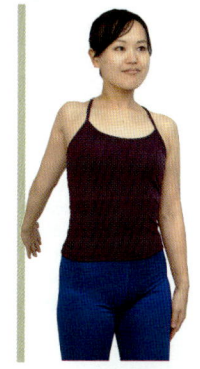

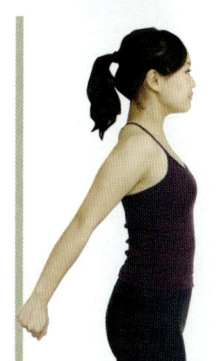

ステップ3
筋肉を鍛える
↓
肩関節伸筋群の筋肉トレーニング

例えば、肩関節を屈曲させたときに痛みが出現した場合は、縮まっているほうに問題があると考えられるので、屈曲する作用のある大胸筋などの筋肉に問題があると判断します。そのため、まずはこれらの筋肉を緩めることが必要です。ただし、筋肉の萎縮が疑われる場合には、逆に肩関節の屈曲とは拮抗関係にある肩関節の伸筋群を鍛えることになるのです。

このように、関節を動かすことで痛みの有無を確認すれば、どの筋肉を緩め、鍛えるのかが明らかとなります。筋肉を選ぶために、まずは関節を動かしてみましょう。

原因となる筋肉を見つけよう 4

頭頸部

屈曲
首を前に倒す動作

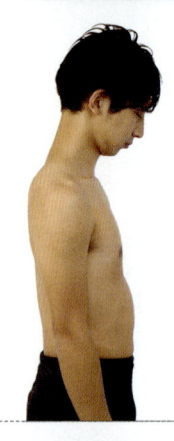

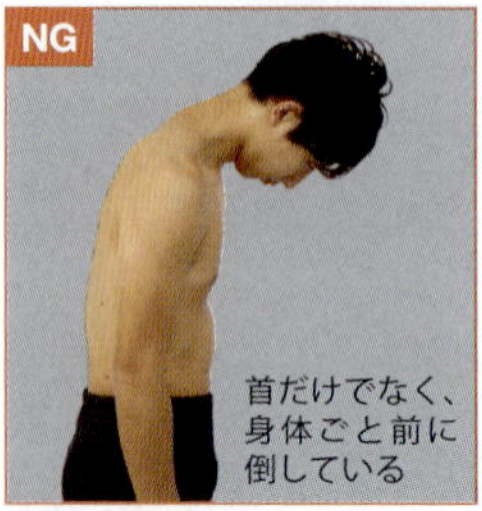

NG 首だけでなく、身体ごと前に倒している

問題となる筋肉 胸鎖乳突筋
鍛える筋肉 頭頸部伸筋群 (P200)

筋肉は「収縮すると痛くなり、伸ばされると楽になる」ことから、筋肉を各方向に動かすことで、どの筋肉に問題があるのかを確認していきます。

なお、**本書では右側に痛みがあると仮定して動作を行っています**。（左側に痛みがある場合は、文章の右を左に、左を右に変えて動作を行ってみましょう）。

伸展
首を後ろに倒す動作

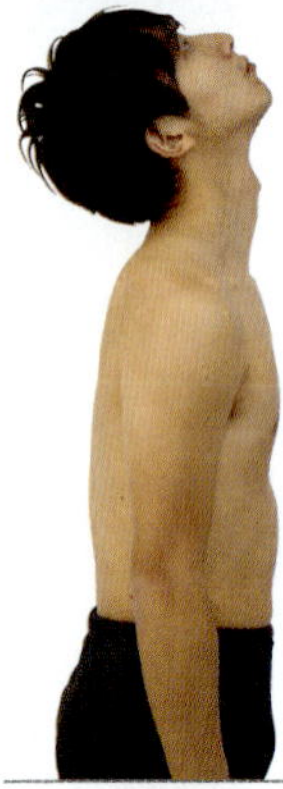

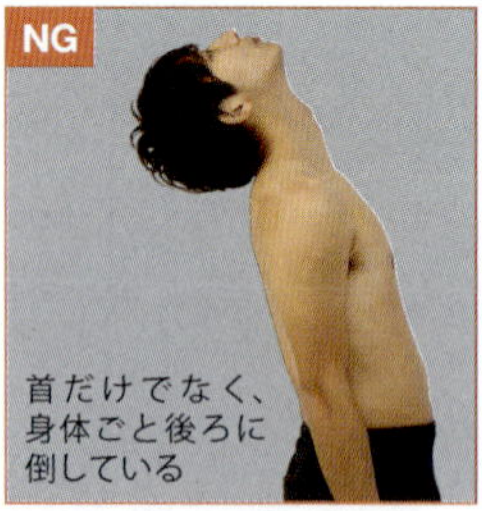

NG 首だけでなく、身体ごと後ろに倒している

問題となる筋肉 板状筋 / 後頭下筋 / 脊柱起立筋
鍛える筋肉 頭頸部屈筋群 (P198)

側屈
首を横に倒す動作

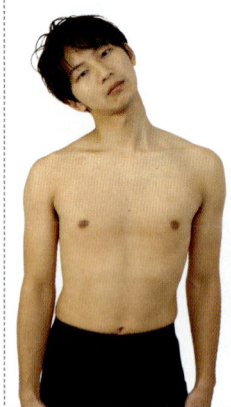

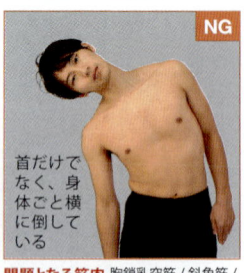

NG 首だけでなく、身体ごと横に倒している

問題となる筋肉 胸鎖乳突筋 / 斜角筋 / 板状筋 / 後頭下筋 / 脊柱起立筋
鍛える筋肉 頭頸部側屈筋群 (P204)

同側回旋
首を右に回す動作

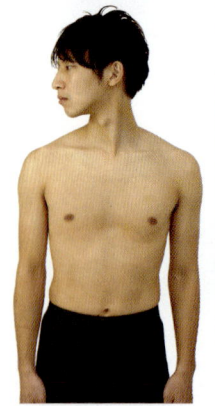

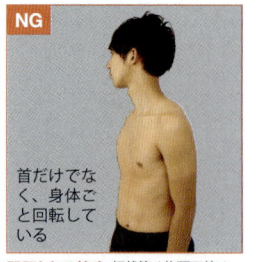

NG 首だけでなく、身体ごと回転している

問題となる筋肉 板状筋 / 後頭下筋 / 脊柱起立筋
鍛える筋肉 頭頸部回旋筋群 (P206)

対側回旋
首を左に回す動作

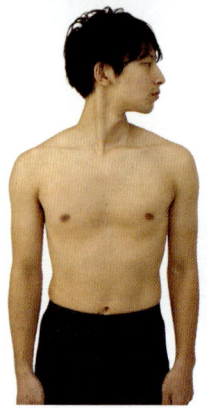

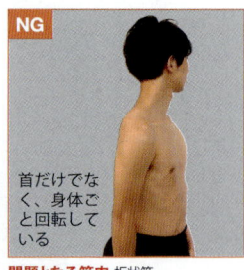

NG 首だけでなく、身体ごと回転している

問題となる筋肉 板状筋
鍛える筋肉 頭頸部回旋筋群 (P206)

上肢帯

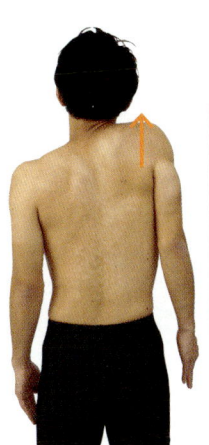

実践編 — 原因となる筋肉を見つけよう

挙上
肩をすくめる（上げる）動作

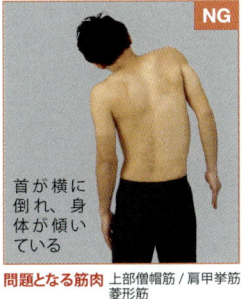

NG：首が横に倒れ、身体が傾いている

- 問題となる筋肉：上部僧帽筋 / 肩甲挙筋 / 菱形筋
- 鍛える筋肉：上肢帯挙上筋群（P208）

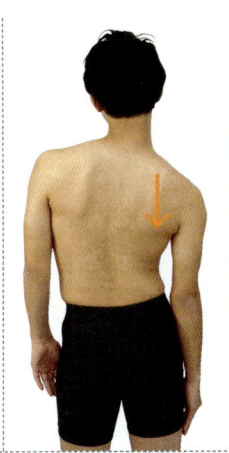

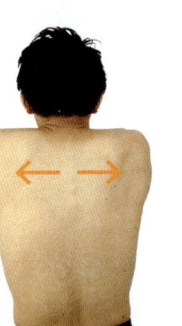

引き下げ
肩を下に降ろす動作

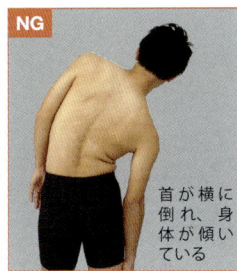

NG：首が横に倒れ、身体が傾いている

- 問題となる筋肉：小胸筋 / 中部僧帽筋
- 鍛える筋肉：上肢帯引き下げ筋群（P210）

外転
腕を前でクロスし、肩甲骨の間を広げる動作

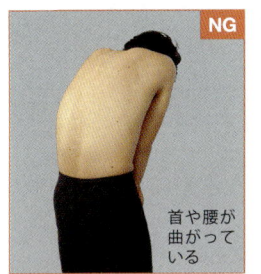

NG：首や腰が曲がっている

- 問題となる筋肉：小胸筋
- 鍛える筋肉：上肢帯外転筋群（P212）

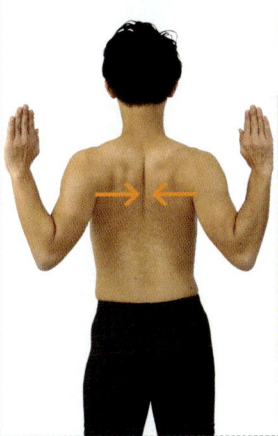

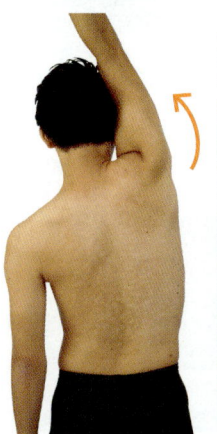

内転
両手を開き、肩甲骨の間を狭める動作

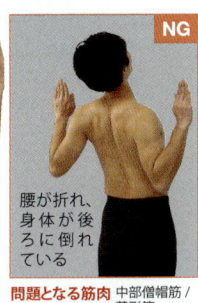

NG：腰が折れ、身体が後ろに倒れている

- 問題となる筋肉：中部僧帽筋 / 菱形筋
- 鍛える筋肉：上肢帯内転筋群（P214）

上方回旋
腕を上げ、肩甲骨の下端が外に開く動作

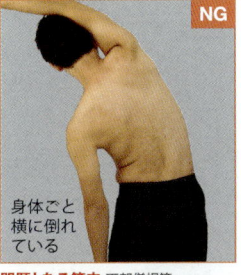

NG：身体ごと横に倒れている

- 問題となる筋肉：下部僧帽筋
- 鍛える筋肉：上肢帯上方回旋筋群（P216）

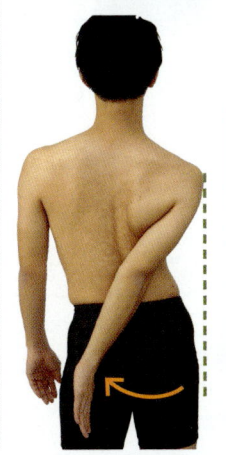

下方回旋
腕を後ろに回し、肩甲骨の下端が内に入る動作

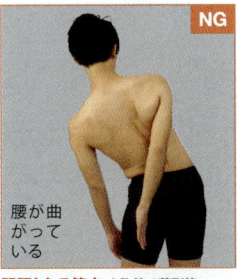

NG：腰が曲がっている

- 問題となる筋肉：小胸筋 / 菱形筋
- 鍛える筋肉：上肢帯下方回旋筋群（P216）

肩関節

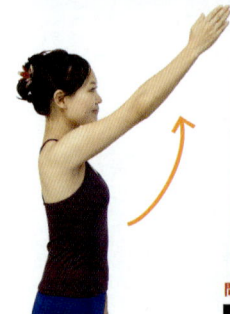

屈曲
腕を前方へ上げる動作

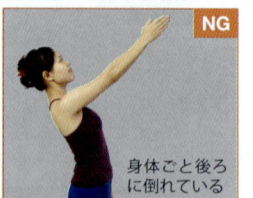

NG 身体ごと後ろに倒れている

問題となる筋肉　三角筋(前部)/大胸筋
鍛える筋肉　肩関節伸筋群 (P166)

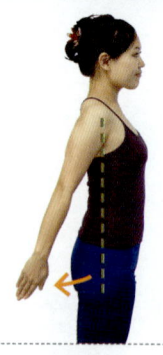

伸展
腕を後方へ引く動作

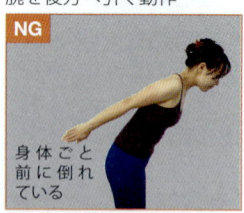

NG 身体ごと前に倒れている

問題となる筋肉　三角筋(後部)/広背筋/大円筋
鍛える筋肉　肩関節屈筋群 (P162)

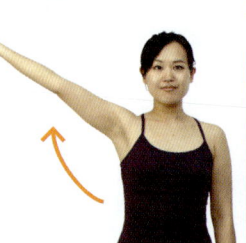

外転
腕を横から上げる動作

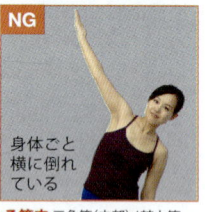

NG 身体ごと横に倒れている

問題となる筋肉　三角筋(中部)/棘上筋
鍛える筋肉　肩関節内転筋群 (P174)

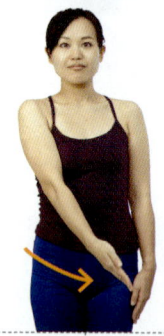

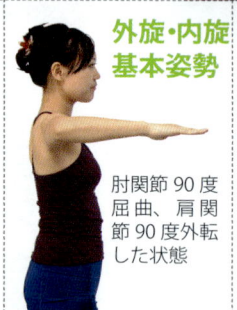

内転
腕を少しだけ前に出し、内側へ動かす動作

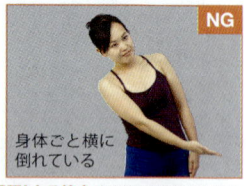

NG 身体ごと横に倒れている

問題となる筋肉　大胸筋/広背筋/大円筋
鍛える筋肉　肩関節外転筋群 (P170)

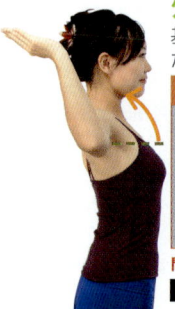

外旋
基本姿勢から、肘から先だけを上げる動作

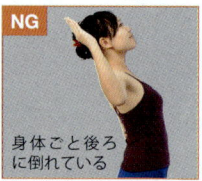

NG 身体ごと後ろに倒れている

問題となる筋肉　棘下筋/小円筋
鍛える筋肉　肩関節内旋筋群 (P180)

外旋・内旋 基本姿勢
肘関節90度屈曲、肩関節90度外転した状態

内旋
基本姿勢から、肘から先だけを下げる動作

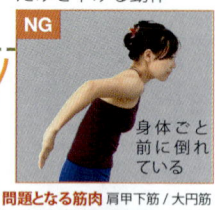

NG 身体ごと前に倒れている

問題となる筋肉　肩甲下筋/大円筋
鍛える筋肉　肩関節外旋筋群 (P178)

水平内転
基本姿勢から、腕を水平に内側に動かす動作

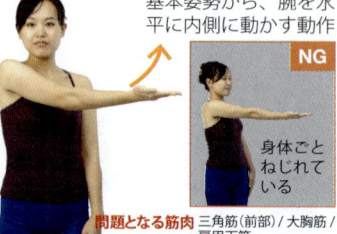

NG 身体ごとねじれている

問題となる筋肉　三角筋(前部)/大胸筋/肩甲下筋
鍛える筋肉　肩関節水平外転筋群 (P182)

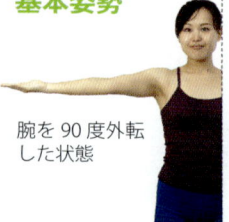

水平内転・外転 基本姿勢
腕を90度外転した状態

水平外転
基本姿勢から、腕を水平に外側に動かす動作

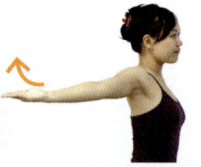

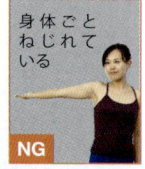

NG 身体ごとねじれている

問題となる筋肉　三角筋(中部・後部)/棘下筋/小円筋
鍛える筋肉　肩関節水平内転筋群 (P182)

実践編 / 原因となる筋肉を見つけよう

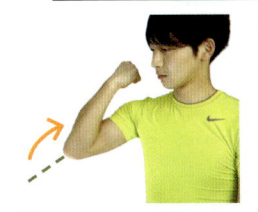

肘関節

屈曲
肘を曲げる動作

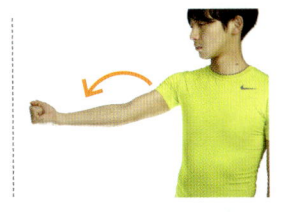

問題となる筋肉 上腕二頭筋

伸展
肘を伸ばす動作

問題となる筋肉 上腕三頭筋

腰

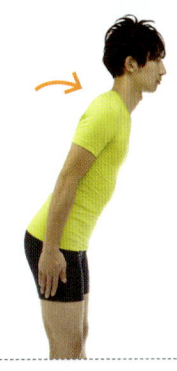

屈曲
腰を前に倒す動作

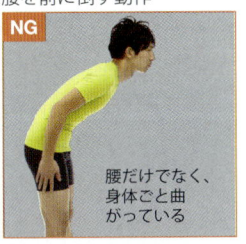

NG 腰だけでなく、身体ごと曲がっている

問題となる筋肉 腹直筋 / 腹斜筋
鍛える筋肉 胸腰椎伸筋群 (P88)

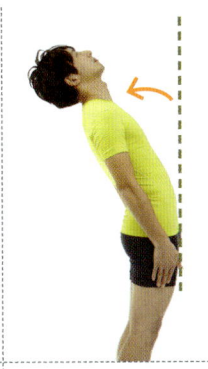

伸展
腰を後ろに倒す動作

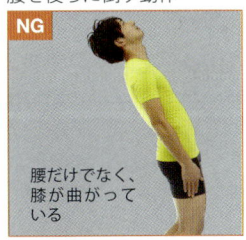

NG 腰だけでなく、膝が曲がっている

問題となる筋肉 腰方形筋 / 脊柱起立筋
鍛える筋肉 胸腰椎屈筋群 (P84)

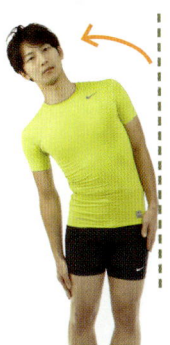

側屈
腰を横に倒す動作

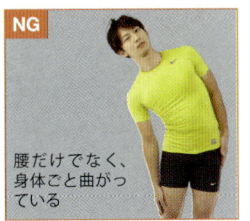

NG 腰だけでなく、身体ごと曲がっている

問題となる筋肉 腹斜筋 / 腰方形筋 / 脊柱起立筋
鍛える筋肉 胸腰椎側屈筋群 (P90)

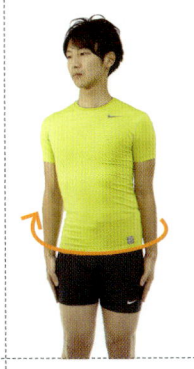

同側回旋
腰を右に回す動作

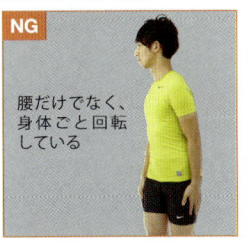

NG 腰だけでなく、身体ごと回転している

問題となる筋肉 腹斜筋 / 脊柱起立筋
鍛える筋肉 胸腰椎回旋筋群 (P92)

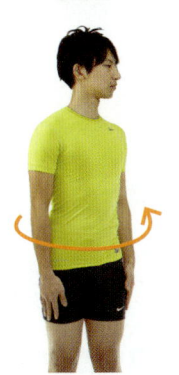

対側回旋
腰を左に回す動作

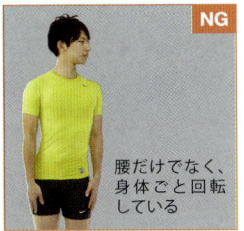

NG 腰だけでなく、身体ごと回転している

問題となる筋肉 腹斜筋
鍛える筋肉 胸腰椎回旋筋群 (P92)

股 関 節

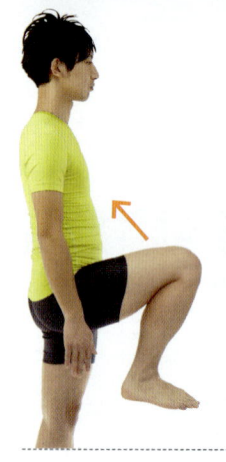

屈曲
身体を伸ばしたまま、太ももをお腹に近づける動作

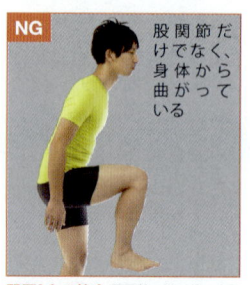

参考：膝を曲げて同じ動作を行った場合は、主に大殿筋が働く

NG 股関節だけでなく、身体から曲がっている

問題となる筋肉 腸腰筋 / 縫工筋 / 大腿四頭筋 / 大腿筋膜張筋
鍛える筋肉 股関節伸筋群 (P98)

伸展
身体を伸ばしたまま、太ももを後ろに引く動作

NG 股関節だけでなく、膝や身体が曲がっている

問題となる筋肉 大殿筋 / ハムストリングス
鍛える筋肉 股関節屈筋群 (P94)

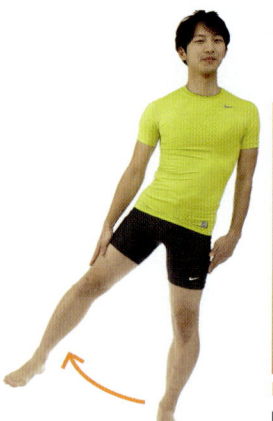

外転
足を外側に上げる動作

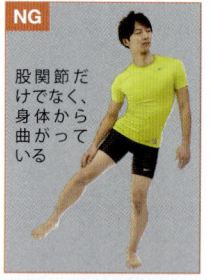

NG 股関節だけでなく、身体から曲がっている

問題となる筋肉 大腿筋膜張筋 / 中殿筋 / 小殿筋
鍛える筋肉 股関節内転筋群 (P106)

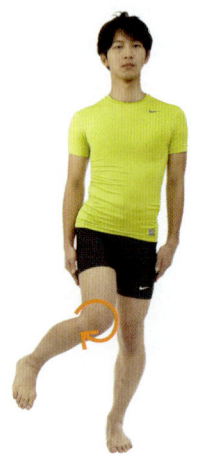

内転
足を少しだけ前に出し、足を内側に動かす動作

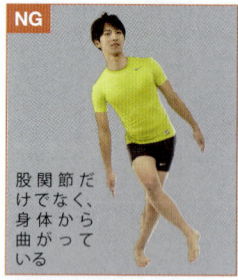

NG 股関節だけでなく、身体から曲がっている

問題となる筋肉 股関節内転筋群
鍛える筋肉 股関節外転筋群 (P102)

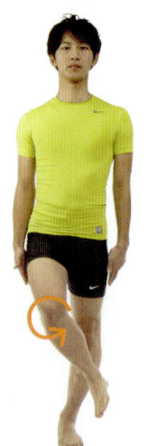

外旋
太ももを90度まで上げ、その後膝から下を内側に動かす動作

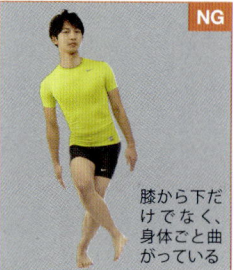

NG 膝から下だけでなく、身体ごと曲がっている

問題となる筋肉 縫工筋 / 大殿筋 / 梨状筋
鍛える筋肉 股関節内旋筋群 (P110)

内旋
太ももを90度まで上げ、その後膝から下を外側に動かす動作

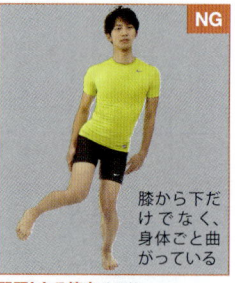

NG 膝から下だけでなく、身体ごと曲がっている

問題となる筋肉 小殿筋
鍛える筋肉 股関節外旋筋群 (P108)

実践編 / 原因となる筋肉を見つけよう

膝関節

屈曲
膝を曲げる動作

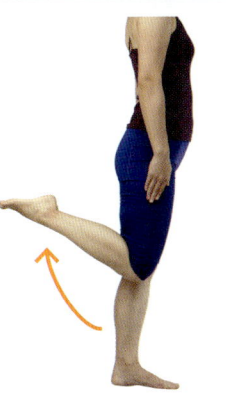

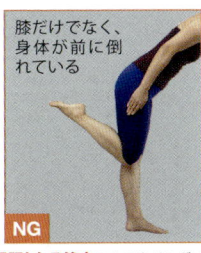

NG 膝だけでなく、身体が前に倒れている

問題となる筋肉 ハムストリングス
鍛える筋肉 膝関節伸筋群（P132）

伸展
膝を伸ばす動作

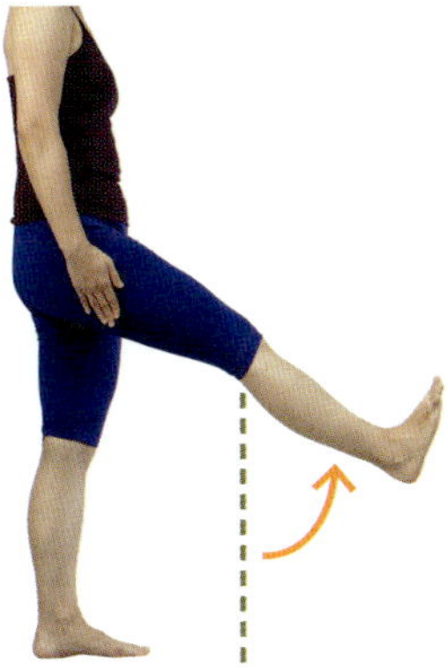

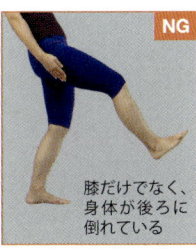

NG 膝だけでなく、身体が後ろに倒れている

問題となる筋肉 大腿四頭筋／大腿筋膜張筋
鍛える筋肉 膝関節屈筋群（P128）

足関節

背屈
つま先を上げる動作

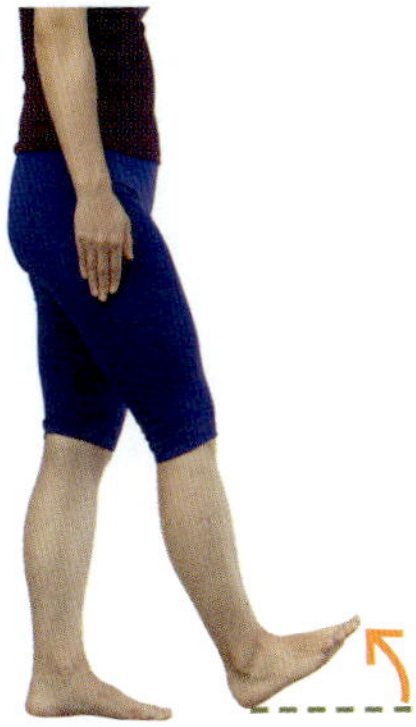

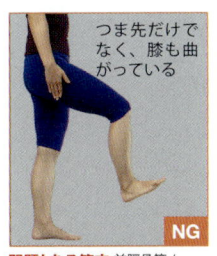

NG つま先だけでなく、膝も曲がっている

問題となる筋肉 前脛骨筋／長（母）趾伸筋
鍛える筋肉 足関節底屈筋群（P140）

底屈
つま先を下げる動作

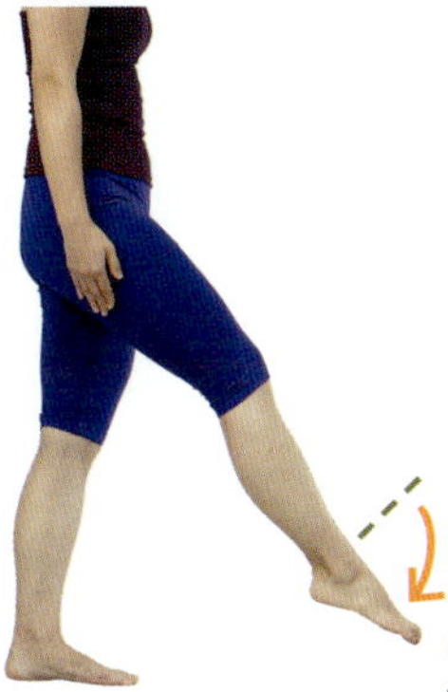

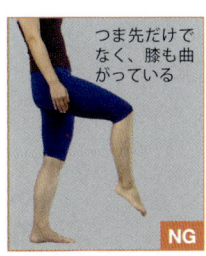

NG つま先だけでなく、膝も曲がっている

問題となる筋肉 腓骨筋／腓腹筋 ヒラメ筋
鍛える筋肉 足関節背屈筋群（P136）

足部

内返し
足首を内側に向ける動作

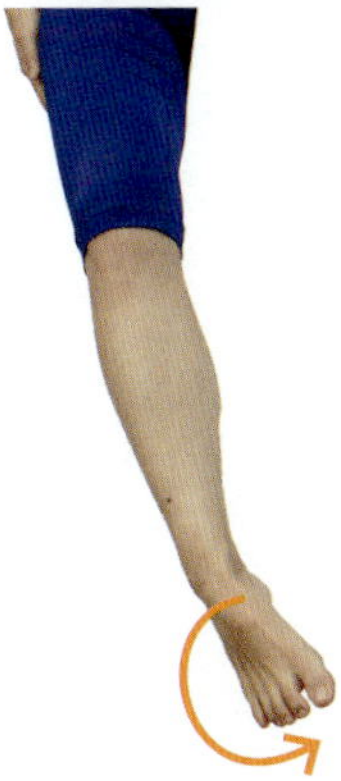

NG 足首だけでなく、膝も曲がっている

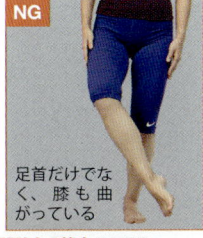

問題となる筋肉 後脛骨筋
鍛える筋肉 足の外返し筋群（P142）

外返し
足首を外側に向ける動作

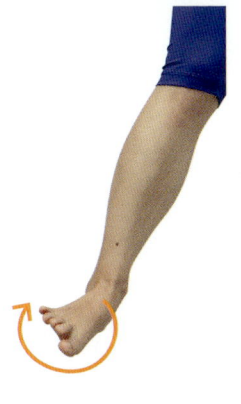

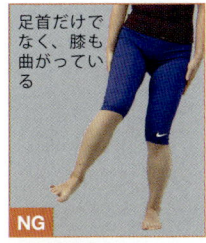

NG 足首だけでなく、膝も曲がっている

問題となる筋肉 腓骨筋
鍛える筋肉 足の内返し筋群（P144）

4章

筋肉トレーニング編

筋肉トレーニングとは？

筋肉トレーニングというと、スポーツ選手が行うような激しい運動をイメージする方も多いかもしれません。しかし、**筋肉トレーニングには、**
① 標準以上の筋力をつけるためのトレーニング
② 標準の筋力に戻すためのトレーニング
の2つに分けることが出来ます。 一般的に、筋肉トレーニングというと器具を利用して行うイメージがあります。①は器具などを利用するためトレーニングジムなどの施設で行う必要がありますが、②は器具などをほとんど使用しないことから家庭で行うことが出来ます。特に、痛みや運動機能の低下を招いている場合は、②に該当するため、大がかりな器具などは必要なく、家庭で簡単に行うことが出来るのです。しかし、筋肉トレーニングに関する書籍のほとんどは、スポーツ選手をターゲットにしたものが多く、標準以上の筋力をつけることを目的としています。そこで、本書では標準の筋力に戻すためのトレーニングに絞り紹介します。そのため本書では「筋力トレーニング」とは表現せず、「筋肉トレーニング」と表現しています。

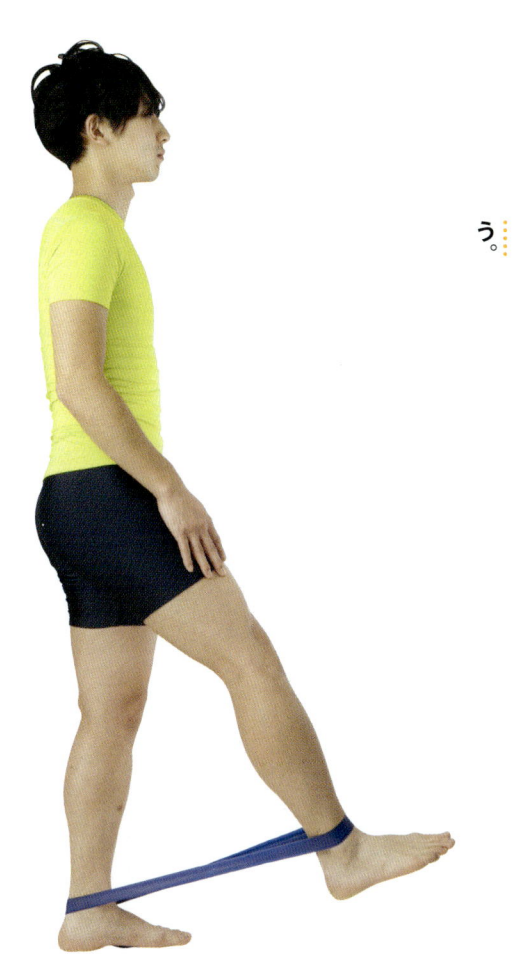

筋肉トレーニング編

筋肉トレーニングとは？

なお、筋肉は1つの筋肉のみで力を発揮しているわけではなく、複数の筋肉が共同して働くことで、力を発揮しています。特に、標準よりも筋力が劣っている場合、全体的に筋力が衰えている場合と特定の筋肉のみが衰えている場合があります。そのため、むやみに筋肉を鍛えるのではなく、どの筋肉が衰えているのかをしっかり把握し、トレーニングを行うことが大切です。なお、どの筋肉が衰えているのかの判断は、純粋に力が「強い」や「弱い」では行えません。拮抗筋とのバランスが大切になることから、筋肉がたくさんあるようにみえても、鍛える必要があることもあります。そのため、**鍛える筋肉の特定には、関節を動かすことで筋肉を収縮させる可動域測定という方法を利用して見つけるようにしましょう。**

> **point**
> - 筋肉トレーニングは標準以上の筋力をつけるか、標準の筋力に戻すかでトレーニング法が異なる
> - 痛みや運動機能障害のある方は、標準の筋力に戻すトレーニングが必要である
> - 筋肉の特定には可動域測定が役に立つ

2

筋肉トレーニングの
さまざまな効果とは？

対をなす筋肉が相対的に萎縮した場合、筋力が低下するとともに、姿勢的変化を導きます。そのため、筋肉トレーニングを行うと、一般的に姿勢的変化や運動機能低下の改善、さらには痛みの軽減などの効果が知られています。しかし、筋肉トレーニングには、これら以外にもさまざまな症状に効果があります。そこで、筋肉トレーニングによる主な効果を4つ挙げてみます。

1 筋肉が柔らかくなる

衰えた筋肉をトレーニングすることで、筋肉のバランスが整い、対をなす筋肉は相対的に柔らかくなります。

2 姿勢がよくなる

筋肉を鍛えることで曲がった腰や猫背が少しずつ変化します。そのため、見た目も若々しく感じられます。

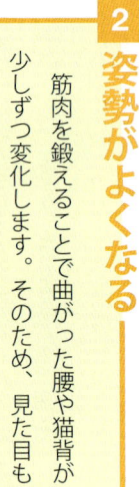

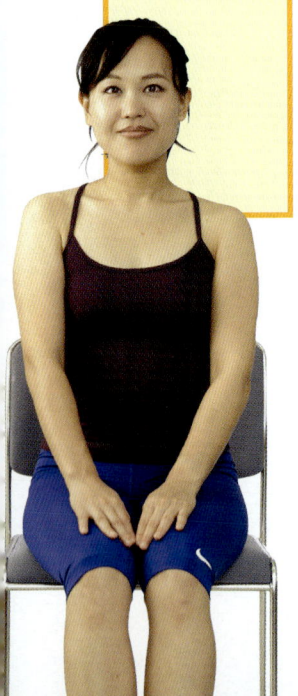

筋肉トレーニングのさまざまな効果とは？

3 アンチエージング効果

筋肉を鍛えると、若返りホルモンと言われている成長ホルモンが分泌されます。そのため、身体が細胞レベルから若返り、アンチエージング効果が期待できます。

4 痛みが和らぐ

筋肉が増え、身体のバランスが整うことで痛みは軽減しますが、それ以外にも筋肉トレーニングのような運動には、オピオイドと呼ばれる痛みを和らげてくれる物質が分泌されることが知られています。そのため、適度な運動は痛みを和らげます。

このように、筋肉トレーニングには多くの効果が期待できます。痛みだけではなく、さまざまな効果を体験してください。

どのようなときに筋肉トレーニングを行うの?

筋肉トレーニングを行うことで、さまざまな効果があることを紹介しましたが、どんなときに行うのが最も効果的なのかを考えてみましょう。筋肉トレーニングが適応と思われる場合には、次のような状況があります。

1 マッサージやストレッチを行っても効果を感じないとき

痛みが認められたり、運動機能が低下している場合には、まず筋肉を緩めるようなマッサージやストレッチを行いますが、ある程度の治療を行っても症状の改善が認められない場合や、マッサージやストレッチを行った直後は効果を感じても、すぐに元に戻ってしまう場合には、筋肉が衰え、身体のバランスが崩れている可能性があります。マッサージやストレッチを行っても効果を感じないときは、筋肉トレーニングを行ってみましょう。

2 姿勢の変化がみられるとき

鏡の前に立ち、腰が曲がったり、猫背になっていると感じたことはありませんか? 姿勢的変化の表れは、筋肉の衰えの表れです。姿勢の変化を感じたときは、筋肉トレーニングを始めてみましょう。

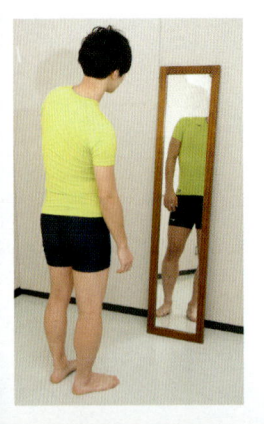

筋肉トレーニング編 — どのようなときに筋肉トレーニングを行うの？

3 気分が落ち込んでいるとき

運動には、気分を改善させる作用があることが報告されています。筋肉トレーニングを行い、身体を動かせば、血流も良くなり、身体も温かくなるとともに、脳内からはオピオイドと呼ばれる快楽物質が分泌されます。

そのため、気分も明るく、楽しい気持ちになります。

4 運動機能が低下していると感じたとき

筋力が衰えると、運動機能が低下することが知られています。筋肉を鍛えることで、筋肉が持つ本来の力を100％発揮できれば、運動機能は向上し、歩行や運動が楽に行えるようになります。

このように、マッサージやストレッチを行っても効果を感じなかったり、姿勢に変化がみられる場合には、筋肉トレーニングを行うことをお勧めします。

筋肉トレーニングの種類と使い分け

筋肉トレーニングといってもその方法はさまざまです。そこで、筋肉トレーニングの方法を紹介します。

1人で行う

1人で筋肉トレーニングを行う場合、等尺性運動と等張性運動という2つの方法があります。

等尺性運動

筋肉の長さを変えずに行うトレーニングを等尺性運動と呼びます。筋肉の長さを変えずに壁や床などを押し、その状態を10秒程度保持することがポイントです。本書のレベル2では、主にこの運動を紹介しています。

等張性運動

筋肉の力を変えずに行う筋力トレーニングを等張性運動と呼びます。トレーニングジムなどで、機具など使いながら行う運動や腹筋などがその代表で、筋肉にかかる力を変えずに、筋肉を曲げ伸ばしする運動です。本書のレベル1では主にこの運動を紹介しています。

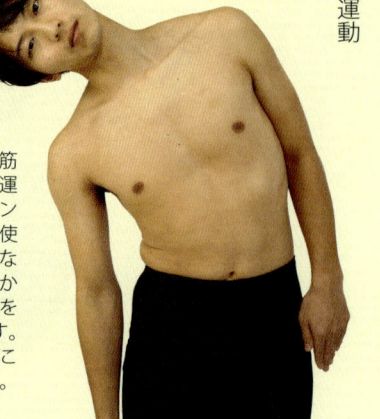

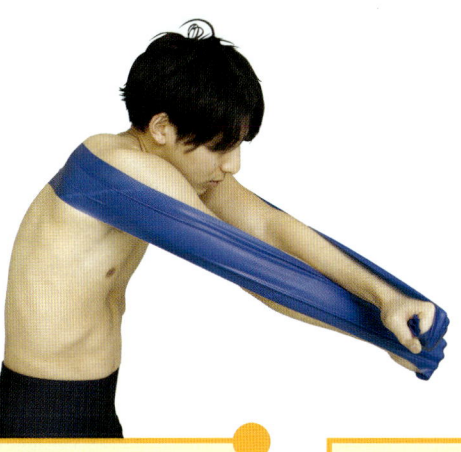

筋肉トレーニング編　**筋肉トレーニングの種類と使い分け**

● 2人で行う

2人で行う場合には、相手が押したり、引いたりする力に抵抗して、力を発揮することで筋肉トレーニングを行うことが可能です。しかしながら、どの程度の抵抗を加えればよいのかが難しいので、自分よりも力が強い相手と行うと良いでしょう。

● 道具を使う

1人で行う場合は、筋肉トレーニングの強度に限界がありますが、おもりやバンド（チューブ）などを使うことで、強い運動を行うことも可能です。なお、本書では、筋力が弱い方を前提にした筋肉トレーニングを紹介しているため、ある程度筋力がある方は（レベル3）、道具を使う筋肉トレーニングから始めましょう。

本書では、1人で行うことを原則として、レベル1では等張性運動を、レベル2・3では等尺性運動を中心に紹介していますが、その他にもさまざまな方法があるので、目的に応じて筋肉トレーニングの種類を選ぶようにしましょう。

筋肉トレーニングの手順と注意点

筋肉トレーニングをより効果的に行うための方法と注意点を紹介します。

1 目的の筋肉を知る

筋肉トレーニングを行う際、むやみに筋肉をトレーニングしても意味がありません。トレーニングを行う筋肉がどこに存在し、どんな役割があるのか、またどの方向に筋肉が動くのかを知った上で、筋肉トレーニングを行うほうが効果的です。そのため、筋肉トレーニングを行うときは、常に筋肉をイメージしながら行いましょう。

2 暖かい場所で身体を温めてから行う

筋肉トレーニングは、暖かい場所で行うようにしましょう。筋肉が冷えているとケガをする危険性が高まります。そのため、早朝や夜遅くに筋肉トレーニングを行うことはあまりお勧めできません。また、部屋だけではなく身体も温める必要があります。筋肉トレーニングを行う前には、筋肉をストレッチしたり、準備体操をするなどして身体を温めてから行いましょう。

3 筋肉トレーニングの強度に要注意

筋肉を鍛えるには、トレーニングの強度がとても大切です。無理に筋肉を鍛えるのではなく、1回のトレーニングで10回程度行える強度にしましょう。なお、強度や回数の詳細は、58～59ページで紹介します。

> **point**
>
> なお、筋肉トレーニングの際には、以下の注意事項を守るようにしましょう。
> - ケガをした直後は行わない
> - お酒などを飲んだ後は行わない
> - 体調が悪いときは行わない
> - 首の筋肉トレーニングでは負荷量に注意する

筋肉トレーニング編

筋肉トレーニングの手順と注意点

4 息を吐きながら行う

筋肉トレーニングを行う際、息をこらえてしまう人が多いようです。しかし、息をこらえてしまうと、血圧が上がり、逆に筋肉は硬くなってしまいます。そのため、筋肉トレーニングは、息をゆっくり吐きながら行いましょう。

5 正しい姿勢で行う

筋肉は正しい方向に動かさないと、しっかり鍛えられません。筋肉トレーニングを行う際には、基本ポジションとなる正しい姿勢をとるように心がけましょう。

6 ウォーミングアップやクールダウンを行う

筋肉トレーニングはウォーミングアップ・クールダウンを含めて最大30分程度とします。開始時には、鍛えようとする筋肉を数回軽く動かします。また、終わった後には、鍛えた部分を軽くマッサージすることで、硬くなっていないかを確認します。硬くなっている場合は、運動強度が正しくない可能性があるので、そこを軽く何回か動かしたり、揉むことで、緊張をなくすようにします。

6
筋肉トレーニングの強度をどのように決めるのか?

筋肉トレーニングを行う際には、運動の強さ（強度）が重要です。ここでは、運動のポイントを紹介します。

1 10回程度の強さが目安

筋肉トレーニングを行う際の目安は、10回程度行える強さが良いとされています。本書ではレベルを1〜3まで設定しています。レベル1では、抵抗をかけずに10回程度動かすことを、レベル2とレベル3では、5秒その状態をキープすることを1回の運動として、10回程度行うことを目標としてください。実際、それぞれのレベルの筋肉トレーニングを10回程度行ってみて、軽々と出来るのであればもう1つ上のレベルを、10回出来ないのであればもう1つ下のレベルを用います。なお、10回筋肉トレーニングを行ったら、1〜2分の休憩をはさみ2〜3セット行いましょう。

なお、安静時にも痛みがある場合はレベル1から、動いたときのみに痛みがある場合はレベル2から、また痛みがほとんどない場合はレベル3から行いましょう。10回が難しいときは、半分の5回程度とし、軽々行えるようになったら、10回と増やしていきましょう。

また、レベル3では高負荷のトレーニングや道具を使ったトレーニングを紹介しています。道具はホームセンターなどで簡単に購入できるものを選んでいます。なお、道具を使った運動強度については64〜65ページを参照してください。

58

筋肉トレーニングの強度をどのように決めるのか？

2 自分が一番楽な姿勢で行う

筋肉トレーニングによって、寝て行うものや座って行うものなど、複数の方法を紹介しています。どの方法でも構いませんので、自分が行いやすい姿勢が良いでしょう。

3 週に2～3回、15～30分を目安に、3か月程度の筋肉トレーニングが必要

筋肉トレーニングは毎日行う必要はありません。自分のペースで週に2～3回、15～30分程度行いましょう。なお、複数の筋肉を鍛える必要がある場合には、運動メニューを2～3つに分け、さまざまなトレーニングを日替わりで行うと、飽きることなく続けられます。ただし、筋肉トレーニングの効果を自覚するには、3か月程度のトレーニング期間が必要です。

4 運動は食後2～3時間経過してからが理想

筋肉トレーニングは筋肉を増やすことが目的であるため、エネルギーが減っている食事前に行ってもあまり意味がありません。そのため、食後2～3時間経過してから行うのが効果的です。なお、筋肉を作るには特にタンパク質が重要なので、筋肉トレーニングを行っているときには、日頃から「肉・魚」から1種、「牛乳・卵・大豆」から2種程度の食材を摂るように心がけましょう。

筋肉トレーニングの効果を高めるための工夫

7

筋肉トレーニングの効果を高めるための方法をいくつか紹介します。

より高い効果を引き出すための5つの工夫

1 道具を活用する

筋肉トレーニングを行うことだけに意識が集中し、無理な姿勢で行っている人も少なくありません。道具をうまく活用し、無理な姿勢を取らないように注意しましょう。

2 リラックスして行う

身体が緊張している状態では、良いトレーニングは出来ません。身体も気持ちもリラックスした状態で行うようにしましょう。なお、リラックスをするためには、環境も大切なので、心地よい音楽を流したり、アロマテラピーなどを活用するのも良いでしょう。

筋肉トレーニング編　筋肉トレーニングの効果を高めるための工夫

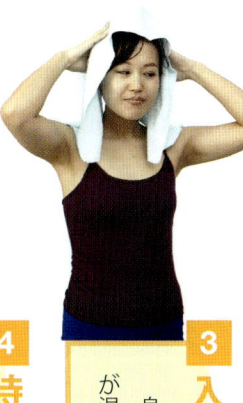

3 入浴後に行う

身体が温かい状態で行うことが理想的です。お風呂上がりで身体が温まっている間は、筋肉が緩んでいるので高い効果が得られます。

4 時間に注意する

筋肉トレーニングも、やり過ぎは逆効果です。次の日に身体が疲れているようでは、意味がありません。そのため、トータル30分までとしましょう。なお、30分でも翌日身体が疲れてしまう場合は、もう少し時間を短くする必要があります。

5 無理をしない

治療は楽しみながら行うことが大切です。やらなければいけないという義務感で行うと、身体はストレスを感じ、良い効果を出すことは出来ません。そのため、治療は身体と対話しながら、楽しく行いましょう。

以上、ちょっとした工夫ですが、環境や気持ち次第で効果は大きく変わります。自分なりに治療を楽しむ工夫をしましょう。

8

筋肉トレーニングだけでは、良くならないこともある
〜定期的なストレッチやマッサージも必要〜

本書では筋肉トレーニングを中心に紹介していますが、ストレスが強く、常に筋肉が緊張しやすい場合は、筋肉トレーニングだけでは、痛みはなかなか和らぎません。鍛えている筋肉と反対の作用がある筋肉（拮抗筋）が硬い状態では、筋肉が動く範囲が制限されており、十分なトレーニングが出来ないからです。そのため、筋肉トレーニングと同時に、ストレッチやマッサージによるケアが必要となります。

ただし、ストレッチやマッサージに関する多くの本は、痛いと感じている部位にストレッチやマッサージを行うことがほとんどです。

しかし、**筋肉の痛みは、実際に痛みを感じている場所と、痛みの原因となる場所が離れていることが多いので、痛い所をストレッチやマッサージするという考え方では、なかなか痛みは消えません。**しかし、**トリガーポイントの理論に基づいたストレッチ&マッサージが理解出来れば、痛みの原因となる筋肉を自分で簡単に見つけることが可能となり、その人に合った筋肉が選択できます。**

なお、ストレッチを行う必要のある筋肉に関しては、各筋肉のページに記載されています。また、ストレッチとマッサージの詳細に関しては、本書の姉妹本である『痛みが楽になる トリガーポイントストレッチ&マッサージ』（緑書房）を参照してください。

筋肉トレーニング編

筋肉トレーニングだけでは、良くならないこともある

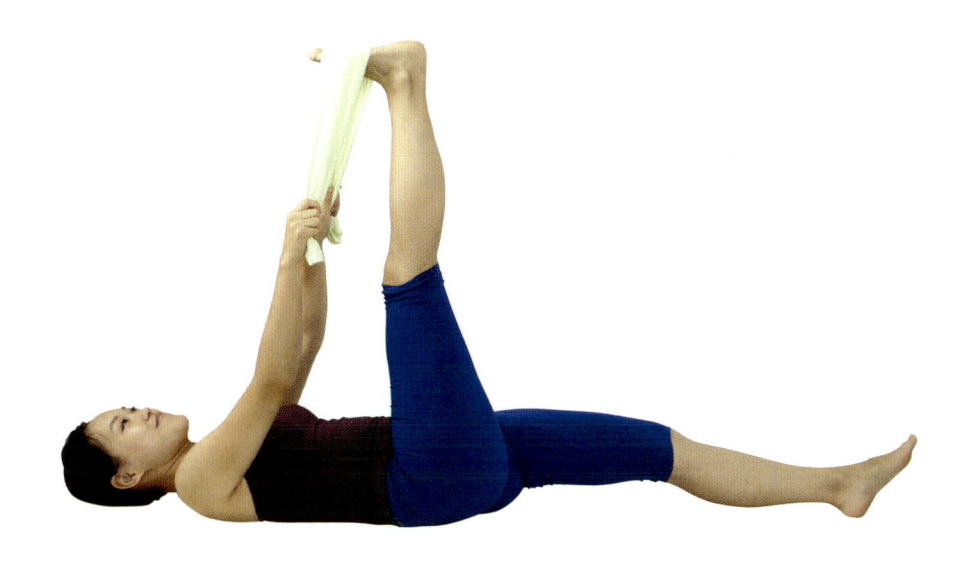

治療の基本プラン
目標時間（20〜30分）

1. ウォーミングアップとして、ストレッチ
   またはマッサージを行う（5分程度）
   →症状ごとに紹介している基本ストレッチ＆
   マッサージ治療を行うか、各筋肉トレーニ
   ングに記載されている「ストレッチとマッ
   サージを行う筋肉」に治療を施す。

2. 筋肉トレーニングを行う（10〜20分程度）
   →選ばれた筋肉を1日2〜3筋肉ずつ行う。

3. クールダウンとして、ストレッチまたは
   マッサージ（5分程度）
   →症状ごとに紹介している基本ストレッチ＆
   マッサージ治療を行うか、原因となる特定
   の筋肉に対して「ストレッチとマッサージ
   を行う筋肉」に治療を施す。

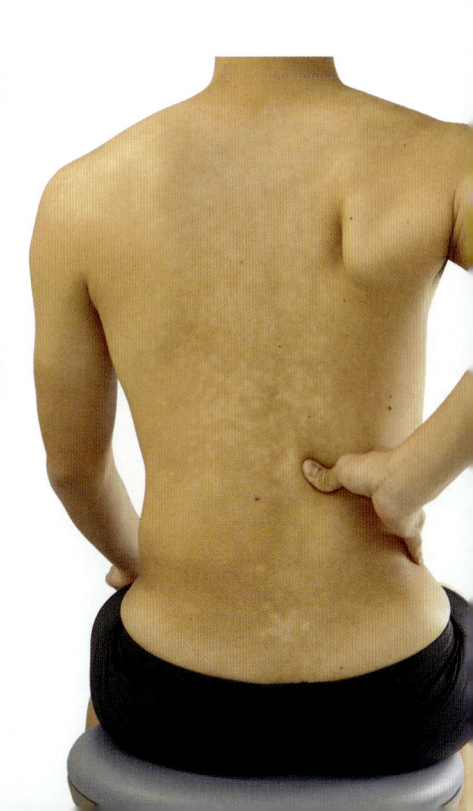

コラム

道具の選び方

　本書ではレベル3として、道具を使用した筋肉トレーニングを紹介しています。ある程度筋肉が増えてくると、適切な負荷が必要になります。そのためにも、道具は必要不可欠です。どの道具もホームセンターなどで購入出来るものばかりです。

　おもりに関しては、まずは軽いものから始めましょう。あまり重たいものから始めると10秒間保持できないため、筋肉を鍛えることは出来ません。無理をせず、500g～1kg程度のものから始めましょう。なお、最適な重さの決定は、そのおもりを巻いて運動すべき方向に10秒程度保持できるかどうかが基本的な目安になります。

　バンドやチューブ（本書ではバンドを使用）を用いる場合は、一番抵抗（負荷）が少ないものから始めましょう。なお、バンドやチューブは長さを短くすれば負荷強度は強くなり、長くすれば負荷強度は弱くなります。また、バンドは1つ折りよりも2つ折りのほうが強度が増すため、強度が弱いものを購入したほうがよいでしょう。

―― バンドの使い方を紹介します。 ――

A　手で持つとき（肩などの運動を行う場合）

❶ バンドの端を握ります　　❷ バンドを手首に1回巻き、握り直します

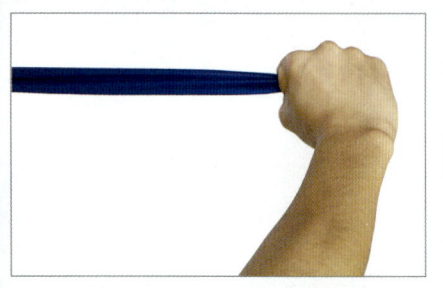

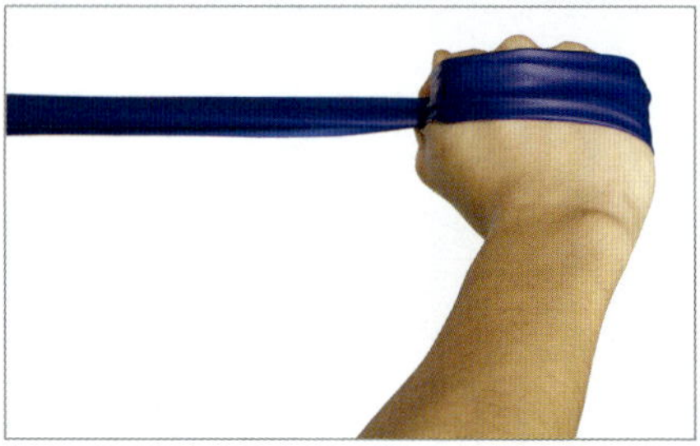

B 足などに巻くとき（下肢の運動を行う場合）

❶ バンドを半分に折ります

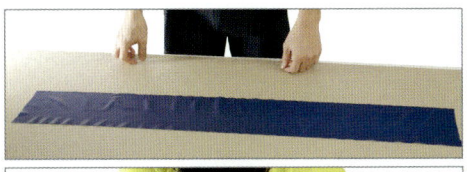

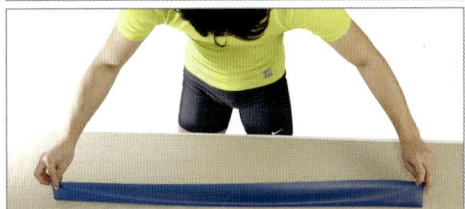

❷ さらにもう半分に折ります

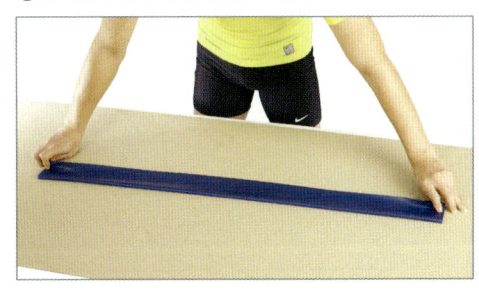

❸ 両端を結びます

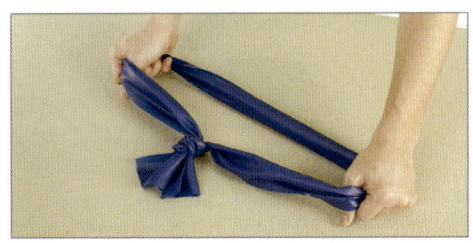

❹ 結び目がほどけないか確認します

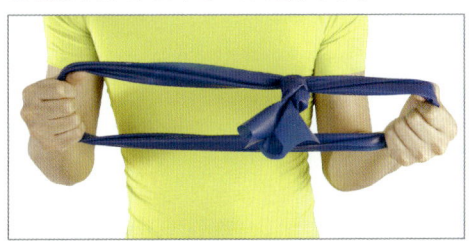

C 机などに巻く場合

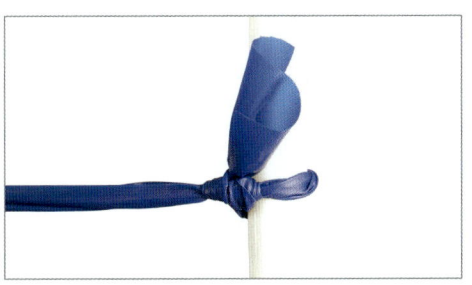

❶ 机などにバンドを固定するときには、結び目がほどけないかを確認します

❷ 固定した机などが動かないかも確認します

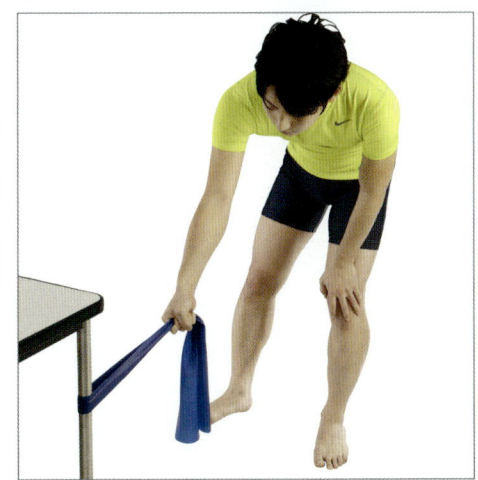

5章

治療編

治療編について

第5章では、症状ごとに主な筋肉の治療方法を紹介しています。

1 全体の構成

本書は、日常生活のなかで痛みを感じる機会の多い、❶腰痛 ❷膝痛 ❸肩痛 ❹肩こり に4症状に絞り、それぞれを解説していきます。

2 各疾患の構成

各疾患は、

1 痛みの原因とは
2 治療に必要な用語
3 治療を行ってみよう
4 基本治療
5 各筋肉の治療

の順番で構成されています。痛みの原因を理解したい場合は **1** から、すぐに治療を行いたい方は **3** から読み進めましょう。

3 痛みの原因とは

痛みの原因は複雑です。そこで、筋肉の痛みに限らず、それぞれの痛みを起こす可能性がある原因を簡単にまとめています。

4 治療に必要な用語

各治療で必要なランドマークや用語を解説しています。

5 治療を行ってみよう

「治療を行ってみよう」では、筋肉の見つけ方をステップ方式でまとめています。ステップ1では筋肉トレーニングを行ってもよい痛みなのかを鑑別、ステップ2では痛みの部位を絞り込み、ステップ3では原因として考えられる筋肉を動かすことで、痛みを起こしている筋肉を特定します。

6 基本ストレッチ&マッサージ治療

筋肉トレーニングを行うにあたり、ウォーミングアップやクールダウンとして痛みの原因になりやすい4つの代表的な筋肉をストレッチ&マッサージしてみましょう。

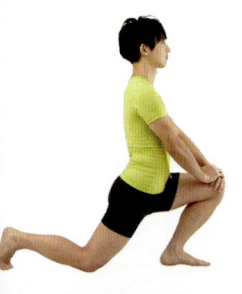

7 各筋肉の治療

各筋肉の治療では、治療に必要なさまざまな情報を簡単にまとめています。治療に必要な「筋肉の基礎情報」としては、7項目あります。

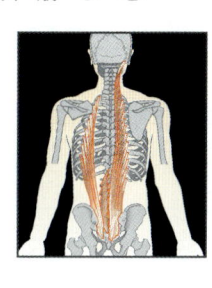

- **筋肉の種類**…この動作に関係する筋肉
- **働き**…この筋肉が働いたときに行う動き
- **硬くなっている筋肉**…この筋肉と反対の作用をもつ筋肉で緊張が認められることが多い筋肉
- **この筋肉を鍛えるきっかけ**…その筋肉が萎縮することで起こる症状や特徴
- **日常生活でのアドバイス**…日常生活での注意点
- **痛みパターン**…この筋肉が障害されたときに起こる痛みの部位
- **ストレッチやマッサージを行う筋肉**…筋肉トレーニングと合わせてストレッチやマッサージを行う必要のある筋肉

治療はレベル1〜3の3つの強度に分かれています。

レベル1
最も軽い運動です。痛みが強い方や運動障害が認められる方はレベル1からはじめましょう。

レベル2
中程度の運動です。まずはレベル2からはじめることをおすすめします。

レベル3
最も強い運動です。レベル2が簡単に行えるようになったら、レベル3を行いましょう。なお、レベル（強度）の設定は58〜59ページに記載されているので確認しましょう。

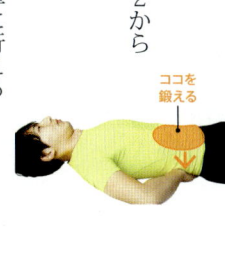

8 効果の確認

治療が終了したら、効果を確認してみましょう。
効果の確認は、「治療を行ってみよう」のステップ3で、痛みが認められた動作をもう一度行います。うまく筋肉トレーニングが行えれば痛みは減りますが、トレーニングがうまくできていなかったり、筋肉が間違っていると痛みは変化しません。その場合は、もう一度 3 から行いましょう。

腰痛

1 腰痛の原因とは

腰痛は日本人で最も多い愁訴です。年齢や性別によりその原因もさまざまですが（表参照）、一般的に、腰痛にはその原因が特定できる特異的腰痛、原因が明確ではない非特異的腰痛に区別されています。

特異的腰痛は、腰部椎間板ヘルニアのように原因が明確なため、その原因に対して適切な治療を行えばある程度の効果が期待できます。しかしながら、非特異的腰痛といわれるタイプの腰痛は、検査を行っても明確な原因が見当たらないため、治療方針が立てにくく、治療に難渋することが多いようです。また、検査によって原因が見つかっても、その原因と症状が合わない場合もこのタイプに含まれます。このような非特異的腰痛は、全腰痛の8割程度と言われており、その原因の1つに筋肉の痛みが関与することが知られています。そのため、非特異的腰痛では、ストレッチなどのセルフケアに加えて筋肉トレーニングが、有効であると思われます。ただし、筋肉トレーニングで対処できる腰痛は、筋肉に伴う痛みが中心です。

表：腰痛の原因となる疾患

領　域	考えられる疾患
整形外科領域	変形性腰椎症 脊柱管狭窄症 腰部椎間板ヘルニア 脊椎すべり症 圧迫骨折 筋筋膜性腰痛 坐骨神経痛 梨状筋症候群 関節リウマチ 変形性股関節症　など
内科領域	腎臓疾患（腎結石症、腎盂腎炎など） 消化器疾患（膵炎、胆嚢炎など）
泌尿生殖器領域	婦人科疾患（子宮内膜症など） 泌尿器疾患（前立腺炎、慢性骨盤痛症候群など）
その他	腫瘍 深部静脈血栓　など

筋肉に伴う腰痛であるかどうかを判断する基準は、

❶ 痛みが「重だるい」や「張ったように」などで表現される鈍い痛みである
❷ 痛みの場所が1点では示せない（ある程度の範囲がある）
❸ 腰や股関節の動きに伴い悪化する

の3点に合致するかです。ピリピリしたり、下肢にしびれを伴う腰痛は、腰部椎間板ヘルニアに代表される神経性の腰痛である可能性が、さらに排尿や性周期で痛みが変化する腰痛は、腎臓疾患や婦人科疾患に伴う腰痛が考えられます。

そこで、右記の3つを満たす場合、筋肉性の腰痛と判断し、痛みの場所から腰痛を4つのタイプに分類することで、悪い筋肉を見つけてみましょう。

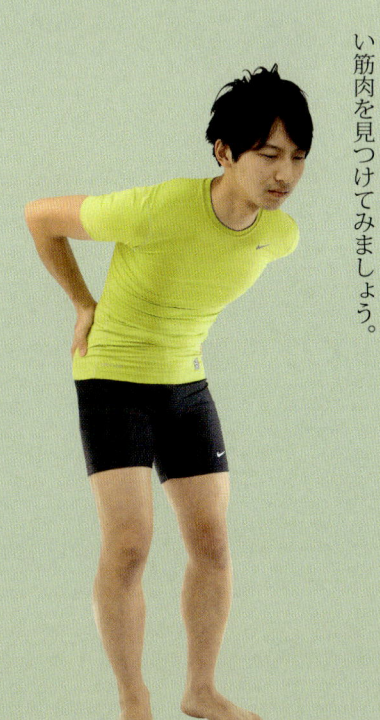

腰痛の治療に必要な用語 2

実際の治療の前に、腰痛の治療に必要な用語（ランドマーク）を確認しましょう。

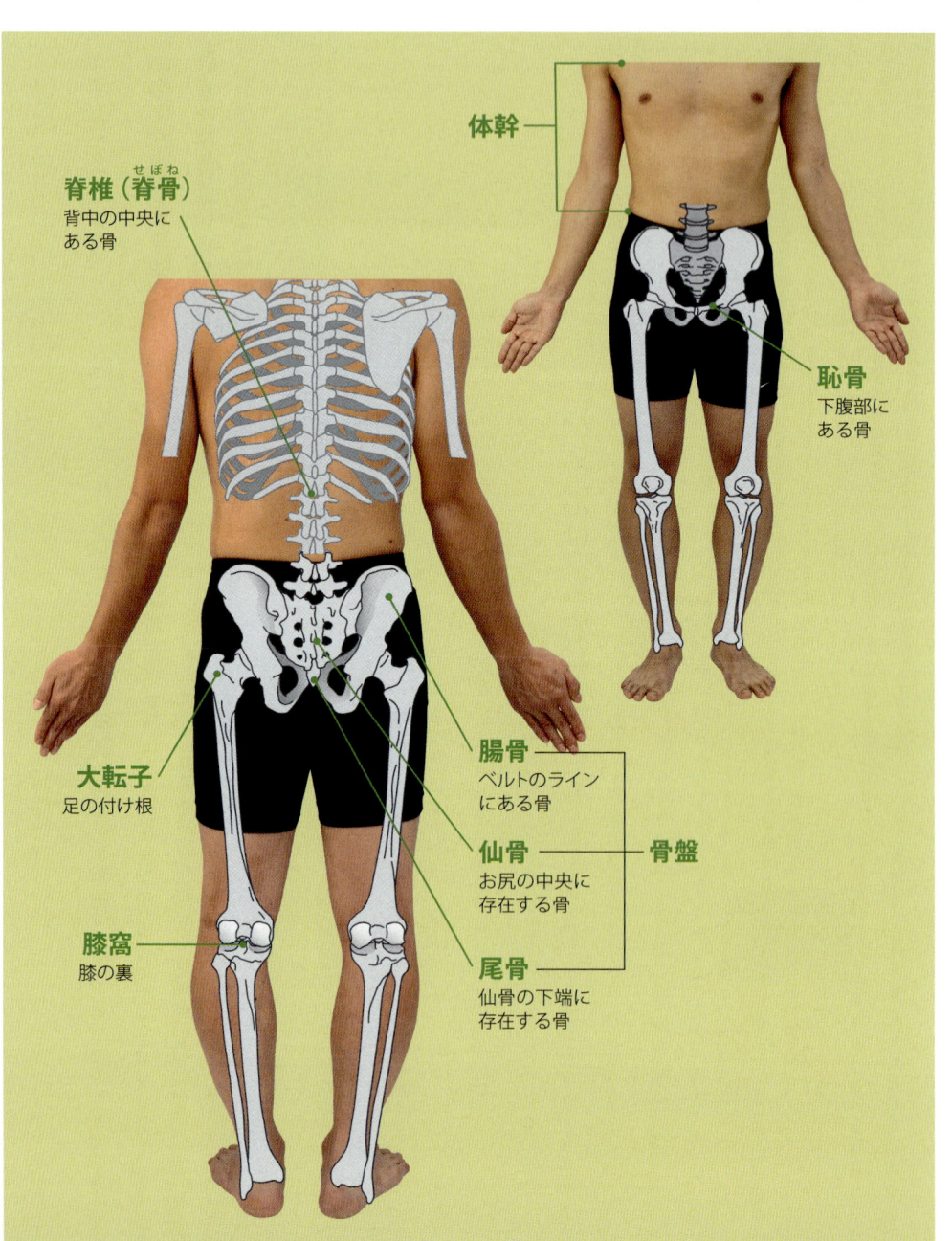

体幹

脊椎（脊骨 せぼね）
背中の中央にある骨

恥骨
下腹部にある骨

大転子
足の付け根

腸骨
ベルトのラインにある骨

仙骨
お尻の中央に存在する骨

骨盤

尾骨
仙骨の下端に存在する骨

膝窩
膝の裏

腰痛の治療に必要な用語

殿部

大腿

下肢

下腿

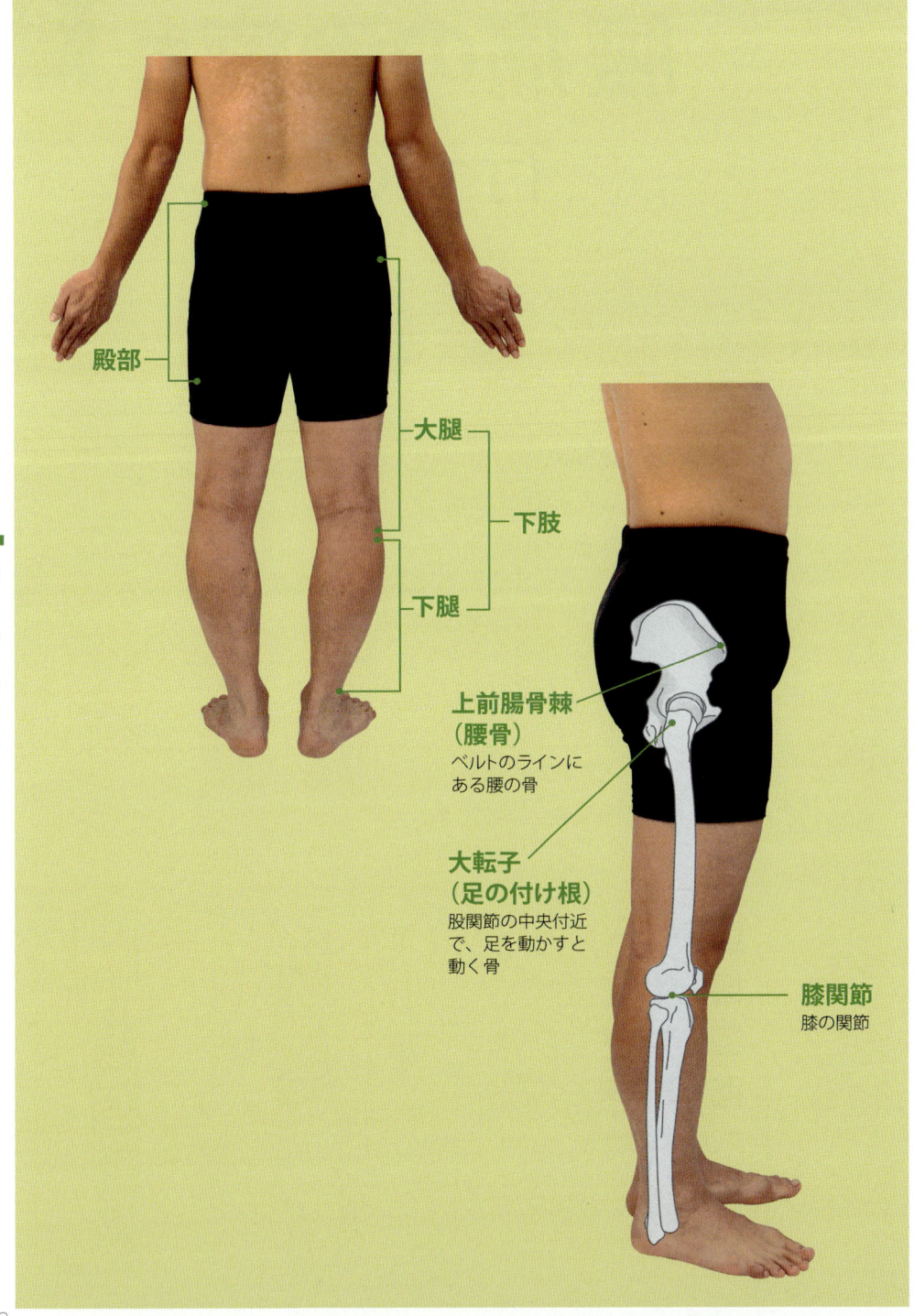

上前腸骨棘（腰骨）
ベルトのラインにある腰の骨

大転子（足の付け根）
股関節の中央付近で、足を動かすと動く骨

膝関節
膝の関節

腰痛の治療を行ってみよう 3

Step 1 ▶ まずは、セルフケアを行っても構わない痛みであるかを確認します。確認項目は

> ❶ 腰が動かない
> ❷ しびれなどの症状がある
> ❸ 激しい痛みである

の3点です。上記の3つに当てはまる場合は、筋肉の痛みではない可能性があるので、念のため病院で検査を受けましょう。

Step 2 ▶ 次に、痛みがある部位を確認しましょう。痛みの部位は

Ⓐ **背中**タイプ (P76)
Ⓑ **お尻**タイプ (P77)
Ⓒ **太もも**タイプ (P78)
Ⓓ **下肢外側**タイプ (P79)

の4タイプです。

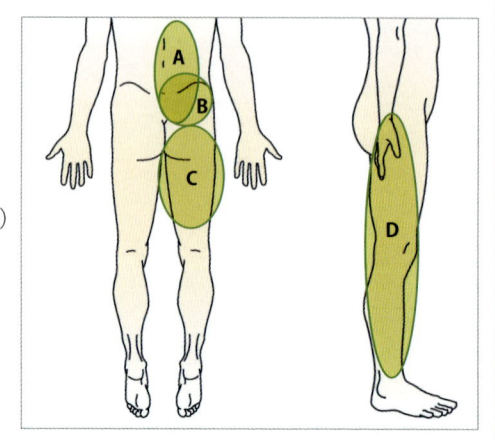

Step 3
痛みがある部位と関連のある筋肉を動かして、どの筋肉が原因かを特定しましょう。そして、その筋肉と反対の作用を持つ筋肉を鍛えましょう（P76〜79）。

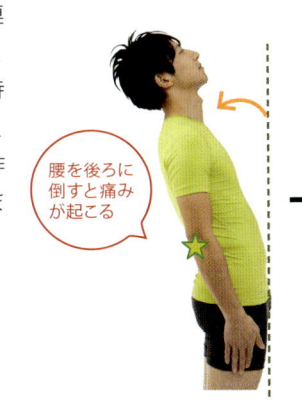

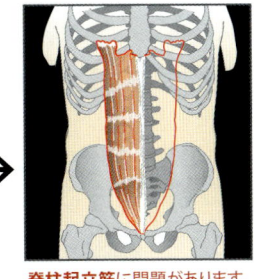

腰を後ろに倒すと痛みが起こる

→ **脊柱起立筋**に問題があります。
胸腰椎の屈筋群を鍛えましょう。

Step 4
鍛える筋肉が決まったら、筋肉トレーニングを行いましょう（P82〜）。なお、筋肉トレーニングを行うに際しては、筋肉トレーニングだけでなく、準備体操として腰痛の基本ストレッチ＆マッサージ治療（P80〜81）を合わせて行うか、姉妹本『痛みが楽になるトリガーポイントストレッチ＆マッサージ』を参照し、問題のある筋肉を個々にストレッチまたはマッサージすることをお勧めします。

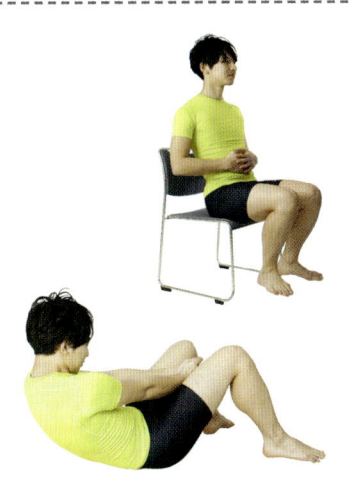

Step 5
もう一度、Step3で痛みがあった筋肉を動かし、痛みが変化しているかを確認しましょう。痛みが少しでも変化していれば、定期的に筋肉トレーニングを続けていきましょう。

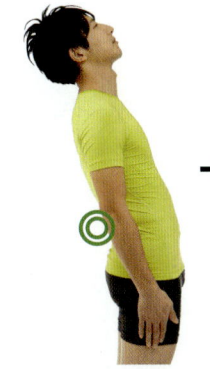

→ **筋肉の確定**

腰痛　腰痛の治療を行ってみよう

A 背中タイプ

背中に痛みがあるタイプの方は、

❶脊柱起立筋 ❷腸腰筋 ❸腹直筋 ❹腹斜筋

のいずれかに問題があります。❶〜❹のどの筋肉に問題があるのかを、5つの動きから判断しましょう。

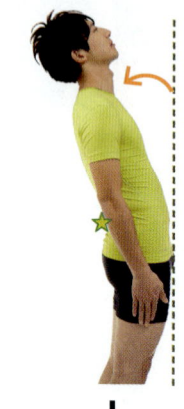

★：収縮している筋肉の場所

□ **a.** 腰を後ろに倒したときに痛みが起こる

↓

脊柱起立筋に問題があります。
胸腰椎の屈筋群 (P84)
を鍛えましょう。

□ **b.** 腰を横に倒したときに痛みが起こる

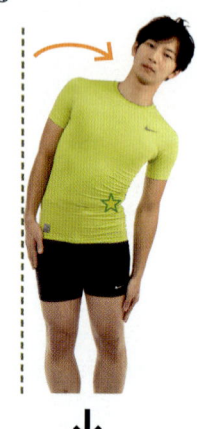

↓

脊柱起立筋・腹斜筋に問題があります。
胸腰椎の側屈筋群 (P90)
を鍛えましょう。

□ **c.** 腰を前に倒したときに痛みが起こる

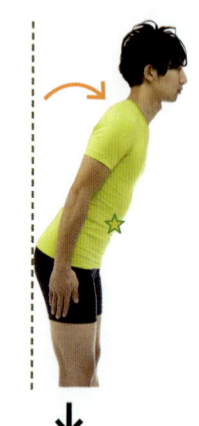

↓

腹直筋・腹斜筋に問題があります。
胸腰椎の伸筋群 (P88)
を鍛えましょう。

□ **d.** 腰を回したときに痛みが起こる

↓

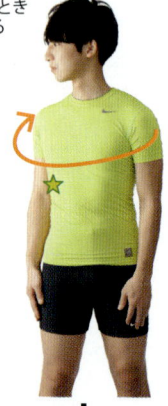

腹斜筋・脊柱起立筋に問題があります。
胸腰椎の回旋筋群 (P92)
を鍛えましょう。

（ただし、外腹斜筋の場合は、左に腰を回したときに痛みが起こる）

□ **e.** 膝を曲げた状態で太ももを上げたときに痛みが起こる

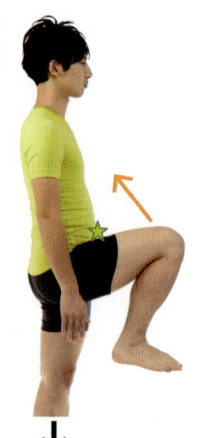

↓

腸腰筋に問題があります。
股関節の伸筋群 (P98)
を鍛えましょう。

B お尻タイプ

お尻に痛みがあるタイプの方は、　　　　　　　　　　　　　　　　　　　★：収縮している筋肉の場所

❶腰方形筋 ❷大殿筋 ❸中殿筋 ❹小殿筋 ❺梨状筋 ❻ヒラメ筋 ❼ハムストリングス

のいずれかに問題があります。❶〜❼のどの筋肉に問題があるのかを、9つの動きから判断しましょう。

□ **a.** 腰を後ろに倒したときに痛みが起こる

□ **b.** 腰を横に倒したときに痛みが起こる

□ **c.** 膝を曲げた状態で足を後ろに引いたときに痛みが起こる

□ **d.** 膝を曲げた状態で、下腿を内側に動かしたときに痛みが起こる

□ **e.** 下肢を横に開いたときに痛みが起こる

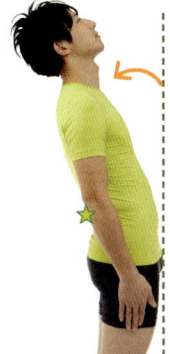

↓ 腰方形筋に問題があります。**胸腰椎の屈筋群** (P84)を鍛えましょう。

↓ 腰方形筋に問題があります。**胸腰椎の側屈筋群** (P90)を鍛えましょう。

↓ 大殿筋に問題があります。**股関節の屈筋群** (P94)を鍛えましょう。

↓ 大殿筋・梨状筋に問題があります。**股関節の内旋筋群** (P110)を鍛えましょう。

↓ 中殿筋・小殿筋に問題があります。**股関節の内転筋群** (P106)を鍛えましょう。

□ **f.** 膝を曲げた状態で、下腿を外側に動かしたときに痛みが起こる

□ **g.** 膝を曲げ、足首を下に動かしたときに痛みが起こる

□ **h.** 膝を伸ばした状態で、足を後ろに引いたときに痛みが起こる

□ **i.** 膝を曲げたときに痛みが起こる

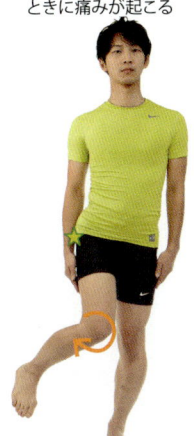

↓ 小殿筋に問題があります。**股関節の外旋筋群** (P108) を鍛えましょう。

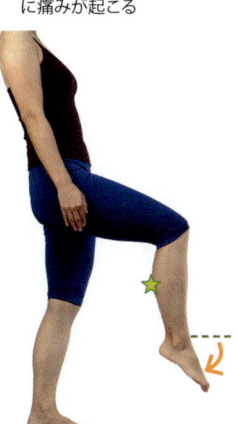

↓ ヒラメ筋に問題があります。**足関節の背屈筋群** (P136) を鍛えましょう。

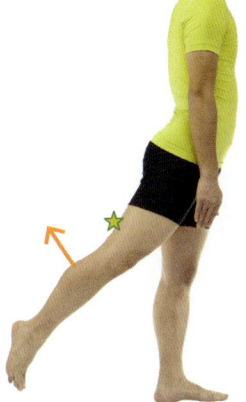

↓ ハムストリングスに問題があります。**股関節の屈筋群** (P94) を鍛えましょう。

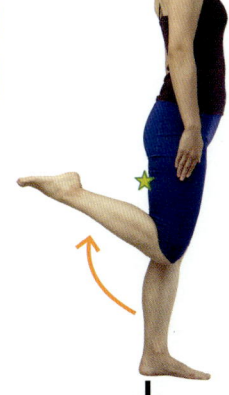

↓ ハムストリングスに問題があります。**膝関節の伸筋群** (P132) を鍛えましょう。

腰痛　腰痛の治療を行ってみよう

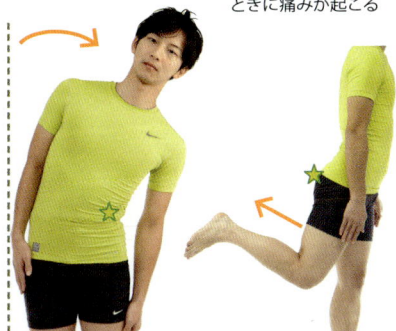

C 太ももタイプ

太ももに痛みがあるタイプの方は、

❶ ハムストリングス ❷ 中殿筋 ❸ 小殿筋 ❹ 梨状筋

のいずれかに問題があります。❶～❹のどの筋肉に問題があるのかを、5つの動きから判断しましょう。

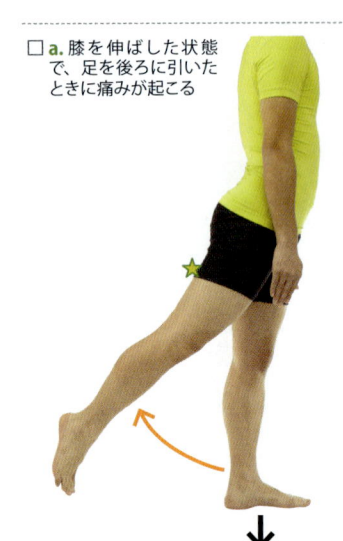

★：収縮している筋肉の場所

□ **a.** 膝を伸ばした状態で、足を後ろに引いたときに痛みが起こる

↓

ハムストリングスに問題があります。
股関節の屈筋群 (P94)
を鍛えましょう。

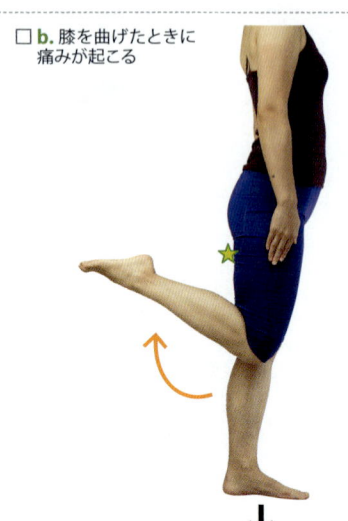

□ **b.** 膝を曲げたときに痛みが起こる

↓

ハムストリングスに問題があります。
膝関節の伸筋群 (P132)
を鍛えましょう。

□ **c.** 下肢を横に開いたときに痛みが起こる

↓

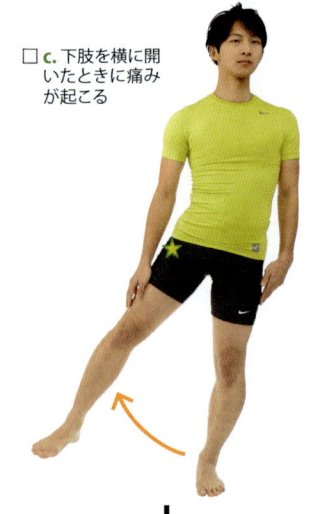

中殿筋・小殿筋に問題があります。
股関節の内転筋群 (P106)
を鍛えましょう。

□ **d.** 膝を曲げた状態で、下腿を外側に動かしたときに痛みが起こる

↓

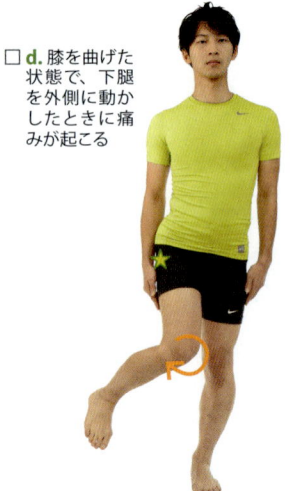

小殿筋に問題があります。
股関節の外旋筋群 (P108)
を鍛えましょう。

□ **e.** 膝を曲げた状態で、下腿を内側に動かしたときに痛みが起こる

↓

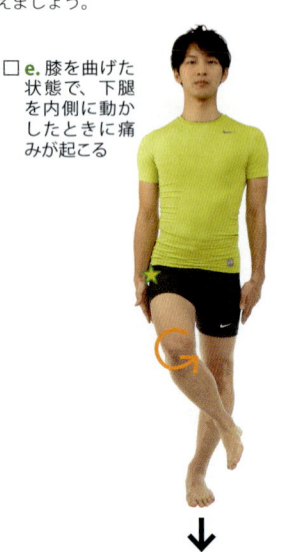

梨状筋に問題があります。
股関節の内旋筋群 (P110)
を鍛えましょう。

D 下肢外側タイプ

下肢外側に痛みがあるタイプの方は、

★：収縮している筋肉の場所

❶小殿筋　❷大腿筋膜張筋　❸大腿四頭筋

のいずれかに問題があります。❶〜❸のどの筋肉に問題があるのかを、4つの動きから判断しましょう。

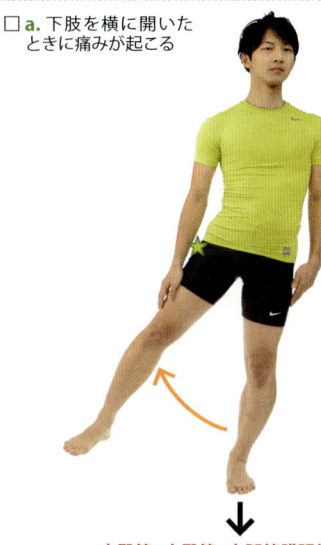

□ **a.** 下肢を横に開いた
ときに痛みが起こる

↓

中殿筋・小殿筋・大腿筋膜張筋に問題があります。
股関節の内転筋群 (P106)
を鍛えましょう。

□ **b.** 膝を曲げた状態で、
下腿を外側に動かした
ときに痛みが起こる

↓

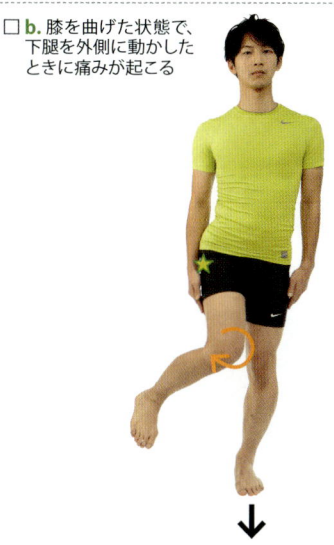

小殿筋に問題があります。
股関節の外旋筋群 (P108)
を鍛えましょう。

□ **c.** 膝を曲げた状態で
太ももを上げたとき
に痛みが起こる

↓

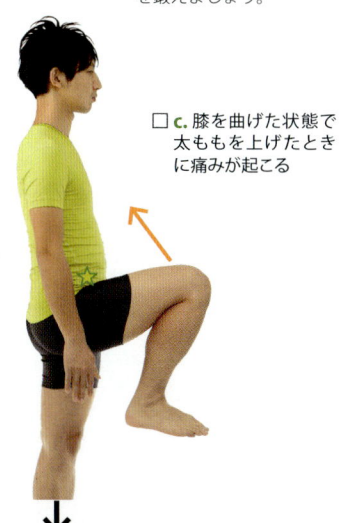

大腿筋膜張筋に問題があります。
股関節の伸筋群 (P98)
を鍛えましょう。

□ **d.** 膝関節を伸ばした
ときに痛みが起こる

↓

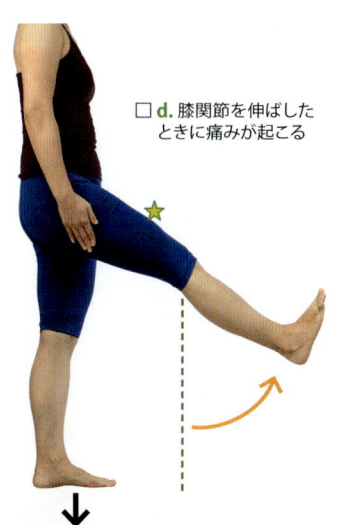

大腿四頭筋に問題があります。
膝関節の屈筋群 (P128)
を鍛えましょう。

腰痛　腰痛の治療を行ってみよう

腰痛の基本ストレッチ&マッサージ治療 | 4

痛みの部位が多い場合や、予防的に治療を行いたい場合は、腰痛を起こす筋肉の中でも特に問題になりやすい4つの筋肉を治療してみましょう。なお、筋肉の詳細は、各ページを参照してください。図注：赤は痛みを感じる部位

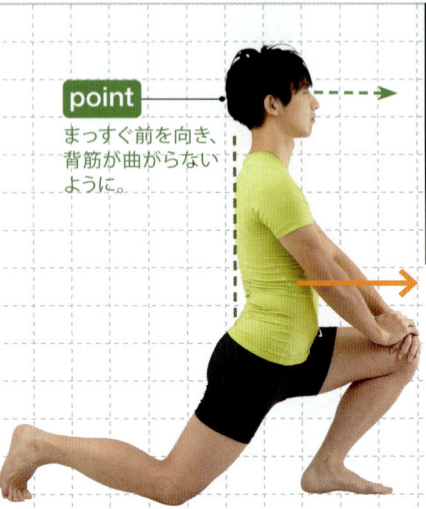

腸腰筋

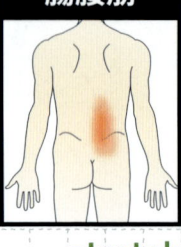

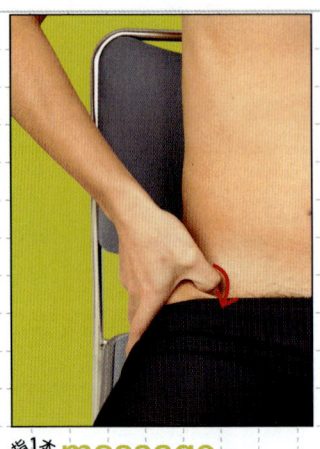

point
まっすぐ前を向き、背筋が曲がらないように。

massage（指1本）
ベルトの高さで触れる腰骨（こしぼね）の内側を圧迫する。

stretch
背筋を伸ばしたまま、徐々に身体を前に移動させる。

腰方形筋

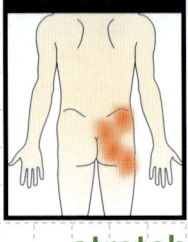

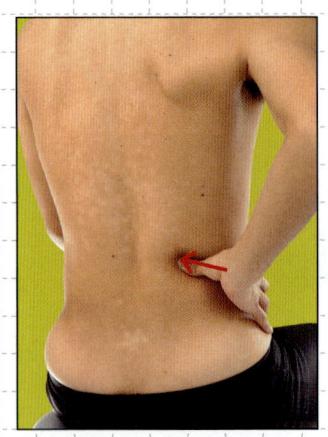

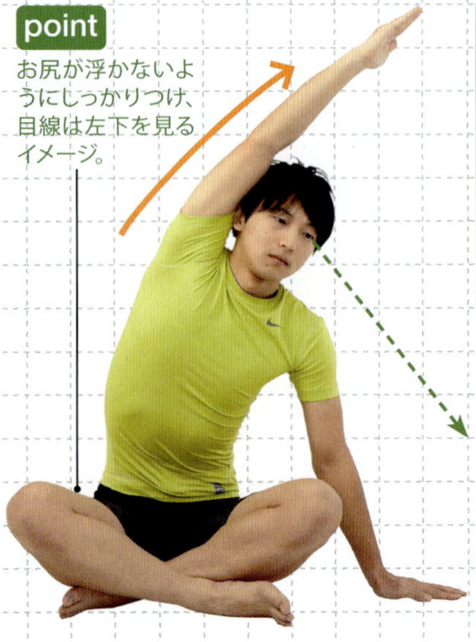

point
お尻が浮かないようにしっかりつけ、目線は左下を見るイメージ。

massage（指1本）
母指以外の指を横腹あたりに当て、手を安定させた状態で骨盤の際から身体の中心に向かって圧迫する。

stretch
左手に体重をかけながら、徐々に身体を横に倒していく。

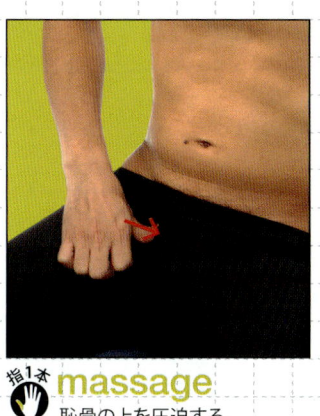

massage
恥骨の上を圧迫する。

stretch
肘をつき、身体を反らす。その際、目線は少し上気味にし、肘と耳のラインが一直線になるように心がける。

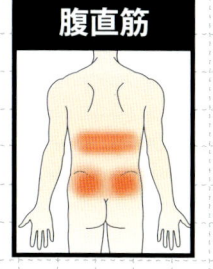

腹直筋

point
頭を反らさずに身体を反らすようにする。

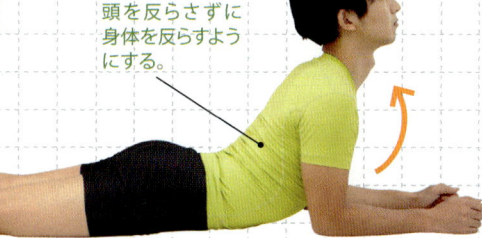

腰痛

腰痛の基本ストレッチ&マッサージ治療

massage
足の付け根（大転子）の上を圧迫する。

point
ズボンのポケットのあたりに盛り上がって触れることができる骨が大転子。

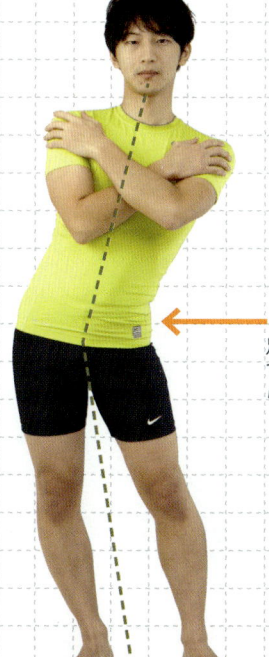

小殿筋

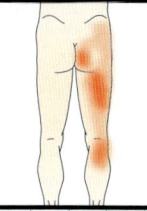

stretch
足を肩幅に開き、胸の前で腕をクロスした状態から腰を横に突き出す。

各筋肉の治療 5

腰痛に関係のある筋肉をトレーニングしましょう。なお、痛みが強い方や運動障害のある方はレベル1を、一般の方はレベル2を、レベル2が簡単に行える方はレベル3を行いましょう。

- ●胸腰椎の屈筋群
- ●胸腰椎の伸筋群
- ●胸腰椎の側屈筋群
- ●胸腰椎の回旋筋群
- ●股関節の屈筋群

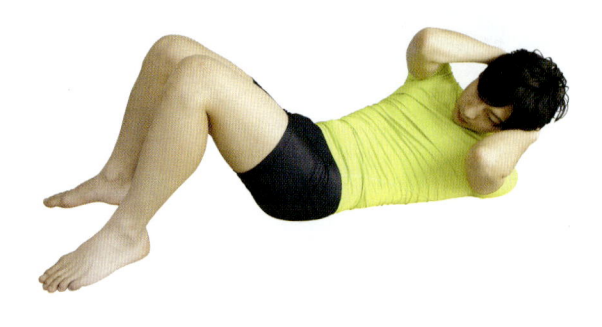

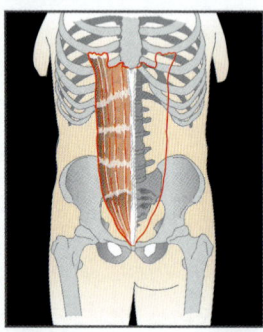

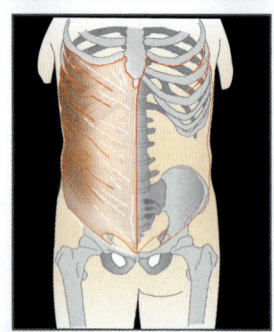

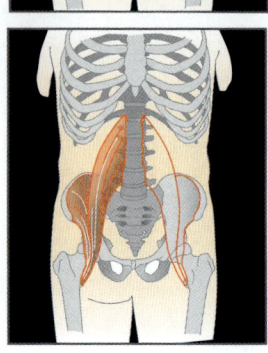

腰痛 各筋肉の治療

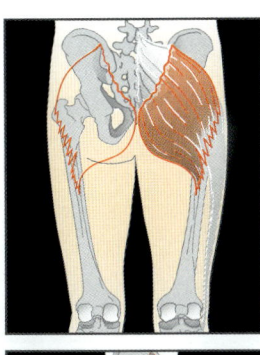

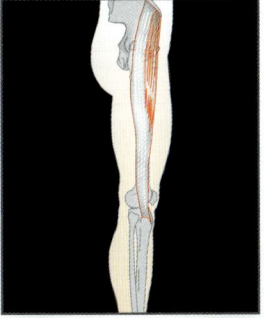

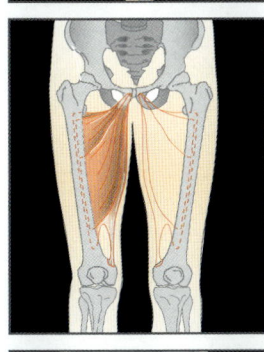

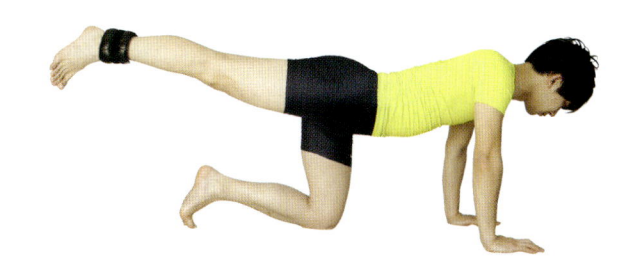

- 股関節の伸筋群

- 股関節の外転筋群

- 股関節の内転筋群

- 股関節の外旋筋群

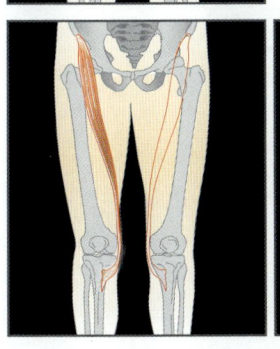

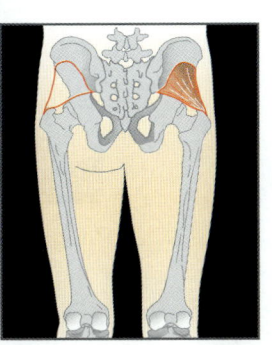

- 股関節の内旋筋群

胸腰椎の屈筋群

筋肉の基礎情報

● 筋肉の種類
・腹直筋　・腹斜筋

● 働き
・身体を前に倒す動作（お辞儀をする動作）

● 硬くなっている筋肉
・腰方形筋　・脊柱起立筋

● この筋肉を鍛えるきっかけ
・身体を反らした際に痛みがある
・円背である
・仰向けで寝ることが出来ない
・寝返りをする際に痛みがある

● 日常生活でのアドバイス
・急に重い物を持ち上げない
・仕事の姿勢に注意する
・体重が増えないように注意する

● 痛みパターン
・背部　・腰部
・殿部　・鼠径部

● ストレッチやマッサージを行う筋肉
・胸腰椎の伸筋群
　（腰方形筋・脊柱起立筋）

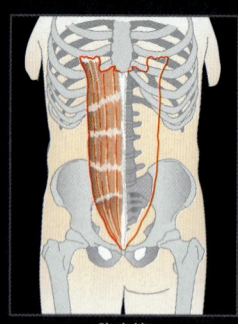

腹直筋

Level 1 ★

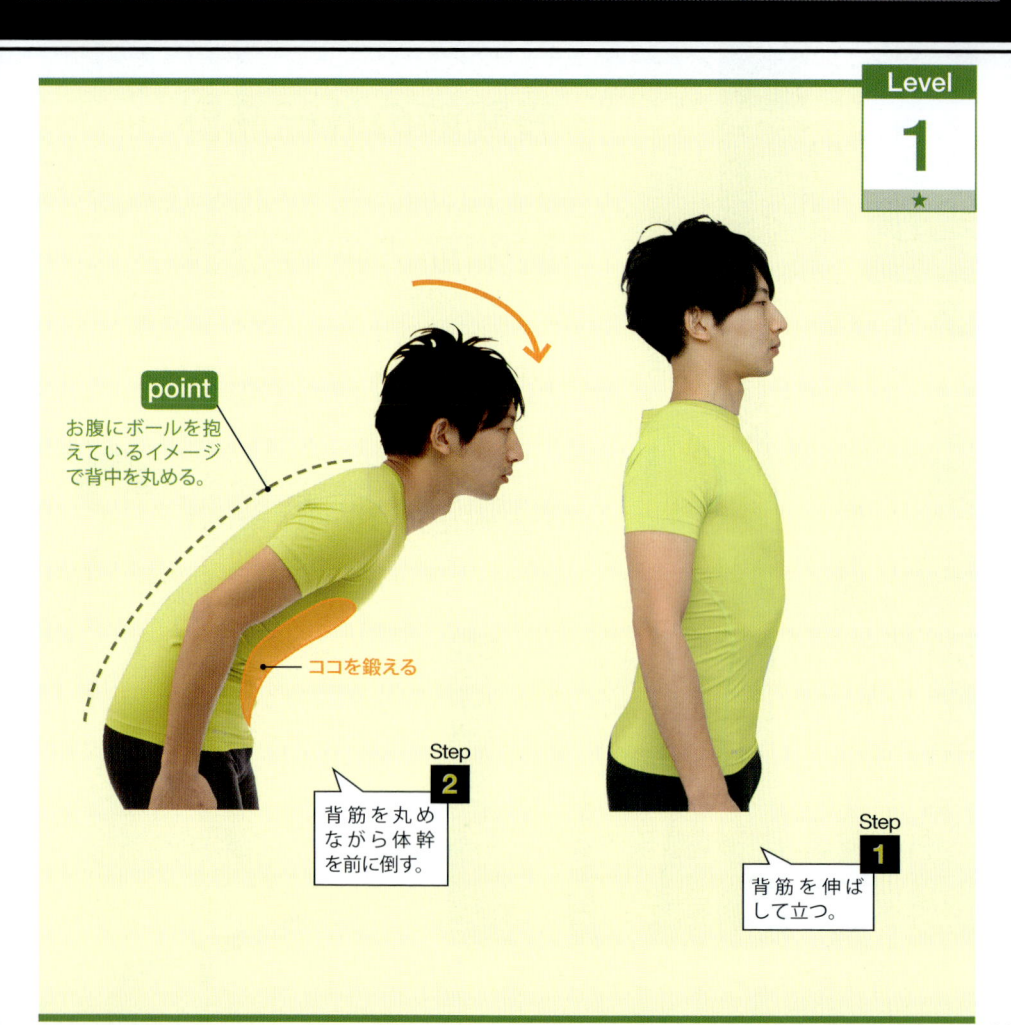

point
お腹にボールを抱えているイメージで背中を丸める。

ココを鍛える

Step 1
背筋を伸ばして立つ。

Step 2
背筋を丸めながら体幹を前に倒す。

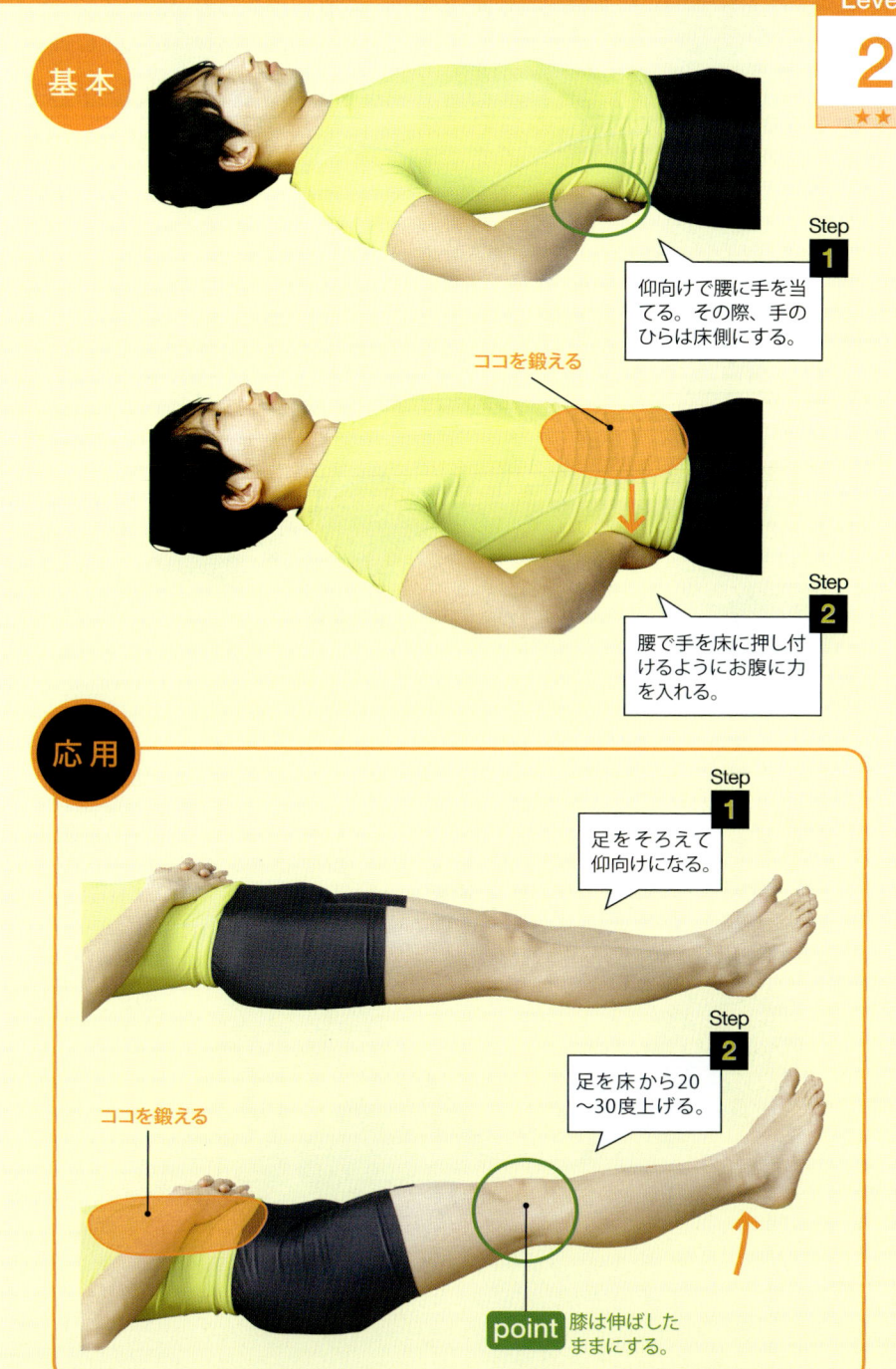

腰痛　各筋肉の治療　胸腰椎の屈筋群

Level 2 ★★

基本

Step 1 仰向けで腰に手を当てる。その際、手のひらは床側にする。

ココを鍛える

Step 2 腰で手を床に押し付けるようにお腹に力を入れる。

応用

Step 1 足をそろえて仰向けになる。

Step 2 足を床から20〜30度上げる。

ココを鍛える

point 膝は伸ばしたままにする。

胸腰椎の屈筋群

Level 3 ★★★

Step 1 仰向けで膝を曲げ、両手を胸の前で組む。

基本

Step 2 へそを覗き込むように上体を起こす。

ココを鍛える

各筋肉の治療 胸腰椎の屈筋群

腰痛

応用

Step 1
仰向けで膝を曲げ、手のひらを合わせて腕を伸ばす。

Step 2
立てた膝の間に手を差し込むように上体を起こす。

ココを鍛える

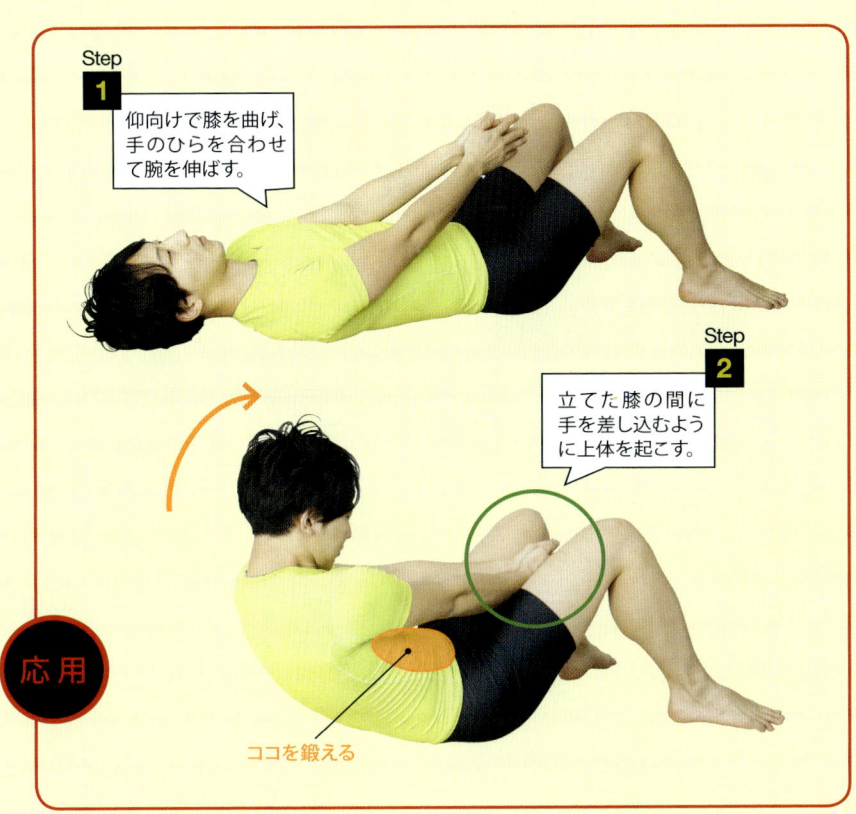

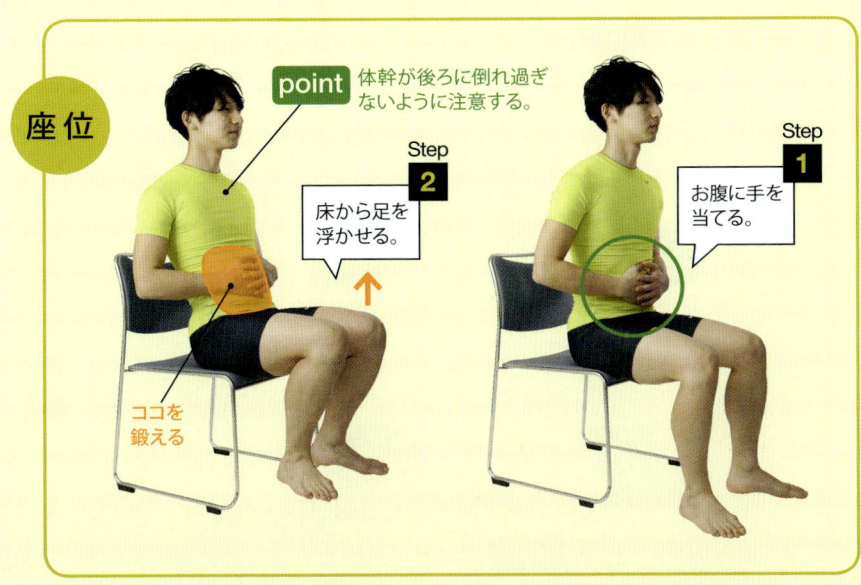

座位

Step 1
お腹に手を当てる。

Step 2
床から足を浮かせる。

point 体幹が後ろに倒れ過ぎないように注意する。

ココを鍛える

胸腰椎の伸筋群

筋肉の基礎情報

- **筋肉の種類**
  - 腰方形筋　・脊柱起立筋
- **働き**
  - 身体を後にそらす動作
- **硬くなっている筋肉**
  - 腹直筋　・腹斜筋
- **この筋肉を鍛えるきっかけ**
  - お辞儀をした際に痛みがある
  - イスなどに浅めに腰掛け、お腹を突き出し踏ん反り返るように座っている
  - 円背や猫背である
  - 胸やけ・嘔吐・吐気、腹部の膨満感などの腹部症状がある
  - 排便やくしゃみなどで痛みがある
- **日常生活でのアドバイス**
  - 仕事の姿勢に注意する
  - 起きあがるときの姿勢に注意する
  - 短距離ダッシュを行わない
- **痛みパターン**
  - 胸部　・腹部
  - 側腹部　・腰部
  - 下腹部　・鼠径部
- **ストレッチやマッサージを行う筋肉**
  - 胸腰椎の屈筋群
    （腹直筋・腹斜筋）

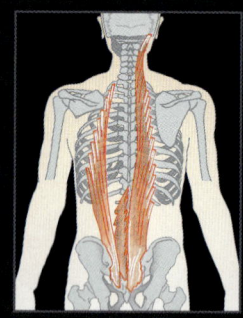

脊柱起立筋

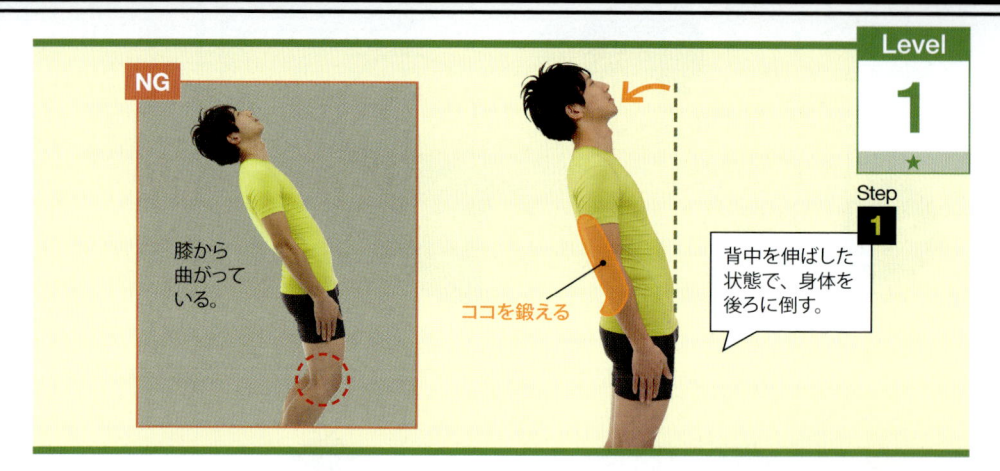

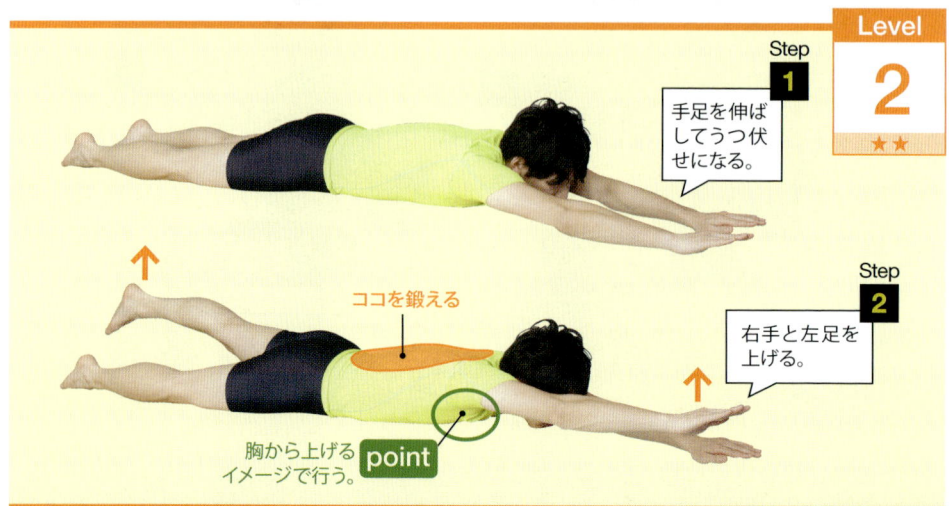

Level 1 ★

Step 1 背中を伸ばした状態で、身体を後ろに倒す。

NG：膝から曲がっている。

ココを鍛える

Level 2 ★★

Step 1 手足を伸ばしてうつ伏せになる。

Step 2 右手と左足を上げる。

ココを鍛える

point 胸から上げるイメージで行う。

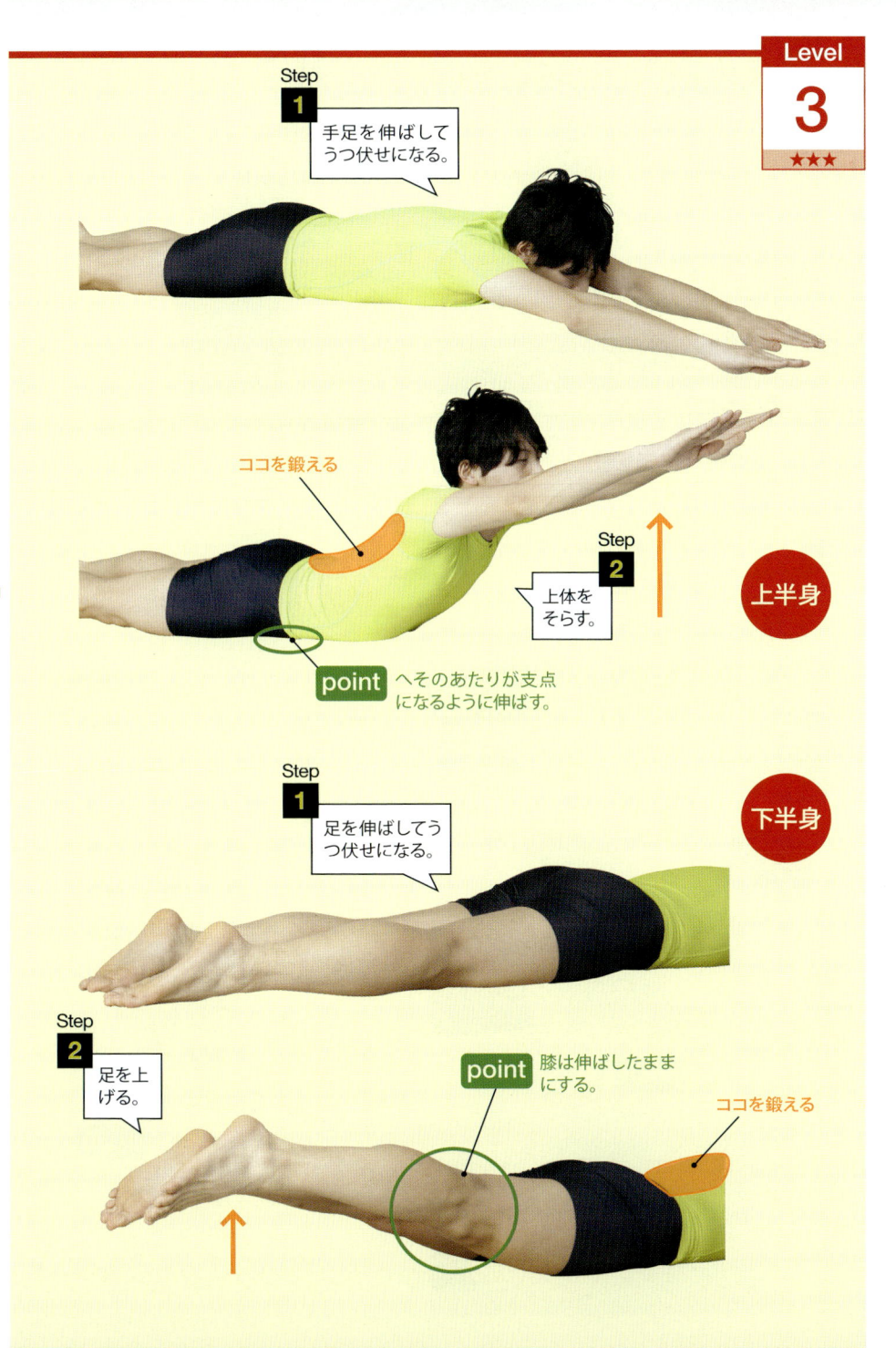

Level 3 ★★★

腰痛 / 各筋肉の治療 胸腰椎の伸筋群

上半身

Step 1 手足を伸ばしてうつ伏せになる。

Step 2 上体をそらす。

ココを鍛える

point へそのあたりが支点になるように伸ばす。

下半身

Step 1 足を伸ばしてうつ伏せになる。

Step 2 足を上げる。

point 膝は伸ばしたままにする。

ココを鍛える

胸腰椎の側屈筋群

筋肉の基礎情報

- ●筋肉の種類
  ・腹斜筋　・腰方形筋　・脊柱起立筋
- ●働き
  ・身体を横に倒す動作
- ●硬くなっている筋肉
  ・反対側につく側屈筋群
- ●この筋肉を鍛えるきっかけ
  ・身体を横に倒すと痛みがある
  ・肩の高さに左右差がある
  ・腰部に側弯が認められる（特に高齢者）
  ・寝返りをする際に痛みがある
- ●日常生活でのアドバイス
  ・片方の手で重い物を持ち上げない
  ・仕事の姿勢に注意する
- ●痛みパターン
  ・背部　　・腰部
  ・殿部　　・側腹部
  ・鼠径部　・下腹部
- ●ストレッチやマッサージを行う筋肉
  ・反対側につく側屈筋群
  （腹斜筋・腰方形筋・脊柱起立筋）

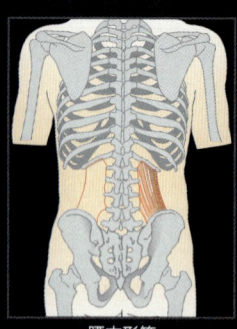

腰方形筋

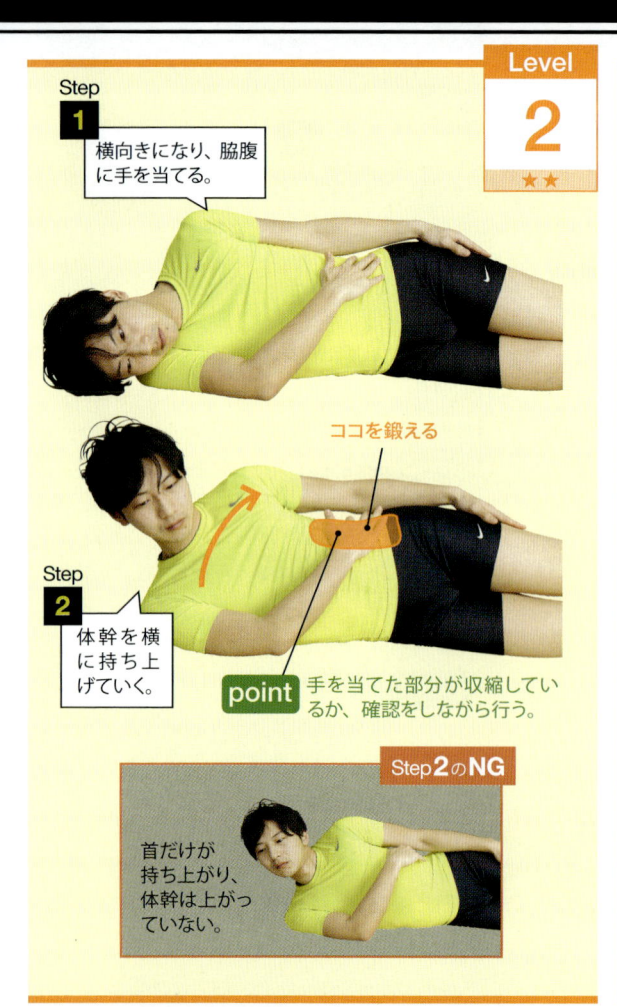

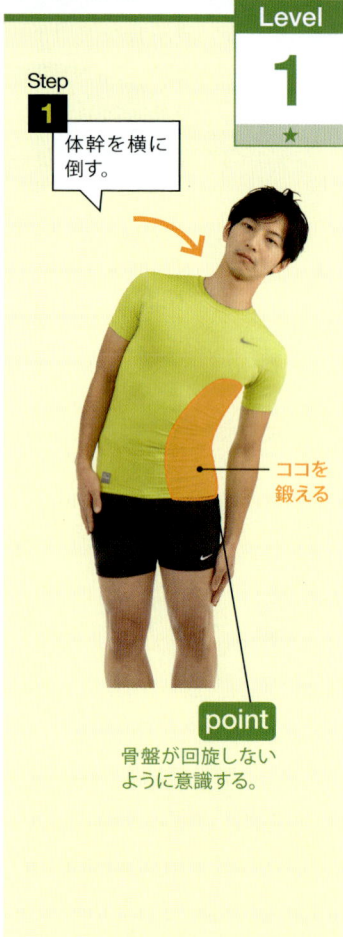

Level 2 ★★

Step 1 横向きになり、脇腹に手を当てる。

ココを鍛える

Step 2 体幹を横に持ち上げていく。

point 手を当てた部分が収縮しているか、確認をしながら行う。

Step2のNG 首だけが持ち上がり、体幹は上がっていない。

Level 1 ★

Step 1 体幹を横に倒す。

ココを鍛える

point 骨盤が回旋しないように意識する。

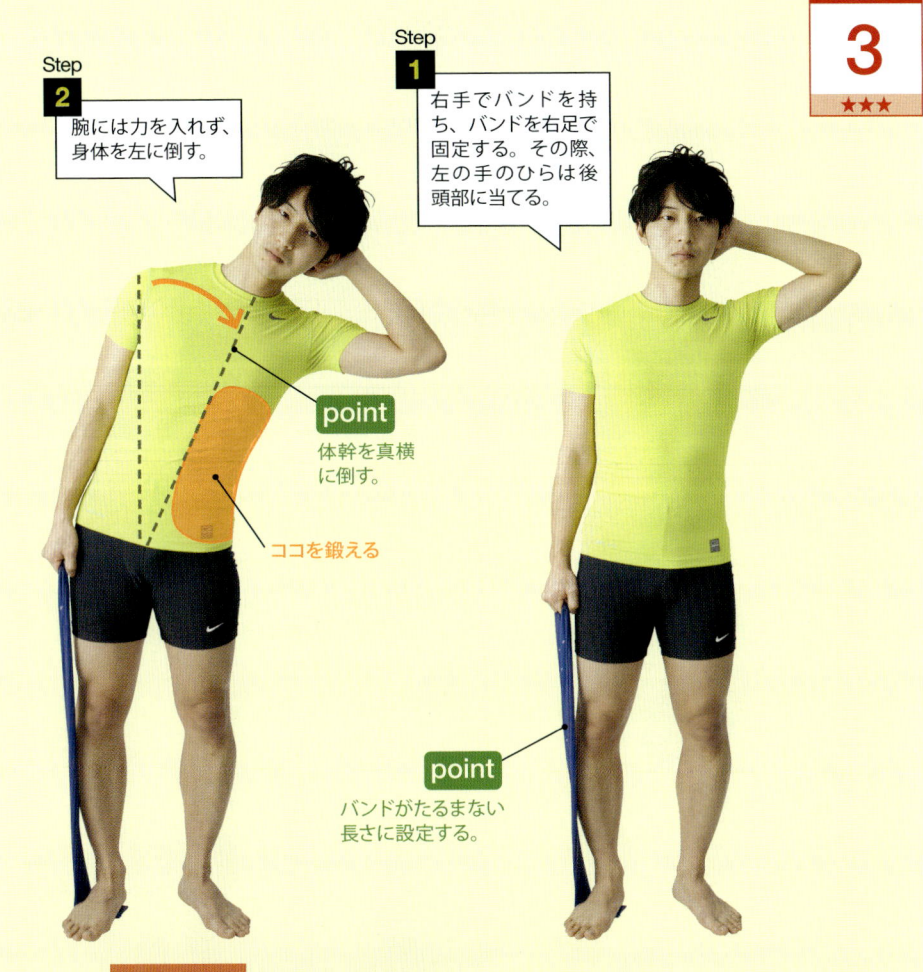

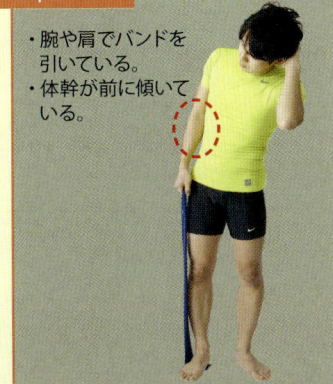

Level 3
★★★

Step 1
右手でバンドを持ち、バンドを右足で固定する。その際、左の手のひらは後頭部に当てる。

Step 2
腕には力を入れず、身体を左に倒す。

point 体幹を真横に倒す。

ココを鍛える

point バンドがたるまない長さに設定する。

Step 2 の NG
・腕や肩でバンドを引いている。
・体幹が前に傾いている。

腰痛　各筋肉の治療　胸腰椎の側屈筋群

胸腰椎の回旋筋群

筋肉の基礎情報

- ●**筋肉の種類**
  - ・腹斜筋　・脊柱起立筋
- ●**働き**
  - ・身体をひねる(回す)動作
- ●**硬くなっている筋肉**
  - ・反対側につく回旋筋群
- ●**この筋肉を鍛えるきっかけ**
  - ・身体をひねったときに痛みがある
- ●**日常生活でのアドバイス**
  - ・仕事の姿勢に注意する
  - ・急に後ろを振り返らない
- ●**痛みパターン**
  - ・背部　・腰部
  - ・殿部　・側腹部
  - ・下腹部
- ●**ストレッチやマッサージを行う筋肉**
  - ・反対側につく回旋筋群
  　（腹斜筋・脊柱起立筋）

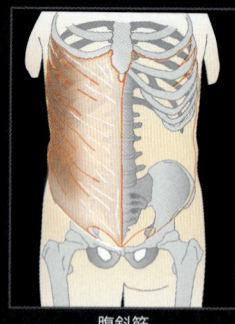

腹斜筋

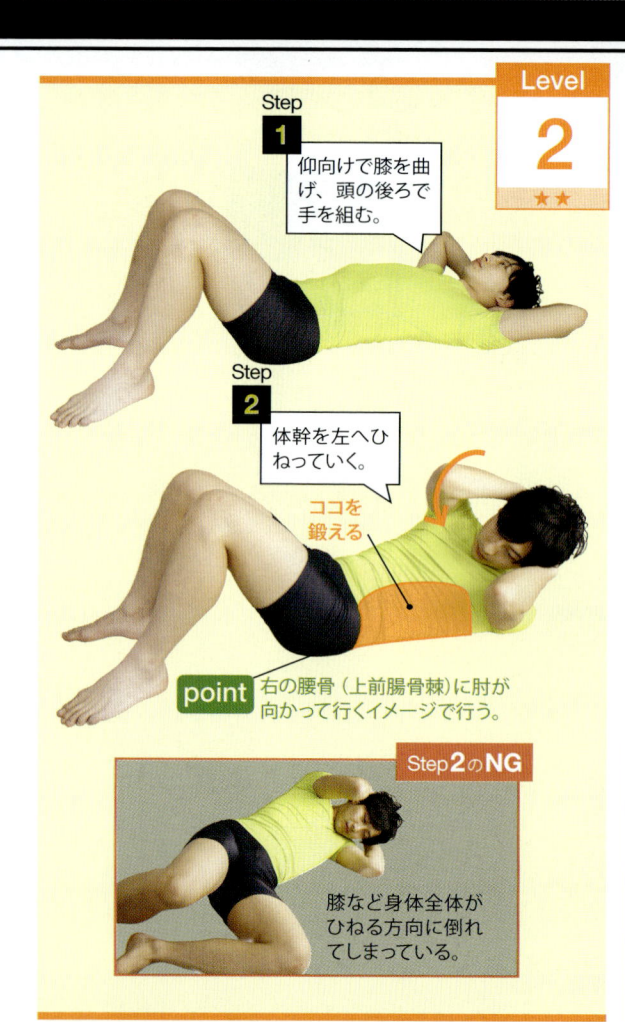

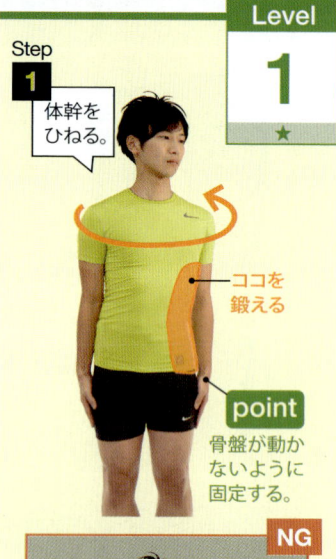

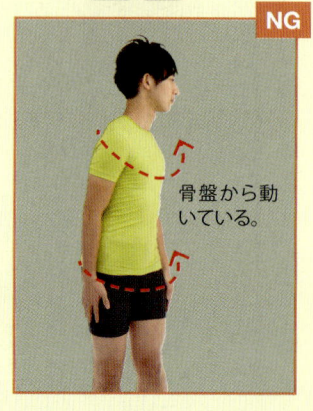

Level 2 ★★

Step 1 仰向けで膝を曲げ、頭の後ろで手を組む。

Step 2 体幹を左へひねっていく。

ココを鍛える

point 右の腰骨(上前腸骨棘)に肘が向かって行くイメージで行う。

Step2のNG 膝など身体全体がひねる方向に倒れてしまっている。

Level 1 ★

Step 1 体幹をひねる。

ココを鍛える

point 骨盤が動かないように固定する。

NG 骨盤から動いている。

Level 3 ★★★

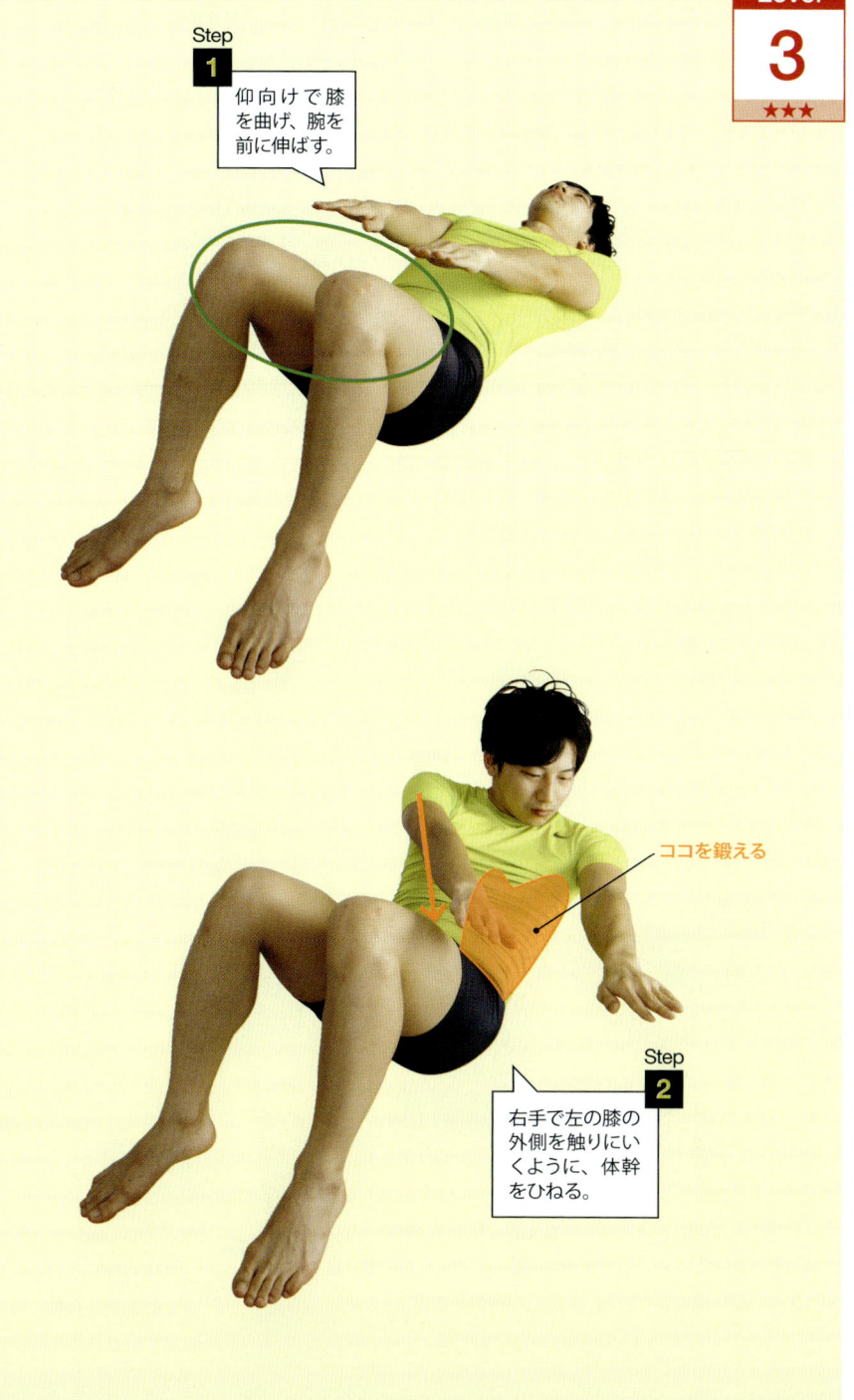

Step 1
仰向けで膝を曲げ、腕を前に伸ばす。

Step 2
右手で左の膝の外側を触りにいくように、体幹をひねる。

ココを鍛える

腰痛　各筋肉の治療　胸腰椎の回旋筋群

股関節の屈筋群

筋肉の基礎情報

- **筋肉の種類**
  - ・腸腰筋　　・縫工筋
  - ・大腿直筋　・大腿筋膜張筋

- **働き**
  - ・太ももを上げる動作

- **硬くなっている筋肉**
  - ・大殿筋　　・ハムストリングス

- **この筋肉を鍛えるきっかけ**
  - ・あぐらや正座から立ち上がる際に痛みがある
  - ・足を後ろに引いた際に痛みがある
  - ・走行時の着地動作で痛みがある
  - ・仰向けで寝た際、床と膝の間に指が2本以上入る
  - ・円背である

- **日常生活でのアドバイス**
  - ・歩行や姿勢に注意する
  - ・寝る際に膝の下に枕を入れる

- **痛みパターン**
  - ・殿部　　　・大腿後面
  - ・膝関節後面

- **ストレッチやマッサージを行う筋肉**
  - ・股関節の伸筋群
  　（大殿筋・ハムストリングス）

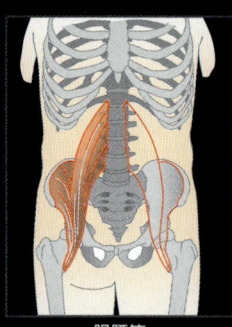

腸腰筋

Level 1 ★

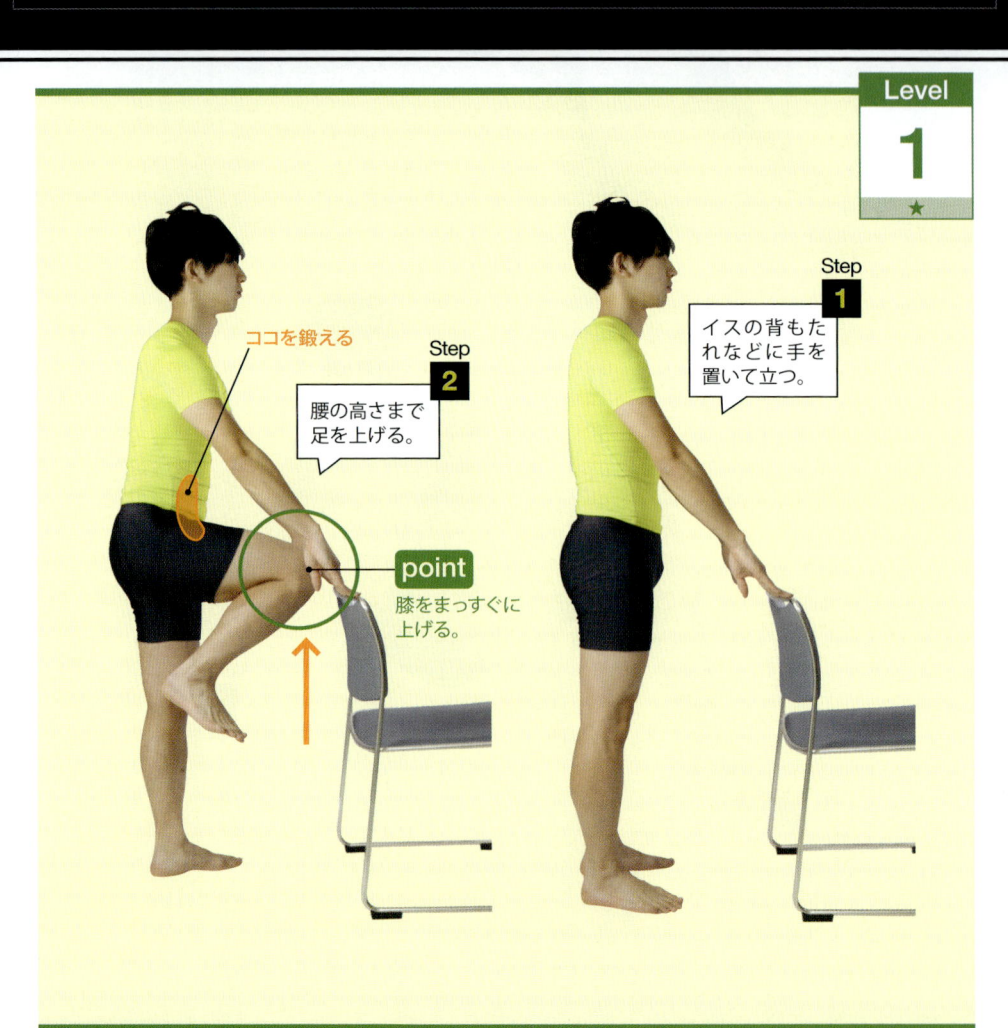

Step 1　イスの背もたれなどに手を置いて立つ。

Step 2　腰の高さまで足を上げる。

ココを鍛える

point　膝をまっすぐに上げる。

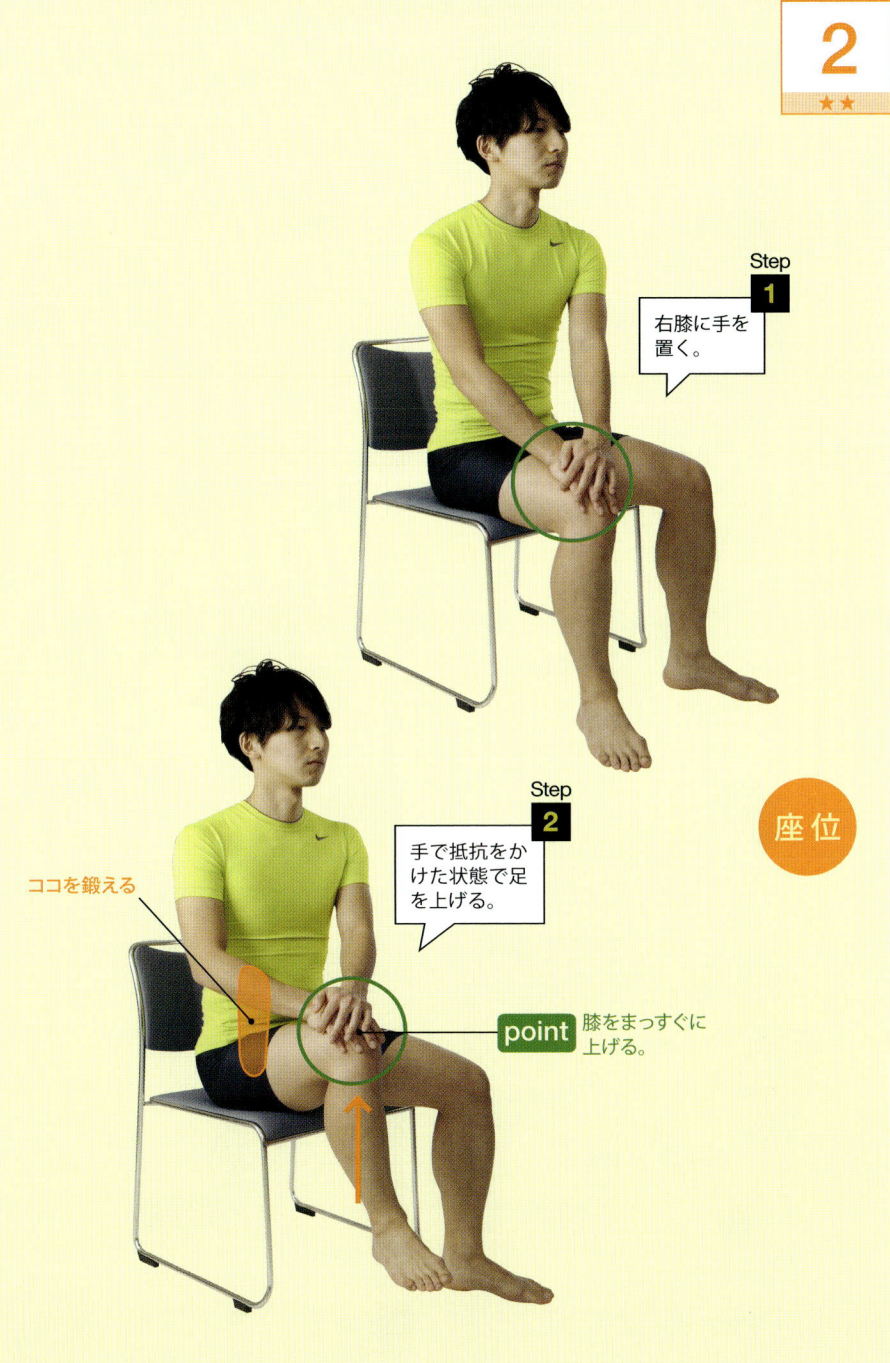

Level 2 ★★

Step 1 右膝に手を置く。

Step 2 手で抵抗をかけた状態で足を上げる。

point 膝をまっすぐに上げる。

ココを鍛える

座位

腰痛

各筋肉の治療　股関節の屈筋群

股関節の屈筋群

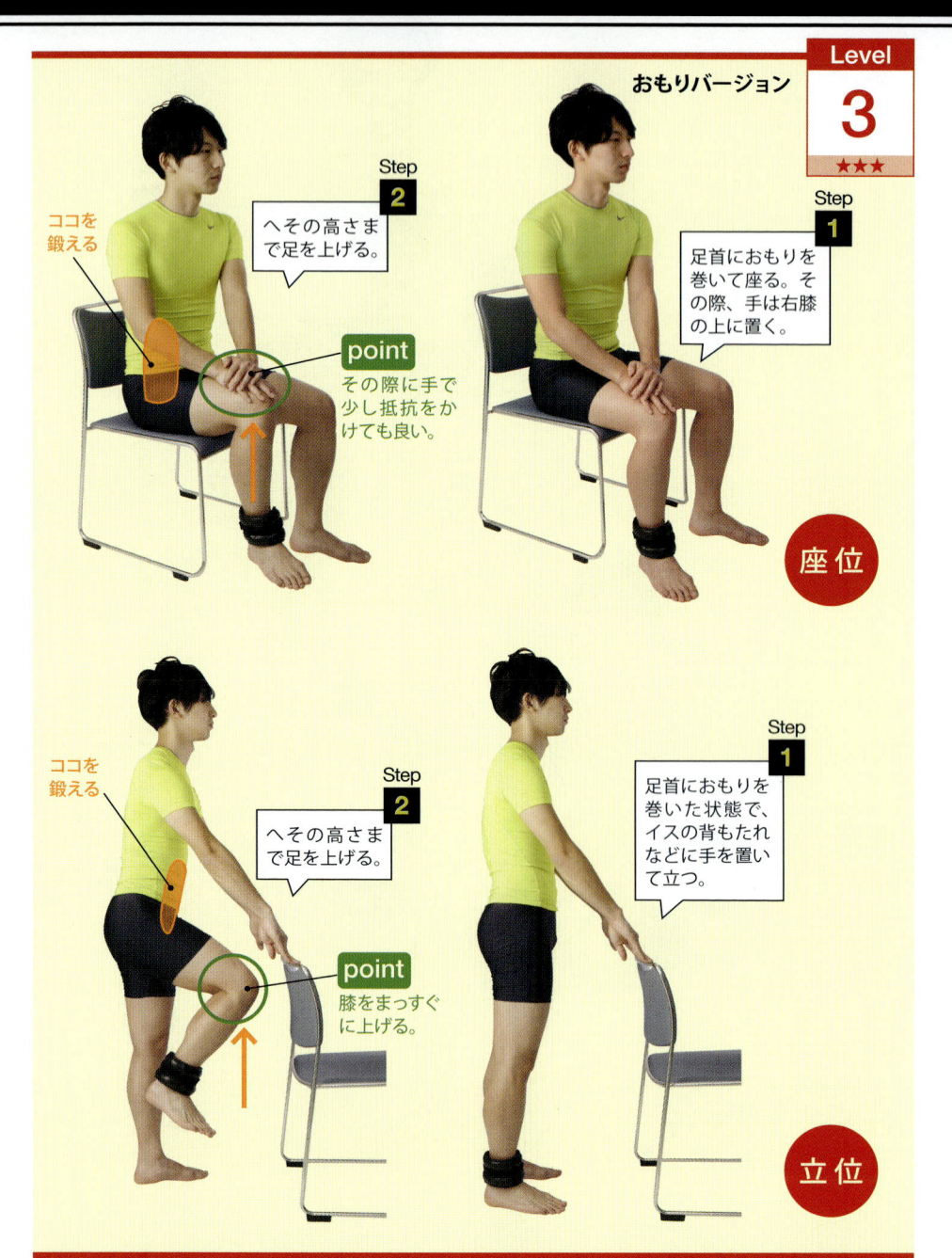

おもりバージョン Level 3 ★★★

座位

Step 1 足首におもりを巻いて座る。その際、手は右膝の上に置く。

Step 2 へその高さまで足を上げる。

ココを鍛える

point その際に手で少し抵抗をかけても良い。

立位

Step 1 足首におもりを巻いた状態で、イスの背もたれなどに手を置いて立つ。

Step 2 へその高さまで足を上げる。

ココを鍛える

point 膝をまっすぐに上げる。

バンドバージョン

Level 3 ★★★

座位

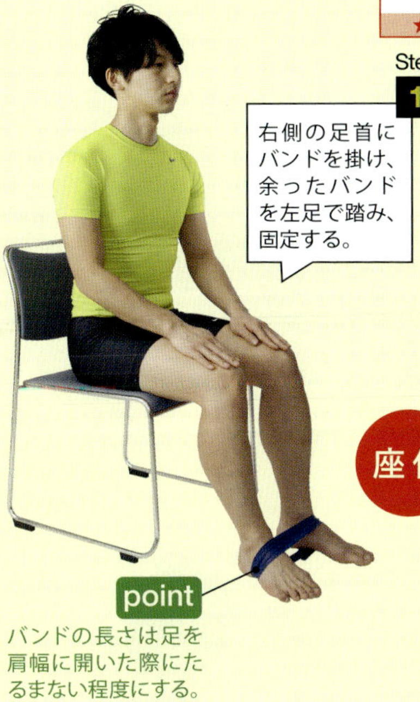

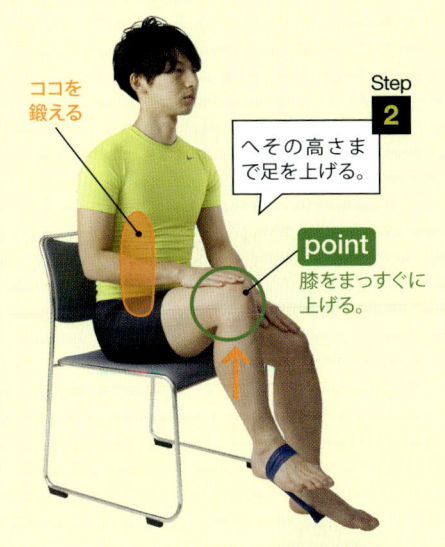

Step 1
右側の足首にバンドを掛け、余ったバンドを左足で踏み、固定する。

point
バンドの長さは足を肩幅に開いた際にたるまない程度にする。

Step 2
へその高さまで足を上げる。

point
膝をまっすぐに上げる。

ココを鍛える

立位

Step 1
右側の足首にバンドを掛け、余ったバンドを左足で踏み、固定する。その際、手はイスの背もたれをつかむ。

point
バンドの長さは足を肩幅に開いた際にたるまない程度にする。

Step 2
へその高さまで足を上げる。

point
膝をまっすぐに上げる。

ココを鍛える

腰痛　各筋肉の治療　股関節の屈筋群

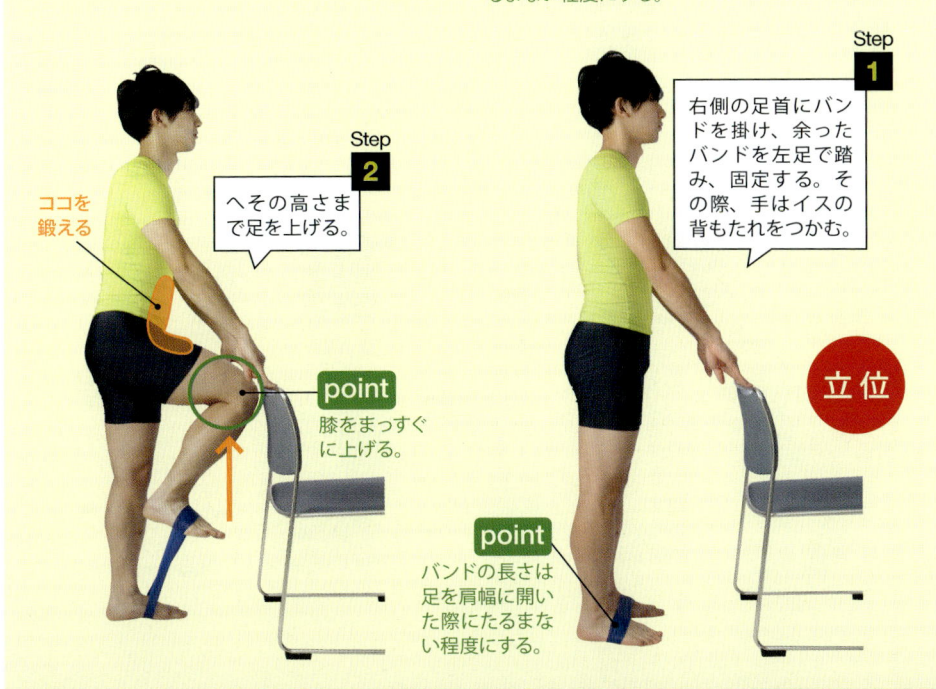

股関節の伸筋群

筋肉の基礎情報

● **筋肉の種類**
・大殿筋　・ハムストリングス

● **働き**
・あぐらや正座から立ち上がる
・足を後ろに引く動作

● **硬くなっている筋肉**
・腸腰筋　　　・縫工筋
・大腿筋膜張筋　・大腿直筋

● **この筋肉を鍛えるきっかけ**
・太ももを上げたときに痛みがある
・背中が反っている
・O脚である（屈曲変形が強い）
・変形性股関節症や変形性膝関節症である
・階段を上るときに痛みを感じる

● **日常生活でのアドバイス**
・和式便所を避ける
・身体を丸めた姿勢で寝ることを避ける
・同じ姿勢を避ける
・歩行や姿勢に注意する

● **痛みパターン**
・腰部　　・殿部　　・大腿前面
・大腿外側　・膝

● **ストレッチやマッサージを行う筋肉**
・股関節の屈筋群
（腸腰筋・縫工筋・大腿筋膜張筋・大腿直筋）

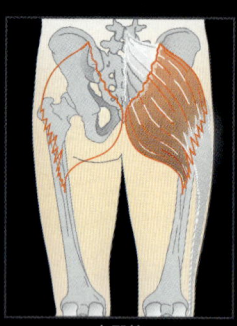

大殿筋

Level 1 ★

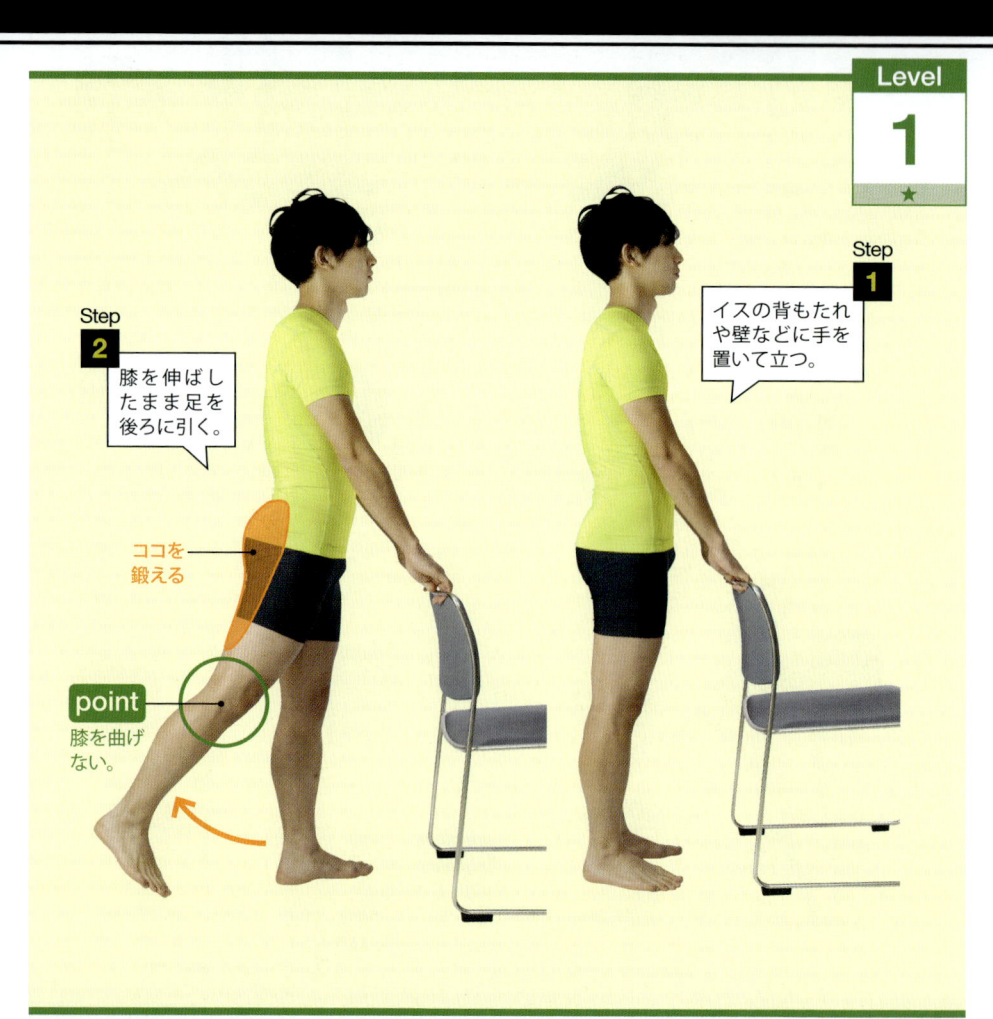

Step 1
イスの背もたれや壁などに手を置いて立つ。

Step 2
膝を伸ばしたまま足を後ろに引く。

ココを鍛える

point
膝を曲げない。

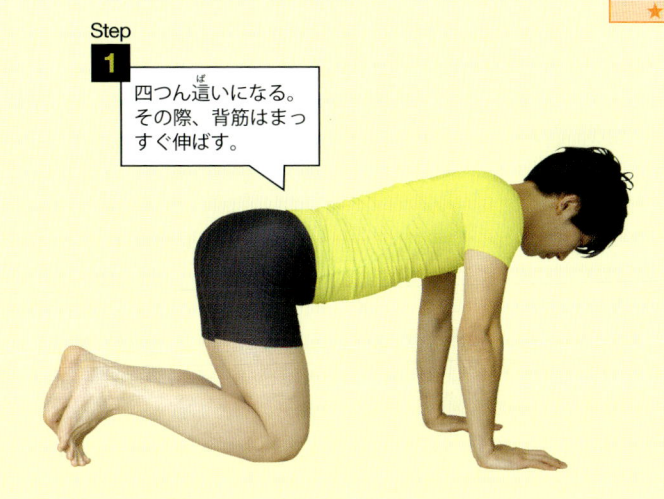

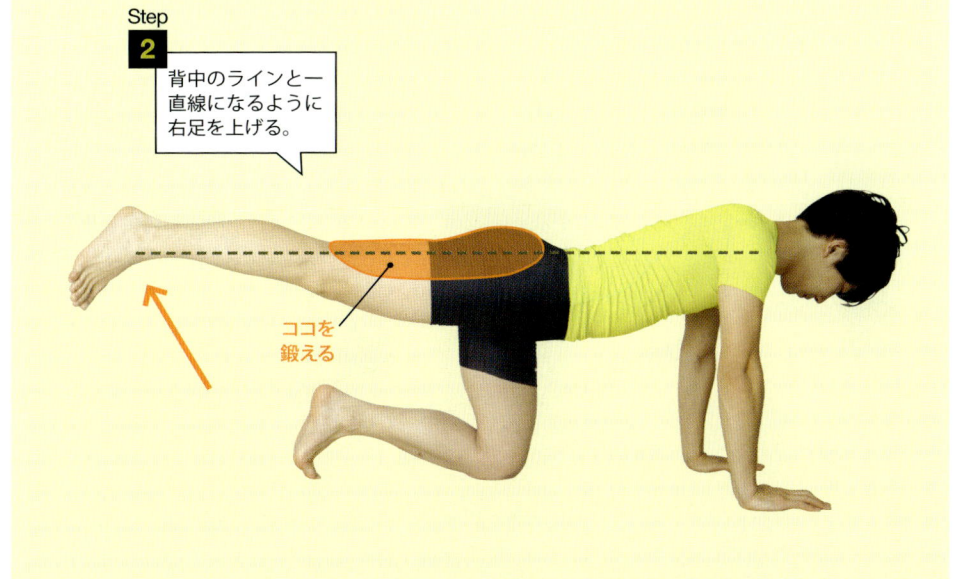

Level **2** ★★

Step 1
四つん這いになる。その際、背筋はまっすぐ伸ばす。

Step 2
背中のラインと一直線になるように右足を上げる。

ココを鍛える

腰痛　各筋肉の治療　股関節の伸筋群

股関節の伸筋群

おもりバージョン

Level 3 ★★★

Step 1
おもりを足首に巻いた状態で、イスの背もたれに手を置いて立つ。

Step 2
膝を伸ばしたまま足を後ろに引く。

ココを鍛える

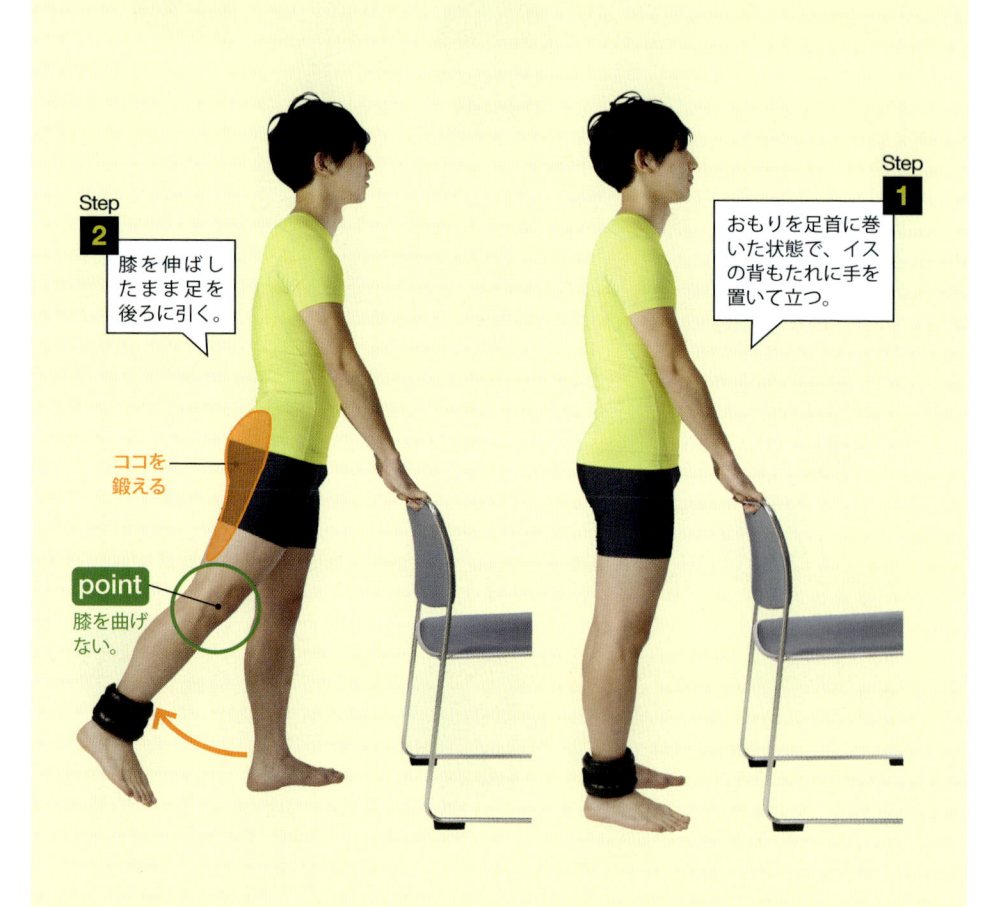

point
膝を曲げない。

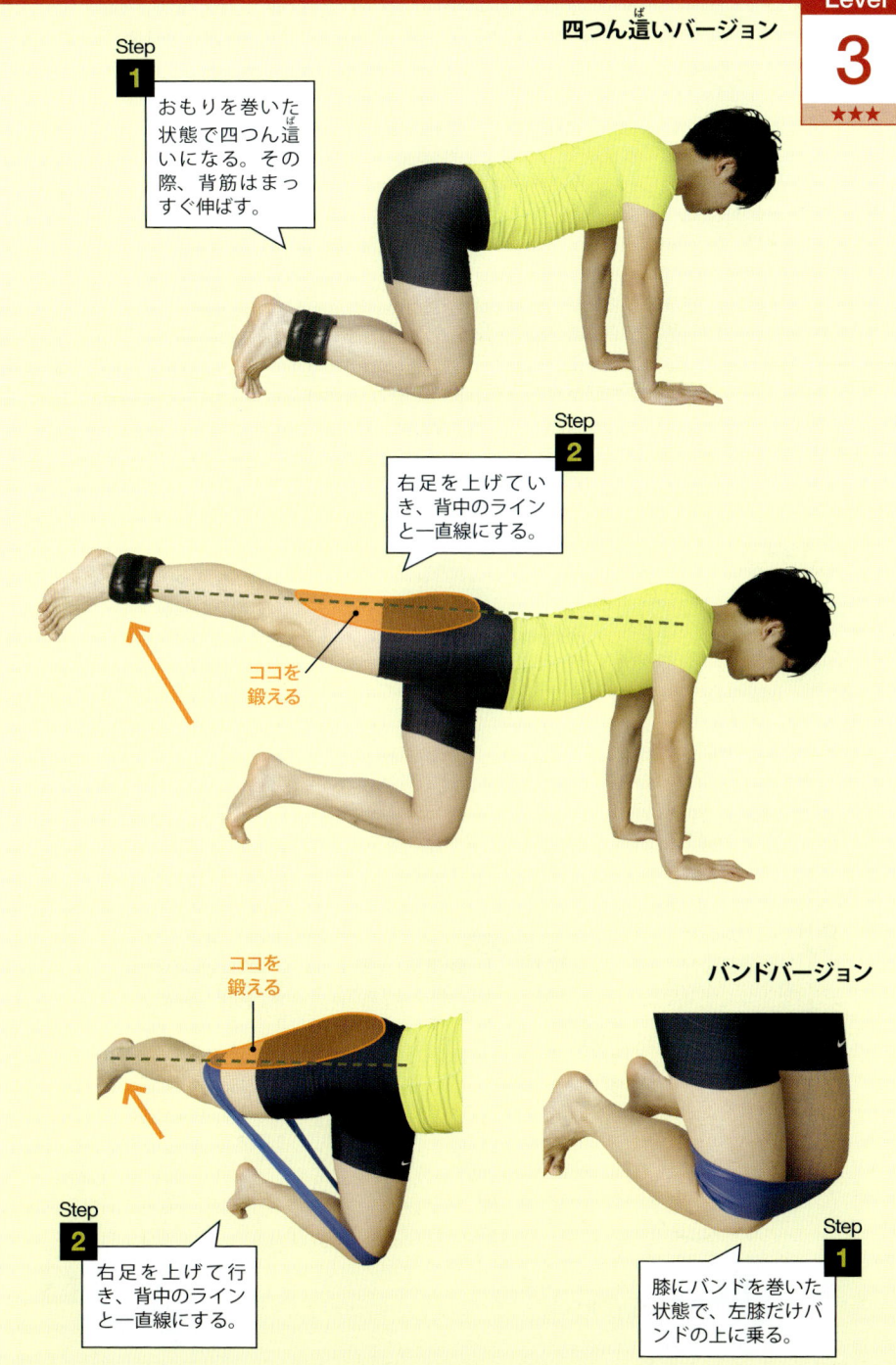

四つん這いバージョン

Level 3 ★★★

Step 1
おもりを巻いた状態で四つん這いになる。その際、背筋はまっすぐ伸ばす。

Step 2
右足を上げていき、背中のラインと一直線にする。

ココを鍛える

バンドバージョン

Step 1
膝にバンドを巻いた状態で、左膝だけバンドの上に乗る。

Step 2
右足を上げて行き、背中のラインと一直線にする。

ココを鍛える

腰痛 / 各筋肉の治療 股関節の伸筋群

股関節の外転筋群

筋肉の基礎情報

- **筋肉の種類**
  - 大腿筋膜張筋 ・中殿筋 ・小殿筋
- **働き**
  - 足を開く動作
- **硬くなっている筋肉**
  - 股関節内転筋群
- **この筋肉を鍛えるきっかけ**
  - 足を交差したときに痛みがある
  - O脚である（内反変形が強い）
  - 片足立ちが出来ない
  - 階段を上るときに痛みを感じる
- **日常生活でのアドバイス**
  - 歩き過ぎないように注意する
  - スキー／サイクリングなどのフォームに注意する
- **痛みパターン**
  - 大腿前面 ・膝
  - 下腿前面
- **ストレッチやマッサージを行う筋肉**
  - 股関節の内転筋群

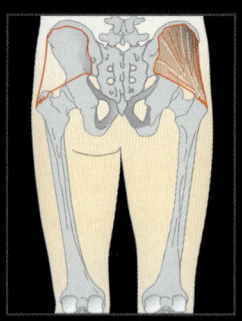

中殿筋

立位バージョン

Level 1 ★

Step 2 のNG
体幹から倒れている。

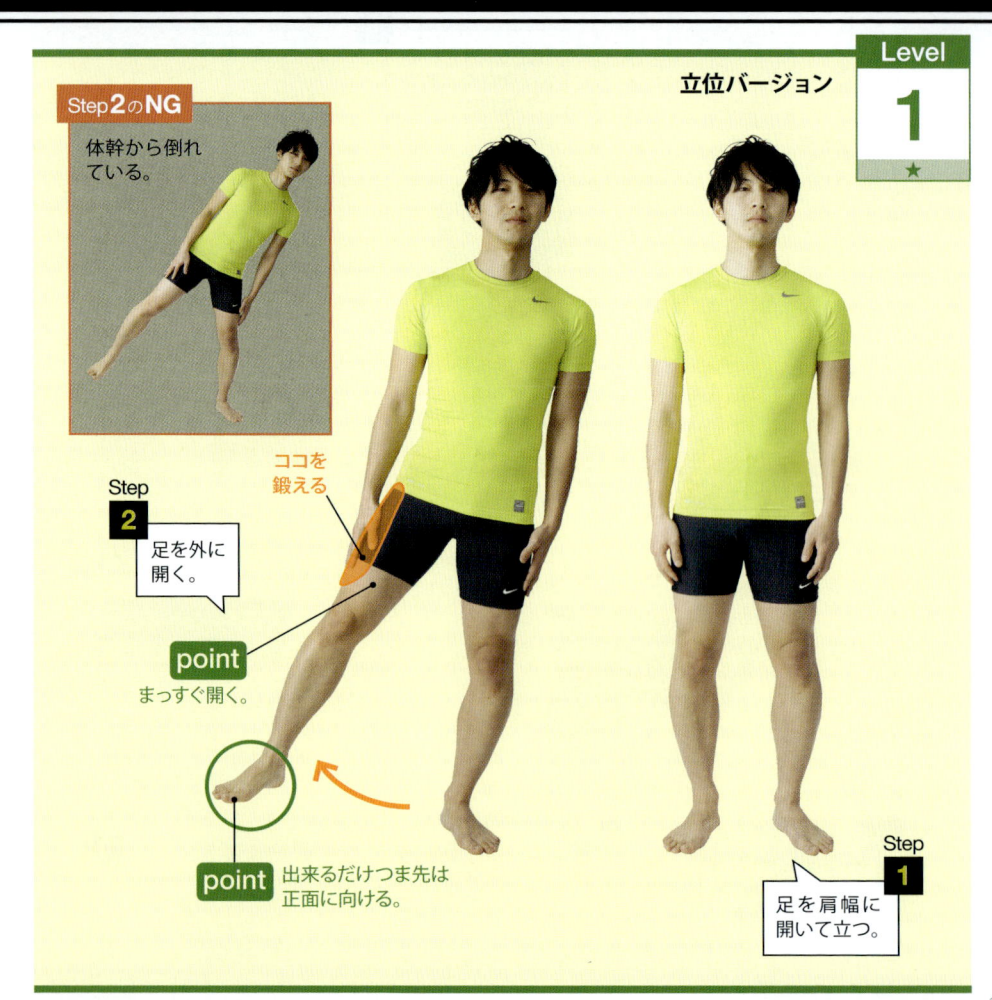

Step 2
足を外に開く。
ココを鍛える
point まっすぐ開く。
point 出来るだけつま先は正面に向ける。

Step 1
足を肩幅に開いて立つ。

102

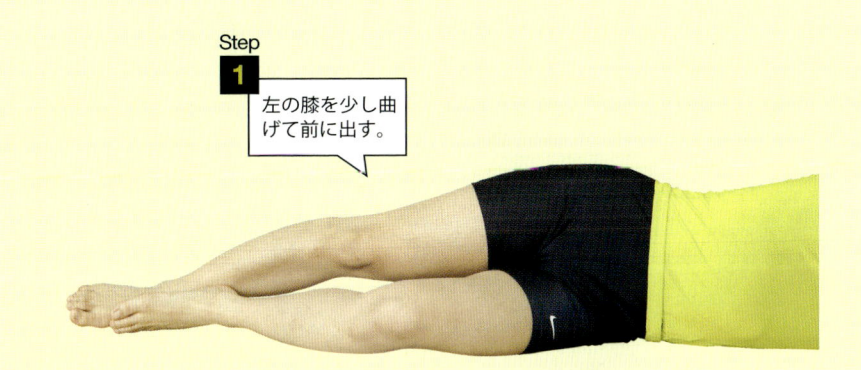

Level 1 ★

側臥位バージョン

Step 1
左の膝を少し曲げて前に出す。

Step 2
右足をまっすぐ持ち上げる。

ココを鍛える

腰痛 / 各筋肉の治療 股関節の外転筋群

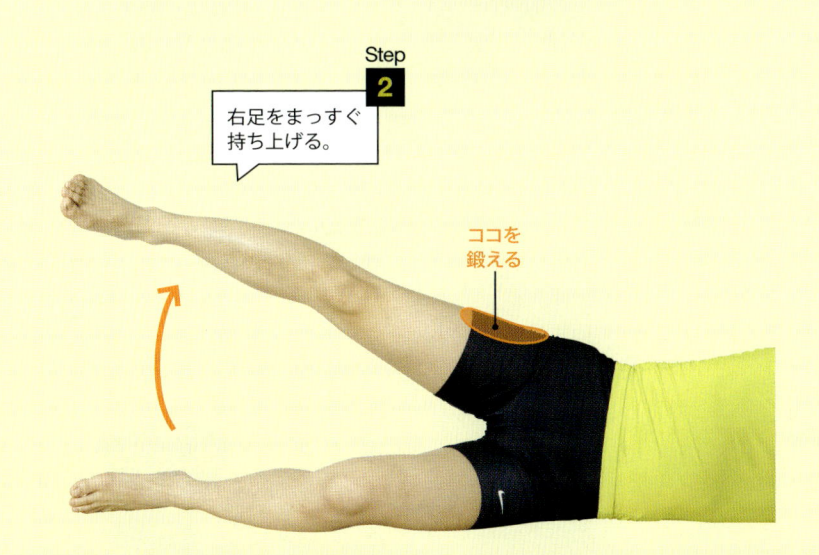

股関節の外転筋群

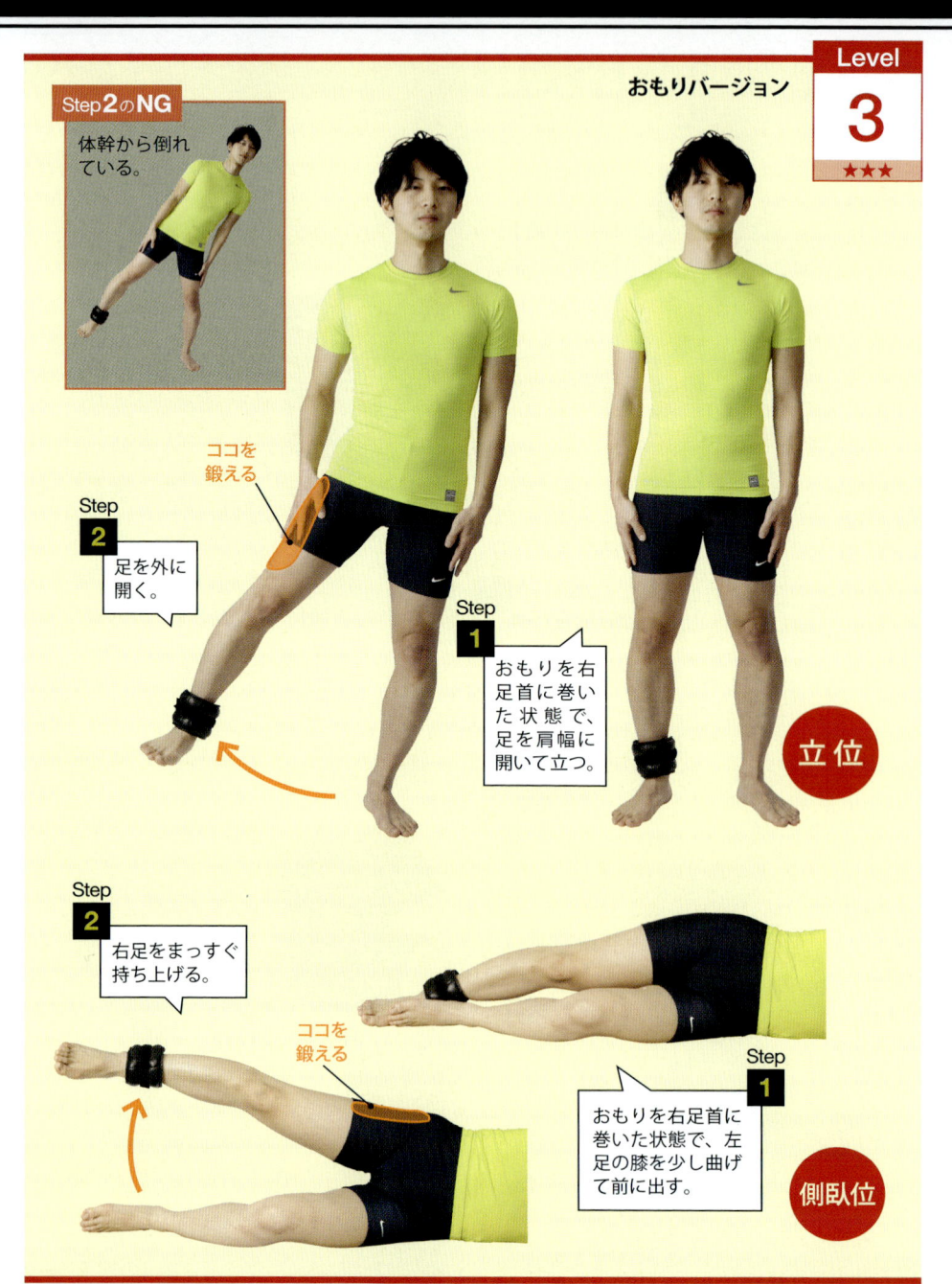

おもりバージョン

Level 3 ★★★

Step2のNG
体幹から倒れている。

立位

Step 1 おもりを右足首に巻いた状態で、足を肩幅に開いて立つ。

Step 2 足を外に開く。

ココを鍛える

側臥位

Step 1 おもりを右足首に巻いた状態で、左足の膝を少し曲げて前に出す。

Step 2 右足をまっすぐ持ち上げる。

ココを鍛える

バンドバージョン

Level 3 ★★★

腰痛　各筋肉の治療　股関節の外転筋群

Step 2 足を外に開く。

ココを鍛える

Step 1 バンドを両足首に巻いた状態で、足を肩幅に開いて立つ。

立位

Step 2 右足を持ち上げる。

ココを鍛える

Step 1 バンドを両足首の少し上に巻いた状態で、左の膝を少し曲げて前に出す。

側臥位

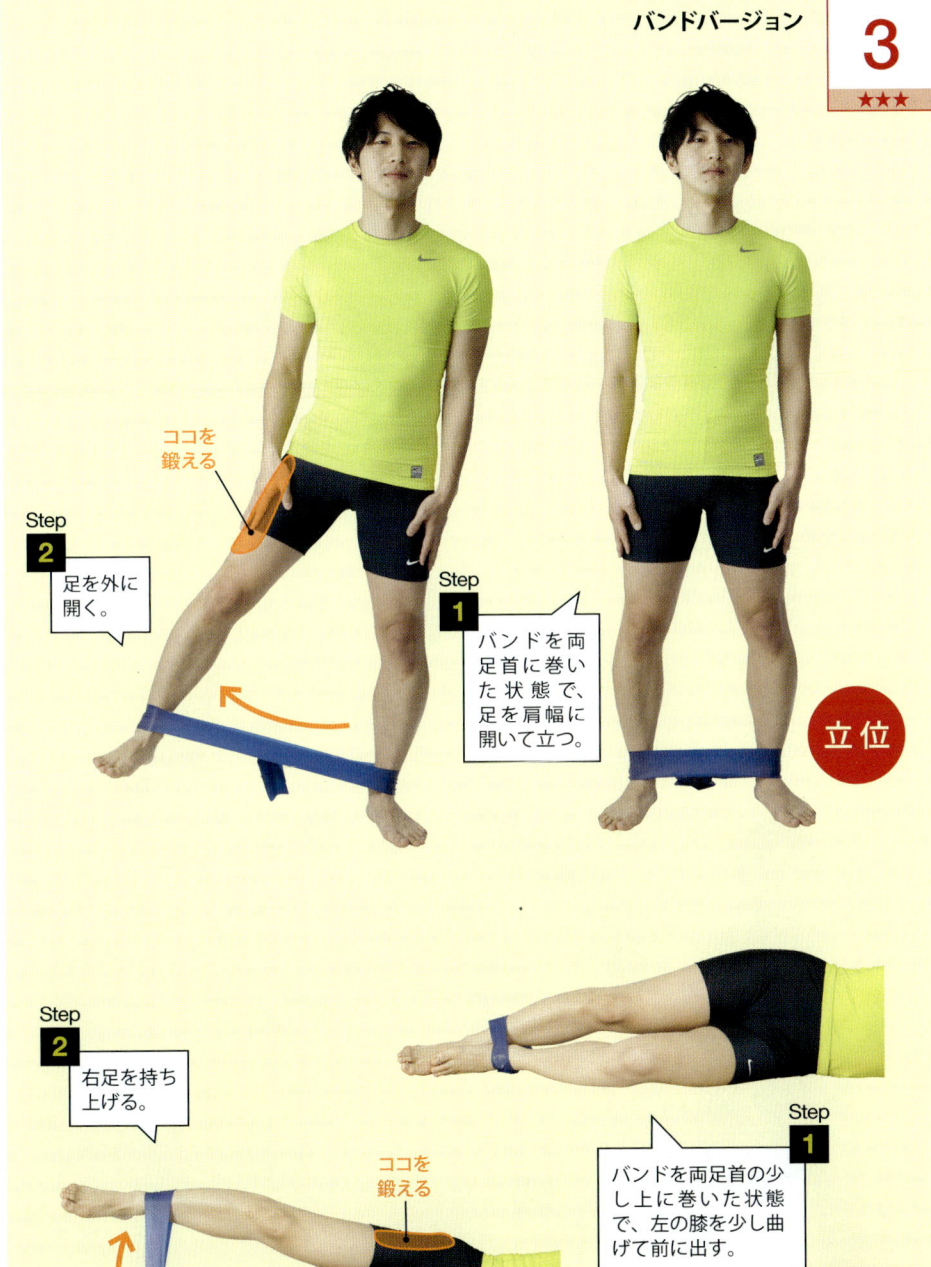

股関節の内転筋群

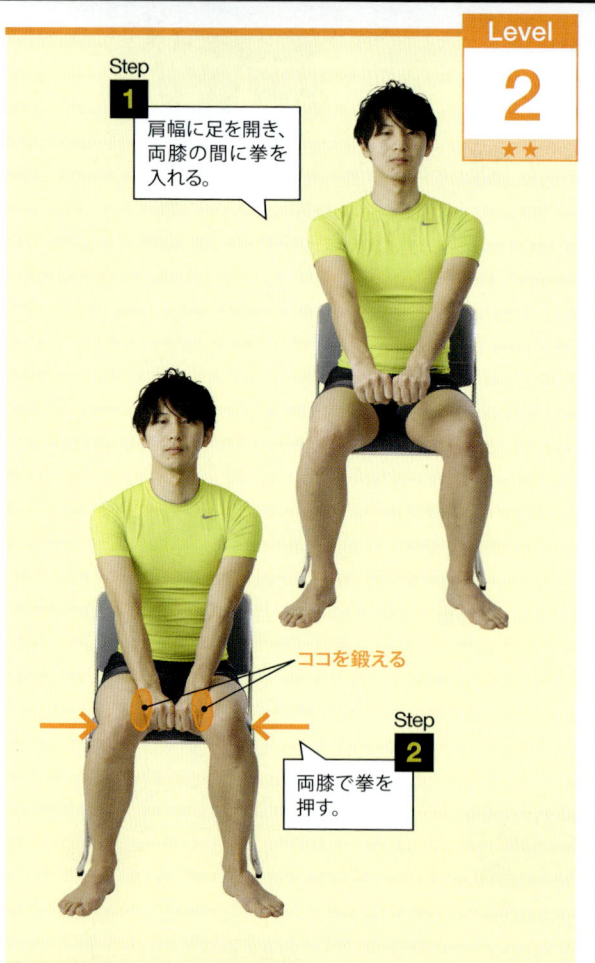

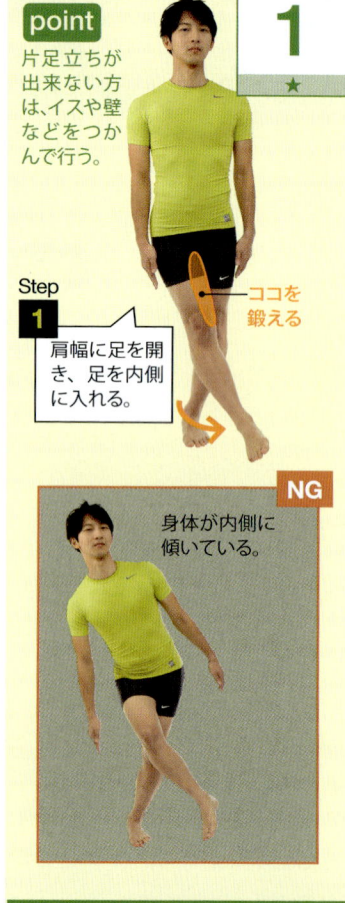

筋肉の基礎情報

● 筋肉の種類
・股関節内転筋群

● 働き
・足を交差する動作

● 硬くなっている筋肉
・大腿筋膜張筋　・中殿筋　・小殿筋

● この筋肉を鍛えるきっかけ
・足を開いた際に痛みがある
・股関節痛を訴えている
・坐骨神経痛様の痛みがある
・O脚である（内反変形が強い）
・股関節や脊柱の手術をしたことがある
・変形性股関節症や変形性膝関節症である
・足をよく組む

● 日常生活でのアドバイス
・歩行や姿勢に注意する
・同じ姿勢を避ける
・片足立ちを避ける

● 痛みパターン
・殿部　　・大腿後面
・大腿外側　・下腿外側
・膝

● ストレッチやマッサージを行う筋肉
・股関節の外転筋群
　（大腿筋膜張筋・中殿筋・小殿筋）

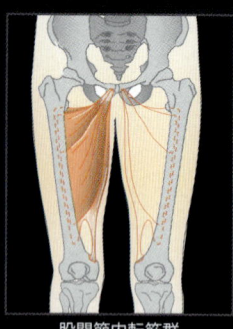

股関節内転筋群

Level 2 ★★

Step 1　肩幅に足を開き、両膝の間に拳を入れる。

ココを鍛える

Step 2　両膝で拳を押す。

Level 1 ★

point　片足立ちが出来ない方は、イスや壁などをつかんで行う。

Step 1　肩幅に足を開き、足を内側に入れる。

ココを鍛える

NG　身体が内側に傾いている。

バンドバージョン

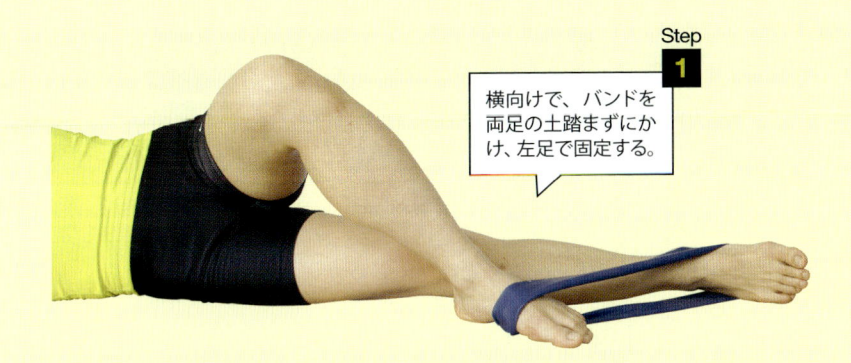

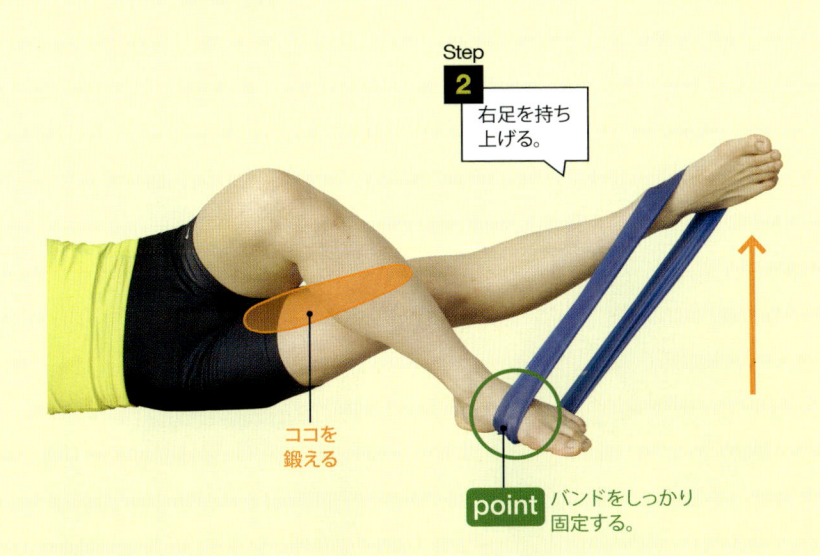

Level 3
★★★

腰痛

各筋肉の治療 股関節の内転筋群

Step 1
横向けで、バンドを両足の土踏まずにかけ、左足で固定する。

Step 2
右足を持ち上げる。

ココを鍛える

point バンドをしっかり固定する。

股関節の外旋筋群

筋肉の基礎情報

- ●筋肉の種類
  - ・縫工筋　・大殿筋　・梨状筋
- ●働き
  - ・低いフェンスなどの障害物を横からまたぐ動作
- ●硬くなっている筋肉
  - ・小殿筋
- ●この筋肉を鍛えるきっかけ
  - ・車から降りる際、第1歩を踏み出す動作で痛みがある
  - ・坐骨神経痛様の痛みがある
  - ・股関節痛がある
  - ・仰向けで寝られない
  - ・O脚である（内反変形が強い）
  - ・股関節置換術を行っている
- ●日常生活でのアドバイス
  - ・歩行や姿勢に注意する
  - ・習慣的な姿勢に注意する
- ●痛みパターン
  - ・殿部　　　・大腿後面
  - ・大腿外側　・下腿外側
- ●ストレッチやマッサージを行う筋肉
  - ・小殿筋

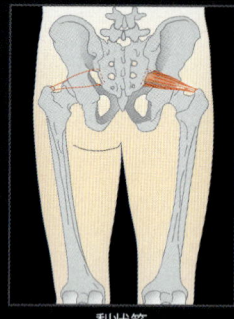

梨状筋

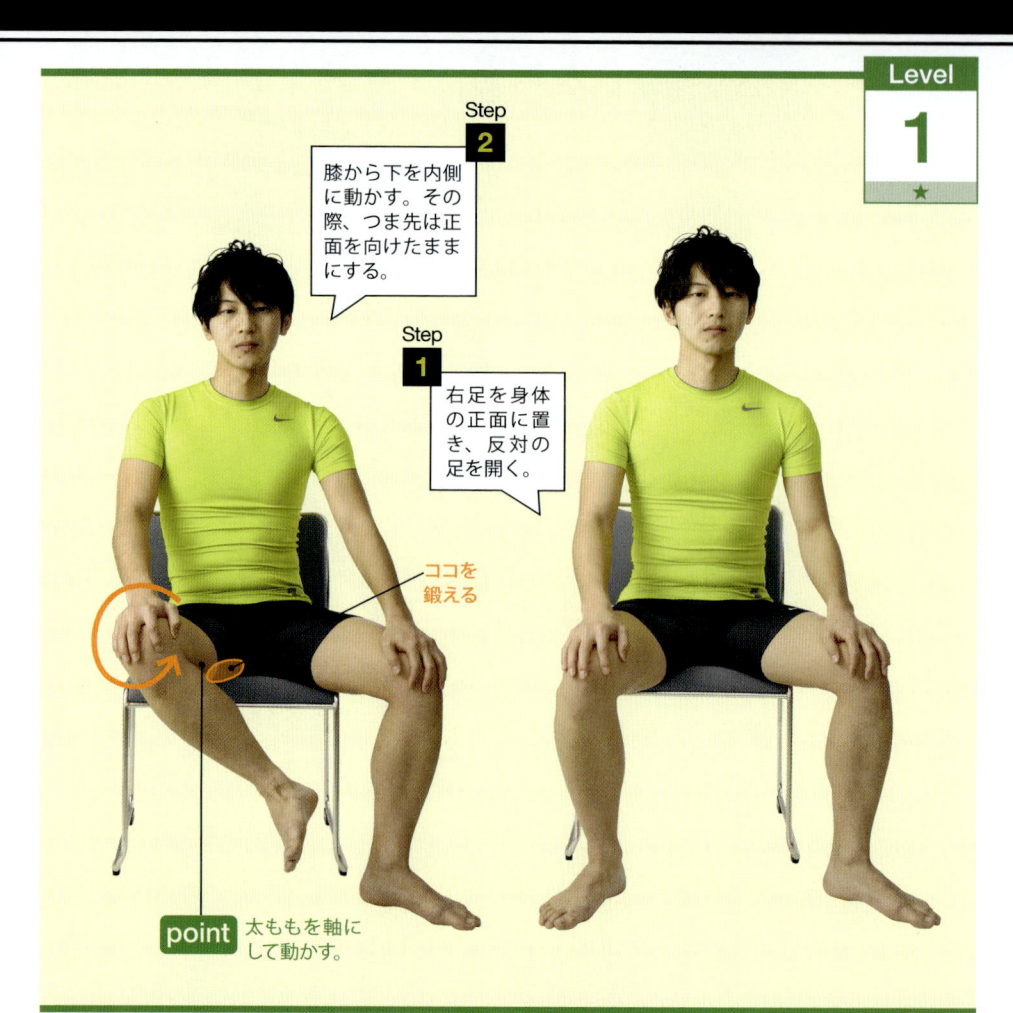

Level 1 ★

Step 1　右足を身体の正面に置き、反対の足を開く。

Step 2　膝から下を内側に動かす。その際、つま先は正面を向けたままにする。

ココを鍛える

point　太ももを軸にして動かす。

Step2のNG

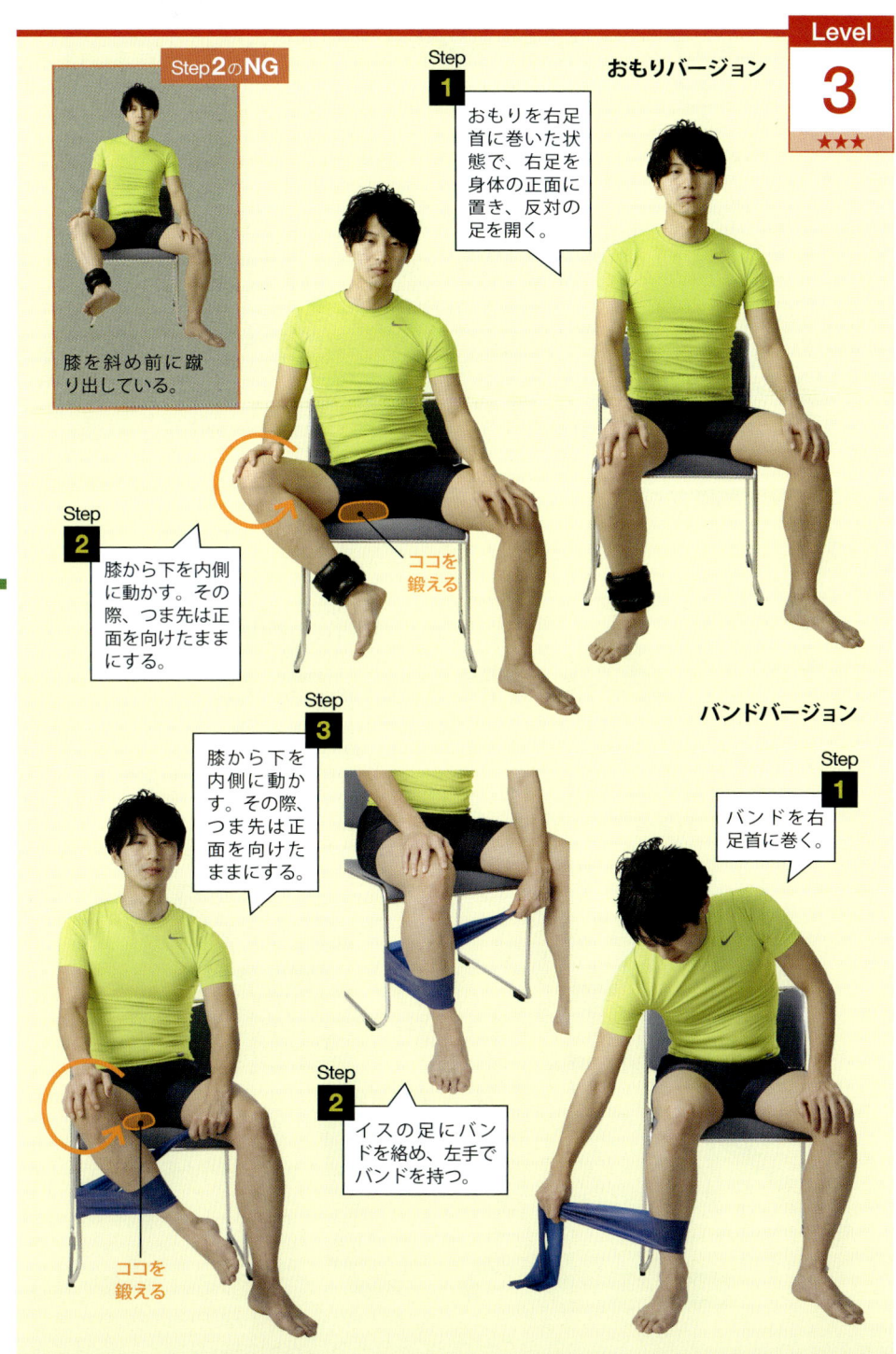

膝を斜め前に蹴り出している。

Level 3 ★★★

おもりバージョン

Step 1
おもりを右足首に巻いた状態で、右足を身体の正面に置き、反対の足を開く。

Step 2
膝から下を内側に動かす。その際、つま先は正面を向けたままにする。

ココを鍛える

Step 3
膝から下を内側に動かす。その際、つま先は正面を向けたままにする。

ココを鍛える

バンドバージョン

Step 1
バンドを右足首に巻く。

Step 2
イスの足にバンドを絡め、左手でバンドを持つ。

腰痛　各筋肉の治療　股関節の外旋筋群

股関節の内旋筋群

筋肉の基礎情報

- ●筋肉の種類
  - ・小殿筋
- ●働き
  - ・車から降りる際、第1歩を踏み出す動作
- ●硬くなっている筋肉
  - ・縫工筋・大殿筋・梨状筋
- ●この筋肉を鍛えるきっかけ
  - ・低いフェンスなどの障害物を横からまたぐ際に痛みがある
  - ・坐骨神経痛様の痛みがある
  - ・O脚である（内反変形が強い）
  - ・性機能障害（性交時痛）がある
- ●日常生活でのアドバイス
  - ・歩行や姿勢に注意する
  - ・寝る際に膝の下に枕を入れる
  - ・長時間あぐらをかくのをやめる
- ●痛みパターン
  - ・殿部　　　・大腿前面
  - ・大腿後面　・膝関節内側
- ●ストレッチやマッサージを行う筋肉
  - ・股関節の外旋筋群
  （縫工筋・大殿筋・梨状筋）

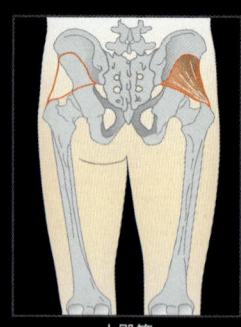

小殿筋

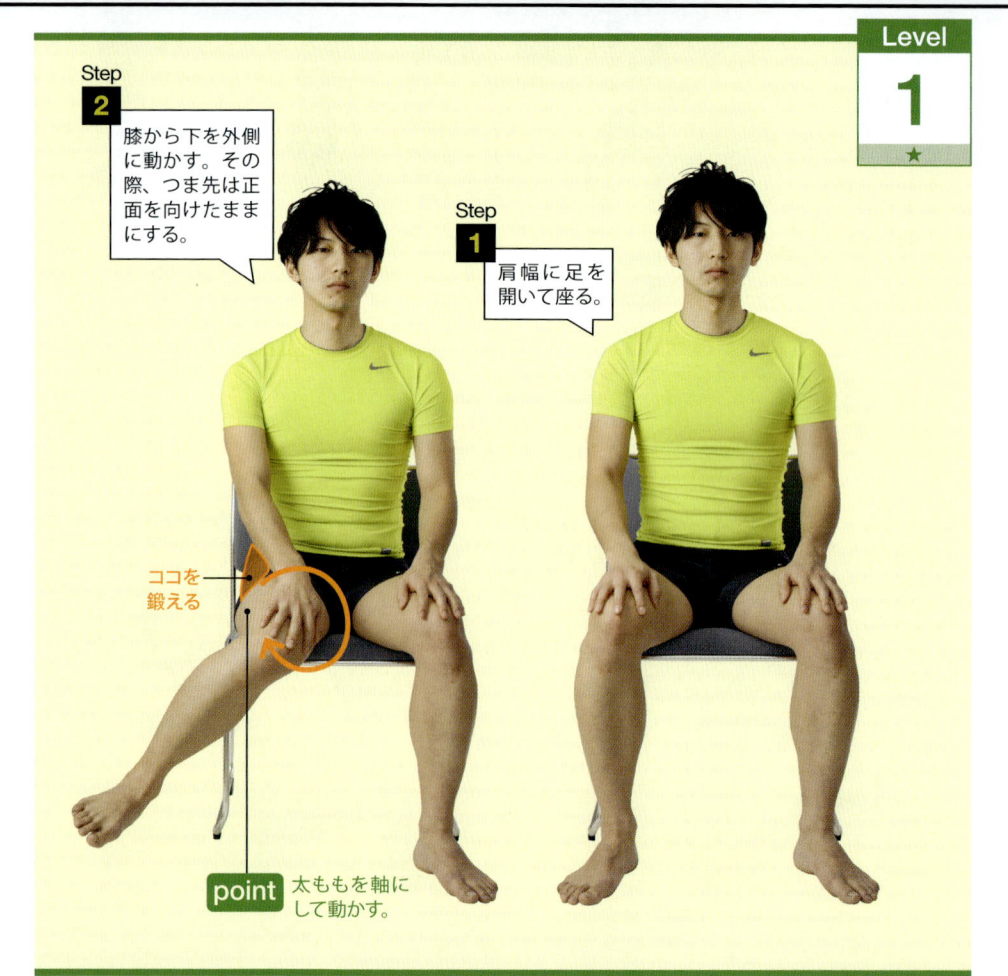

Level 1 ★

Step 1 肩幅に足を開いて座る。

Step 2 膝から下を外側に動かす。その際、つま先は正面を向けたままにする。

ココを鍛える

point 太ももを軸にして動かす。

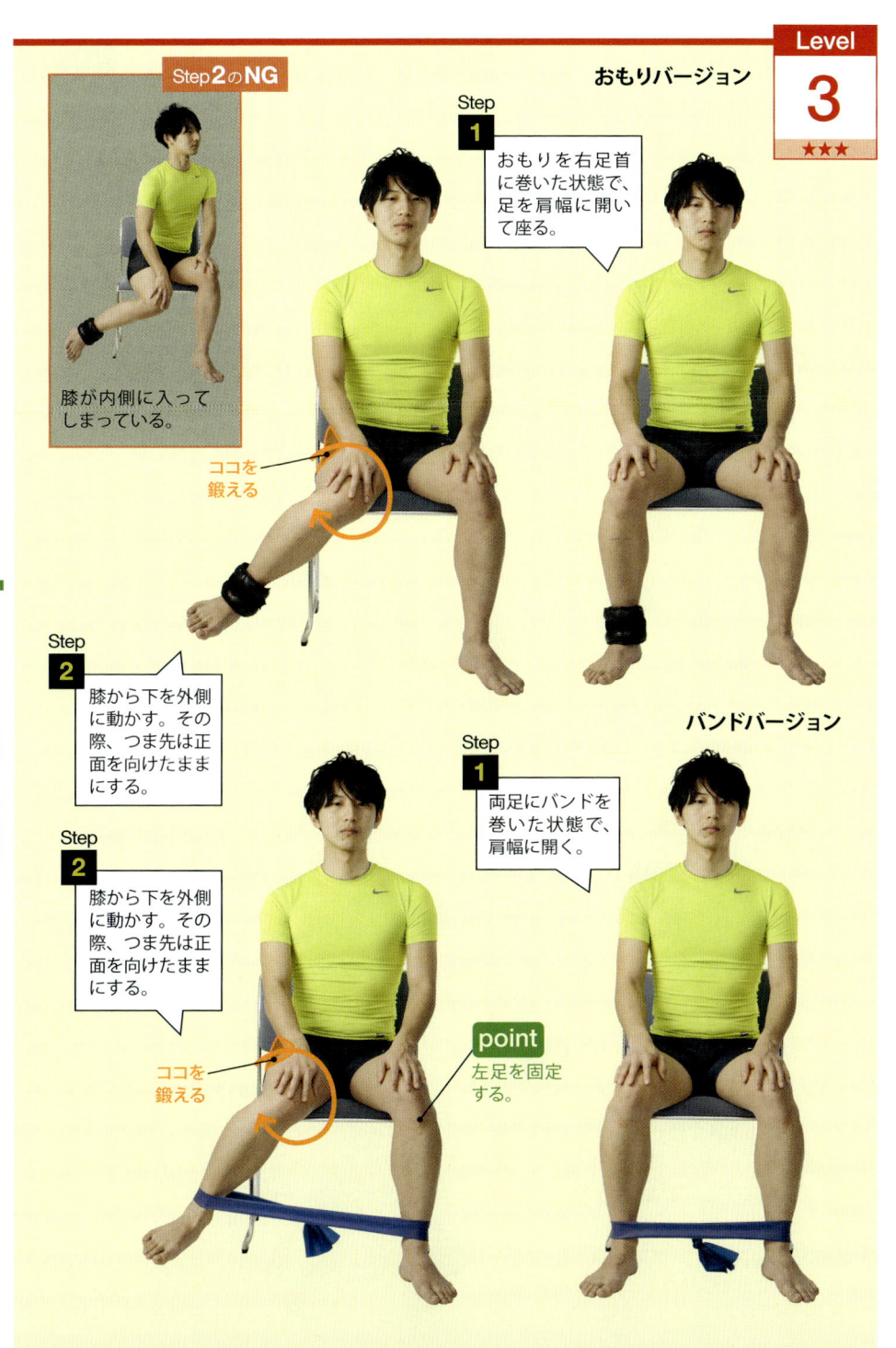

Level
3 ★★★

おもりバージョン

Step 2 の NG

膝が内側に入ってしまっている。

Step 1
おもりを右足首に巻いた状態で、足を肩幅に開いて座る。

ココを鍛える

Step 2
膝から下を外側に動かす。その際、つま先は正面を向けたままにする。

バンドバージョン

Step 1
両足にバンドを巻いた状態で、肩幅に開く。

Step 2
膝から下を外側に動かす。その際、つま先は正面を向けたままにする。

ココを鍛える

point
左足を固定する。

腰痛　各筋肉の治療　股関節の内旋筋群

コラム

病院で処方される腰痛体操

ここでは、病院で処方される腰痛体操を紹介します。特定の筋肉に原因が認められない場合は、下記の腰痛体操を必要に応じて行いましょう。

A　ウィリアムス腰痛体操

　ウィリアムス腰痛体操は、腹筋・大殿筋の強化とハムストリングスのストレッチを中心とした体操です。腰椎前弯を減少させるため脊柱の屈曲運動を重視しています。主に脊柱管狭窄症のような病態に効果的です。

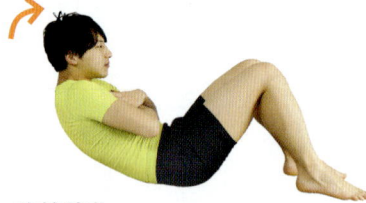

腹筋強化
仰向けになり両膝を立てる。ゆっくりと身体を持ち上げへそを覗き込むように5秒間静止する。

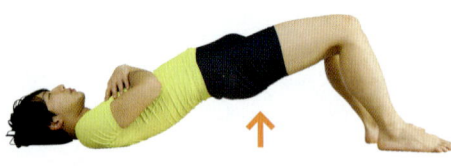

大殿筋・ハムストリングス強化
仰向けになり両膝を立てる。お尻に力を入れて持ち上げ5秒間静止する。

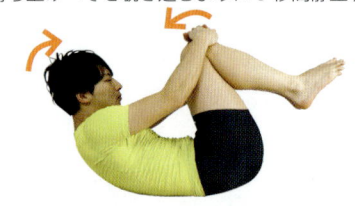

背筋のストレッチ
両膝を抱え込む。背中を飛ばすイメージで行う。

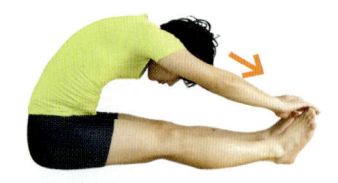

ハムストリングスのストレッチ
足を伸ばして座り、手の指先が足の指先につくようにゆっくりと伸ばしていく。

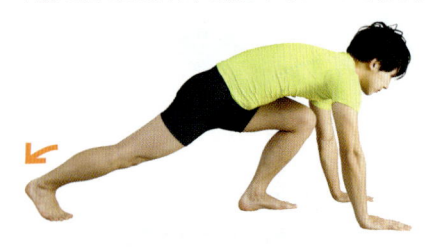

大殿筋・ハムストリングスのストレッチ
両手を伸ばして体の前につく。片足は曲げもう一方は後ろに伸ばす。

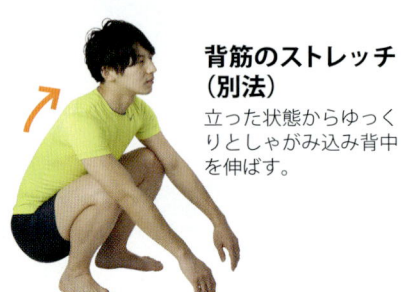

背筋のストレッチ（別法）
立った状態からゆっくりとしゃがみ込み背中を伸ばす。

B マッケンジー腰痛体操 （伸展運動中心）

　ウィリアムス腰痛体操とは逆で、脊柱の伸展運動が中心の体操です。マッケンジーは、日常行う動作のほとんどが脊柱の前屈姿勢（屈曲運動）であることが腰痛の病因であると考え、伸展運動を行うことが腰痛に効果的と考えています。主に腰部椎間板ヘルニアのような病態に効果的です。

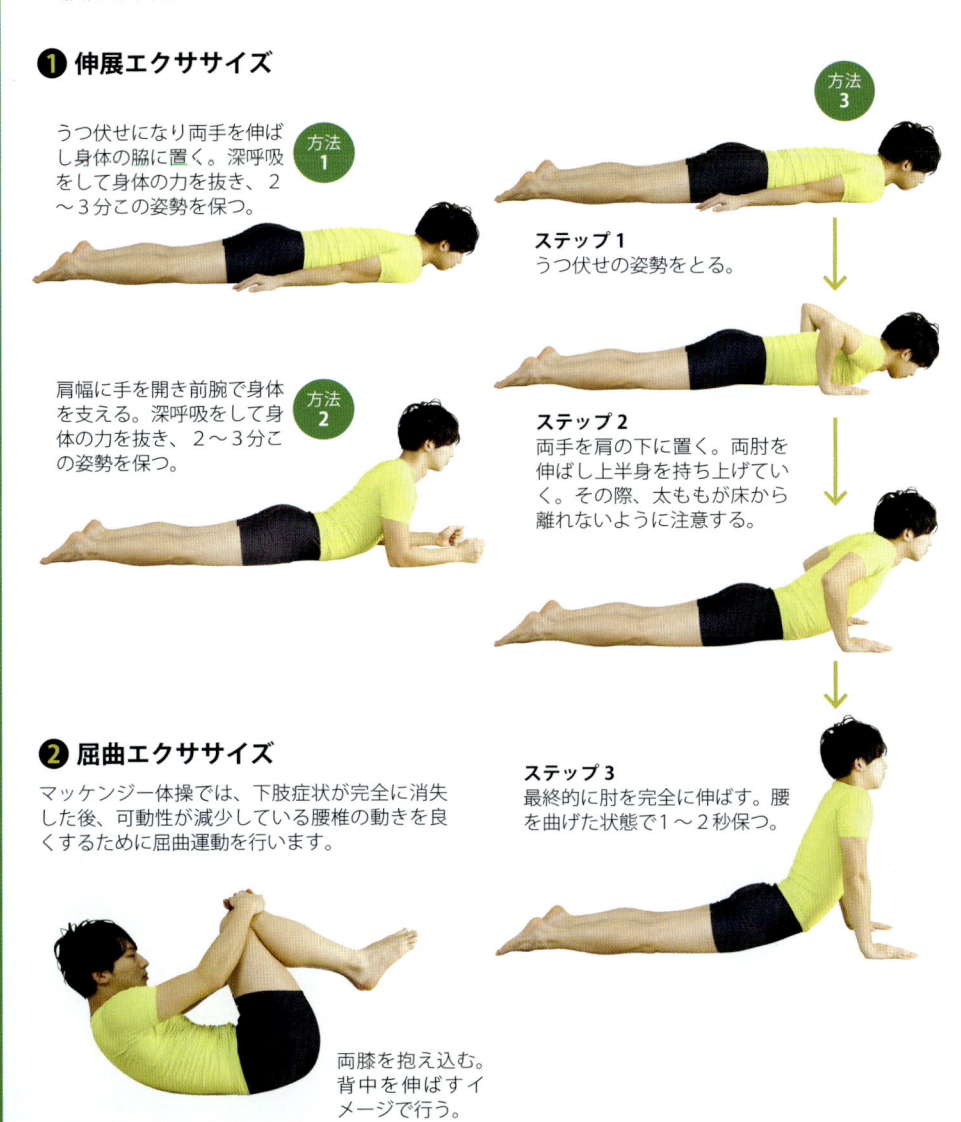

❶ 伸展エクササイズ

方法1
うつ伏せになり両手を伸ばし身体の脇に置く。深呼吸をして身体の力を抜き、2～3分この姿勢を保つ。

方法2
肩幅に手を開き前腕で身体を支える。深呼吸をして身体の力を抜き、2～3分この姿勢を保つ。

方法3

ステップ1
うつ伏せの姿勢をとる。

ステップ2
両手を肩の下に置く。両肘を伸ばし上半身を持ち上げていく。その際、太ももが床から離れないように注意する。

ステップ3
最終的に肘を完全に伸ばす。腰を曲げた状態で1～2秒保つ。

❷ 屈曲エクササイズ

　マッケンジー体操では、下肢症状が完全に消失した後、可動性が減少している腰椎の動きを良くするために屈曲運動を行います。

両膝を抱え込む。背中を伸ばすイメージで行う。

膝痛

1 膝痛の原因とは

膝痛の原因は、膝を構成する骨・筋肉・靭帯・半月板などの障害によって起こるものがほとんどです（表参照）。その中でも特に多いのが、若年者では靭帯や半月板の痛み、高齢者では骨の痛みと言われています。

しかしながら、膝の運動機能には筋肉が深く関与しており、骨や靭帯、半月板などに障害が認められれば、関連して筋肉にも何らかの障害があると言っても過言ではありません。そのため、膝痛を訴える患者は、疾患名にかかわらず、筋肉のケアをしておく必要があると思われます。なお、筋肉トレーニングで対処できる膝の痛みは、筋肉に伴う膝痛であるかどうかを判断する基準は、

❶ 痛みが「重だるい」や「張ったように」などで表現される鈍い痛みである
❷ 痛みの場所が1点では示せない（ある程度の範囲がある）

表：膝痛の原因となる疾患

領　域	考えられる疾患
整形外科領域	骨折 脱臼 ベーカー膿腫 変形性膝関節症 半月板損傷 十字靱帯損傷 側副靱帯損傷 コンパートメント症候群など
その他	深部静脈血栓など

❸ 股関節や膝の動きに伴い悪化する

の3点に合致するかです。

動き始めに特に痛みを訴える膝痛は、変形性膝関節症の可能性が、膝の不安定性を伴う膝痛は靱帯や半月板の損傷による膝痛である可能性が、さらに下肢の冷えや色調変化を伴う場合には深部静脈血栓など循環系の疾患に伴う膝痛が考えられます。

そこで、右記の3つを満たす場合は筋肉性の膝痛と判断し、痛い場所から膝痛を6つのタイプに分類することで、悪い筋肉を見つけてみましょう。

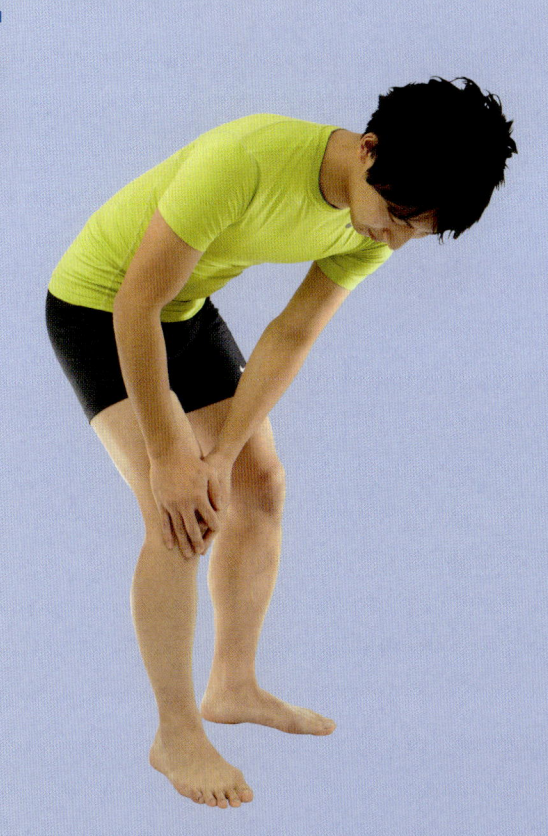

膝痛の治療に必要な用語 2

実際の治療の前に、膝痛の治療に必要な用語（ランドマーク）を確認しましょう。

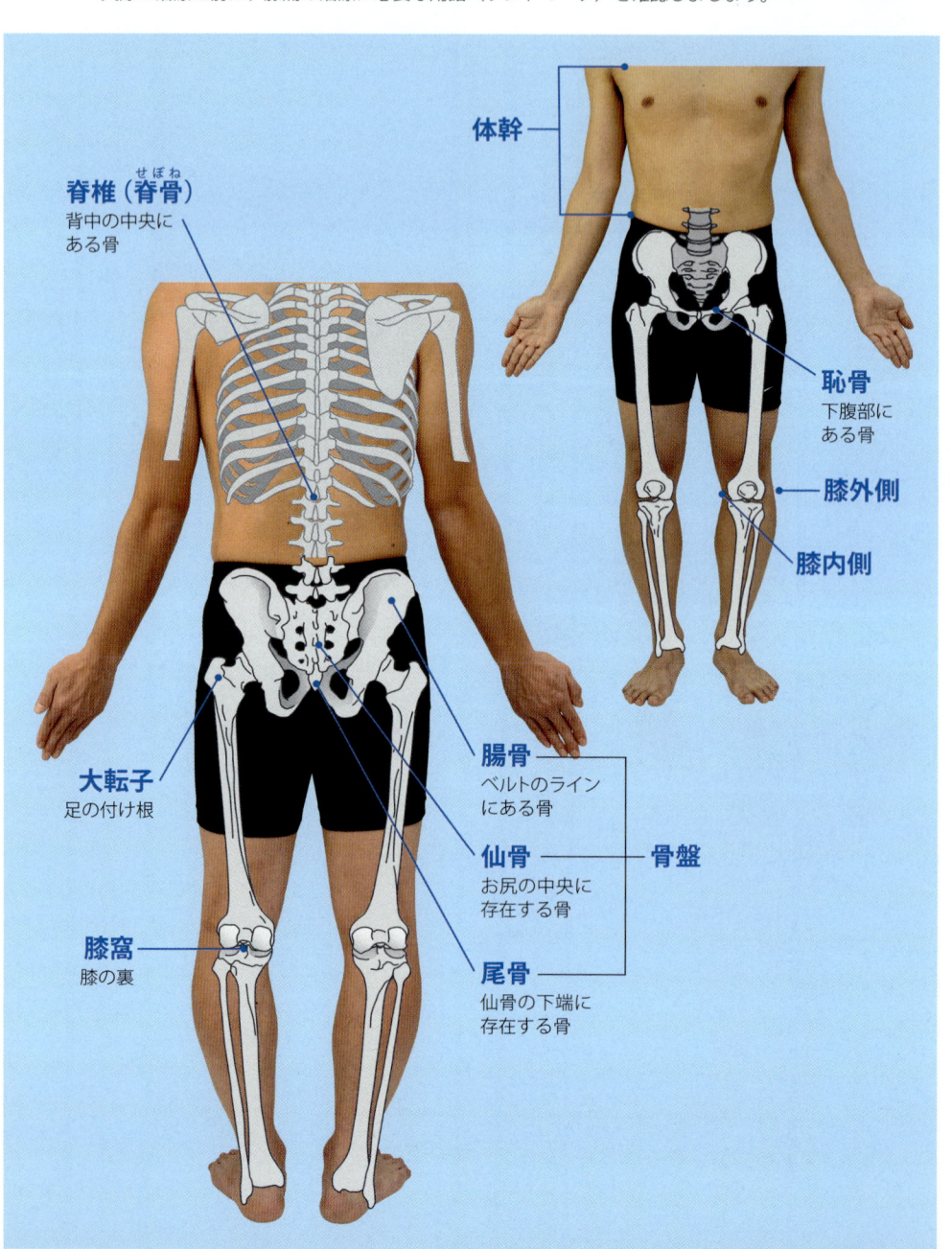

体幹

脊椎（脊骨）
せぼね
背中の中央にある骨

恥骨
下腹部にある骨

膝外側

膝内側

大転子
足の付け根

腸骨
ベルトのラインにある骨

仙骨
お尻の中央に存在する骨

骨盤

膝窩
膝の裏

尾骨
仙骨の下端に存在する骨

膝痛の治療に必要な用語

- 殿部
- 大腿
- 下腿
- 下肢

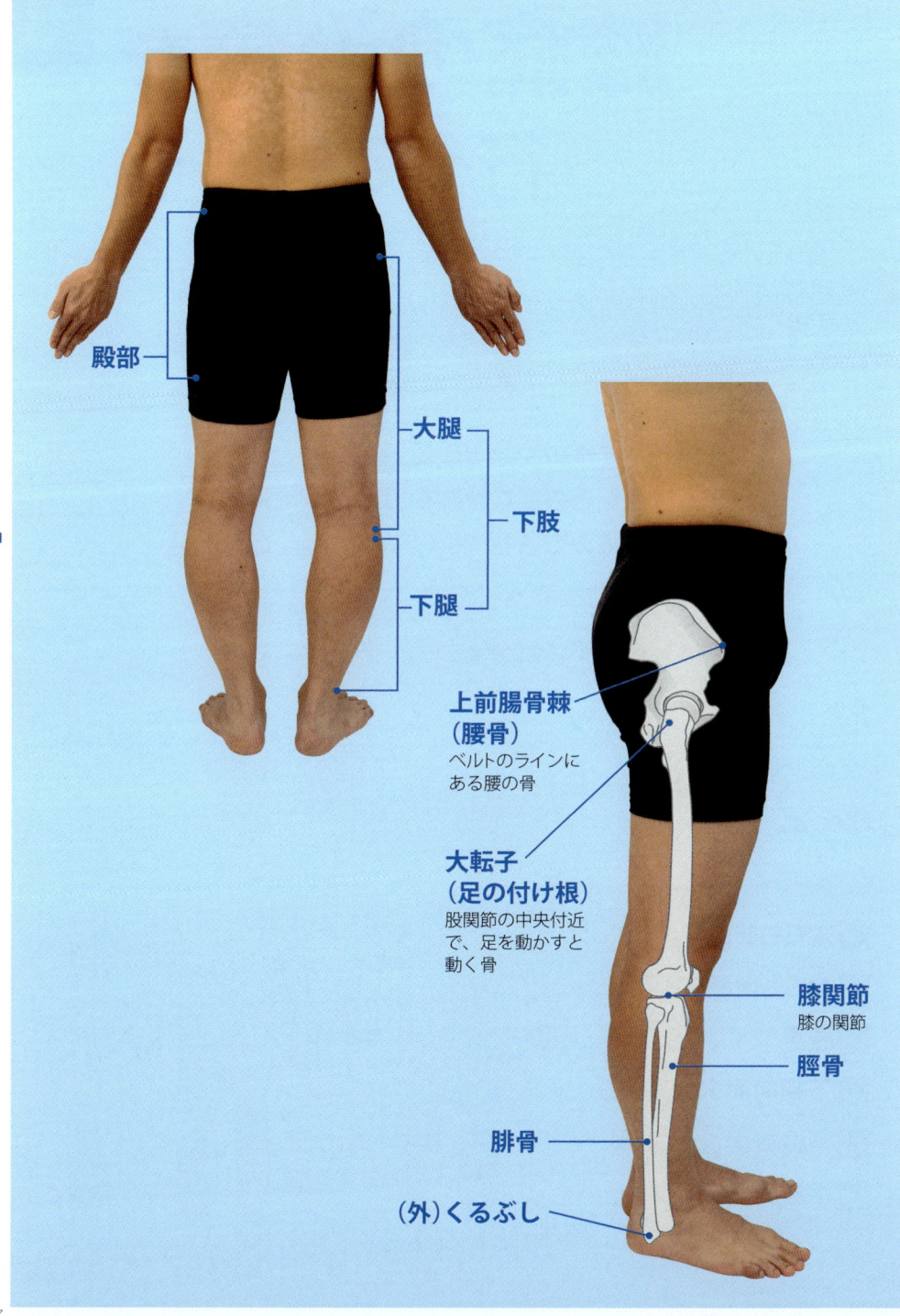

上前腸骨棘（腰骨）
ベルトのラインにある腰の骨

大転子（足の付け根）
股関節の中央付近で、足を動かすと動く骨

膝関節
膝の関節

脛骨

腓骨

（外）くるぶし

膝痛の治療を行ってみよう 3

Step 1 ▶ まずは、セルフケアを行っても構わない痛みであるかを確認します。
確認項目は

> ❶ 膝が動かない
> ❷ しびれなどの症状がある
> ❸ 激しい痛みである

の3点です。上記の3つに当てはまる場合は、筋肉の痛みではない可能性があるので、念のため病院で検査を受けましょう。

Step 2 ▶ 次に、痛みがある部位を確認しましょう。
痛みの部位は

- A 太もも前面タイプ(P120)
- B 太もも後面タイプ(P121)
- C 膝裏タイプ(P121)
- D 下腿前面タイプ(P122)
- E 下腿後面タイプ(P122)
- F 下腿外側タイプ(P123)

の6タイプです。

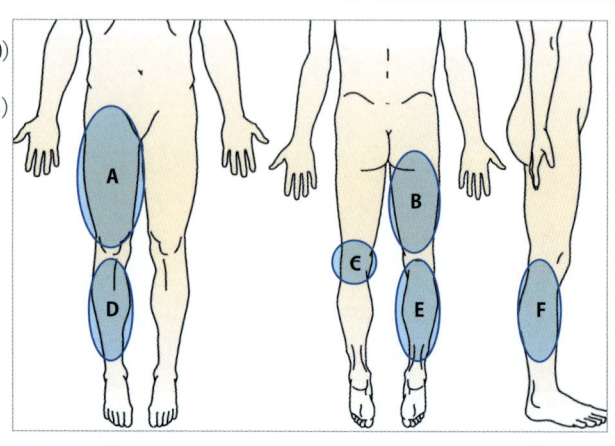

Step 3 ▶ 痛みがある部位と関連のある筋肉を動かして、どの筋肉が原因かを特定しましょう。そして、その筋肉と反対の作用を持つ筋肉を鍛えましょう（P120～123）。

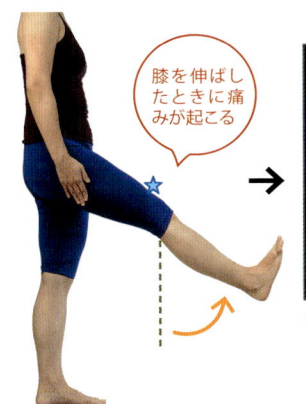

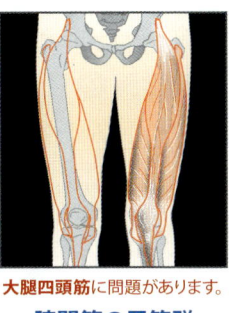

膝を伸ばしたときに痛みが起こる

大腿四頭筋に問題があります。
膝関節の屈筋群を鍛えましょう。

膝痛

膝痛の治療を行ってみよう

Step 4 ▶ 鍛える筋肉が決まったら、筋肉トレーニングを行いましょう（P126～）。なお、筋肉トレーニングを行うに際しては、筋肉トレーニングだけでなく、準備体操として膝痛の基本ストレッチ＆マッサージ治療（P124～125）を合わせて行うか、姉妹本『痛みが楽になる　トリガーポイントストレッチ＆マッサージ』を参照し、問題のある筋肉を個々にストレッチまたはマッサージすることをお勧めします。

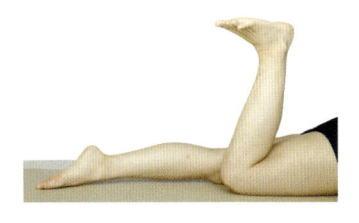

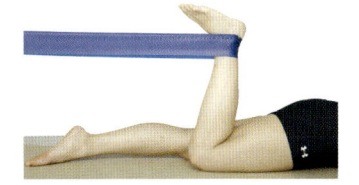

Step 5 ▶ もう一度、Step3で痛みがあった筋肉を動かし、痛みが変化しているかを確認しましょう。痛みが少しでも変化していれば、定期的に筋肉トレーニングを続けていきましょう。

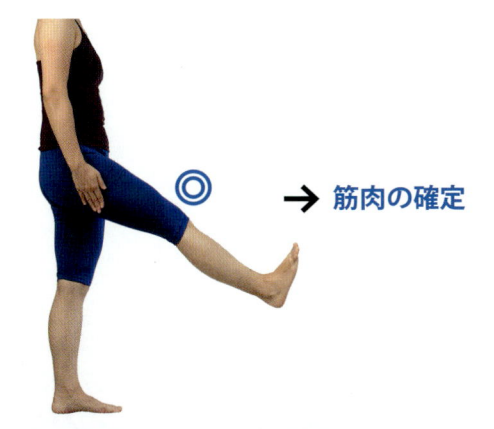

◎ → **筋肉の確定**

A 太もも前面タイプ

太ももの前面に痛みがあるタイプの方は、

☆:収縮している筋肉の場所

❶腸腰筋 ❷縫工筋 ❸大腿四頭筋 ❹股関節内転筋群

のいずれかに問題があります。❶〜❹のどの筋肉に問題があるのかを、4つの動きから判断しましょう。

□ **a.** 膝を曲げた状態で、太ももを上げたときに痛みが起こる

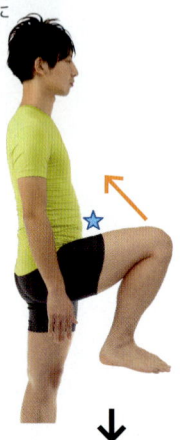

↓

腸腰筋・縫工筋・大腿四頭筋に問題があります。
股関節の伸筋群
(P98)を鍛えましょう。

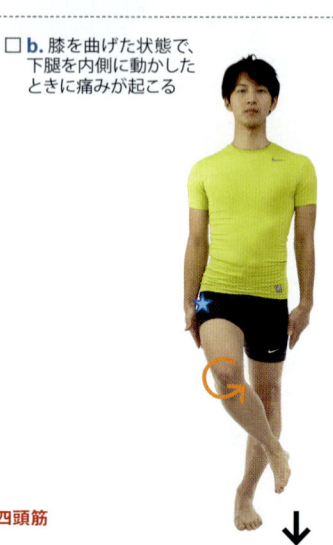

□ **b.** 膝を曲げた状態で、下腿を内側に動かしたときに痛みが起こる

↓

縫工筋に問題があります。
股関節の内旋筋群
(P110)を鍛えましょう。

□ **c.** 膝を伸ばしたときに痛みが起こる

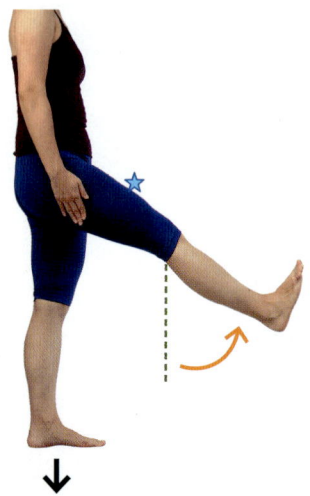

↓

大腿四頭筋に問題があります。
膝関節の屈筋群
(P128)を鍛えましょう。

□ **d.** 下肢を前に出し、内側に動かしたときに痛みが起こる

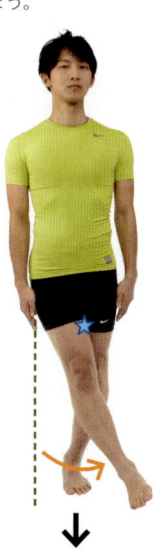

↓

股関節内転筋群に問題があります。
股関節の外転筋群
(P102)を鍛えましょう。

B 太もも後面タイプ

太ももの後面に痛みがあるタイプの方は、　　　　　　　　　　　　⭐：収縮している筋肉の場所

❶ハムストリングス　❷中殿筋　❸小殿筋　❹梨状筋

のいずれかに問題があります。❶〜❹のどの筋肉に問題があるのかを、5つの動きから判断しましょう。

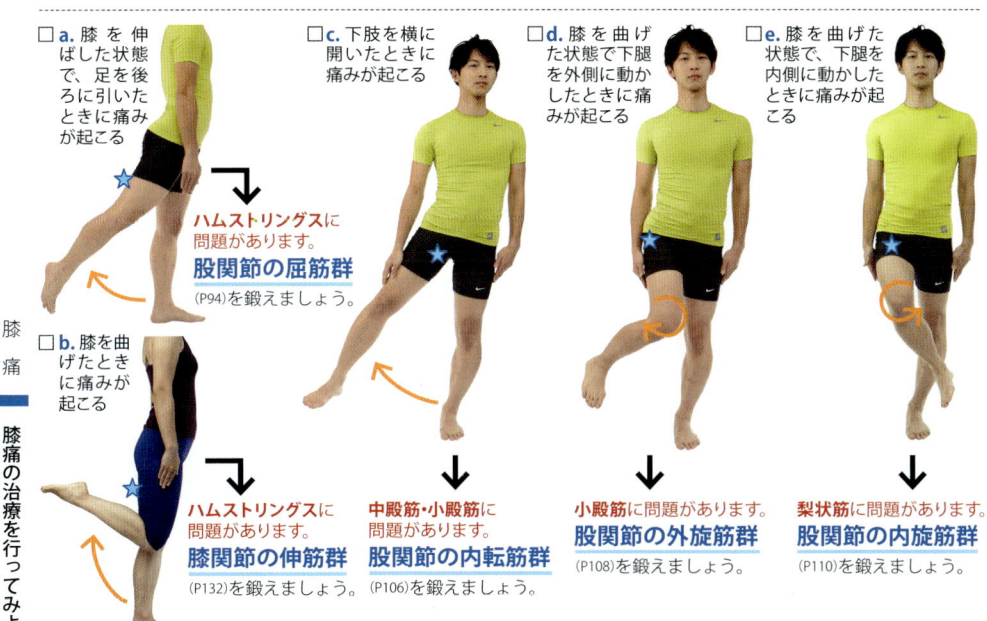

☐ **a.** 膝を伸ばした状態で、足を後ろに引いたときに痛みが起こる

☐ **b.** 膝を曲げたときに痛みが起こる

☐ **c.** 下肢を横に開いたときに痛みが起こる

☐ **d.** 膝を曲げた状態で下腿を外側に動かしたときに痛みが起こる

☐ **e.** 膝を曲げた状態で、下腿を内側に動かしたときに痛みが起こる

ハムストリングスに問題があります。
股関節の屈筋群
(P94)を鍛えましょう。

ハムストリングスに問題があります。
膝関節の伸筋群
(P132)を鍛えましょう。

中殿筋・小殿筋に問題があります。
股関節の内転筋群
(P106)を鍛えましょう。

小殿筋に問題があります。
股関節の外旋筋群
(P108)を鍛えましょう。

梨状筋に問題があります。
股関節の内旋筋群
(P110)を鍛えましょう。

膝痛　膝痛の治療を行ってみよう

C 膝裏タイプ

膝裏に痛みがあるタイプの方は、　　　　　　　　　　　　　⭐：収縮している筋肉の場所

❶ハムストリングス　❷膝窩筋　❸腓腹筋　❹ヒラメ筋　❺足底筋

のいずれかに問題があります。❶〜❺のどの筋肉に問題があるのかを、3つの動きから判断しましょう。

☐ **a.** 膝を伸ばした状態で、足を後ろに引いたときに痛みが起こる

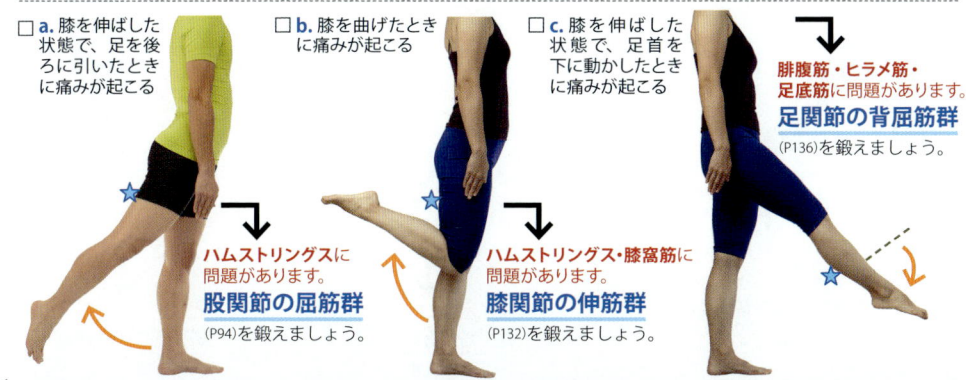

☐ **b.** 膝を曲げたときに痛みが起こる

☐ **c.** 膝を伸ばした状態で、足首を下に動かしたときに痛みが起こる

ハムストリングスに問題があります。
股関節の屈筋群
(P94)を鍛えましょう。

ハムストリングス・膝窩筋に問題があります。
膝関節の伸筋群
(P132)を鍛えましょう。

腓腹筋・ヒラメ筋・足底筋に問題があります。
足関節の背屈筋群
(P136)を鍛えましょう。

D 下腿前面タイプ

下腿の前面に痛みがあるタイプの方は、

☆：収縮している筋肉の場所

❶前脛骨筋 ❷股関節内転筋群 ❸長(母)趾伸筋

のいずれかに問題があります。❶～❸のどの筋肉に問題があるのかを、2つの動きから判断しましょう。

☐ **a.** 膝を伸ばした状態で、足首を上に動かしたときに痛みが起こる

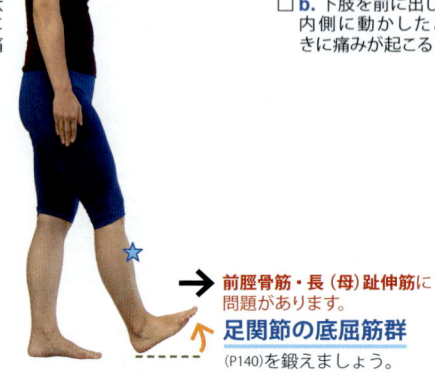

☐ **b.** 下肢を前に出し、内側に動かしたときに痛みが起こる

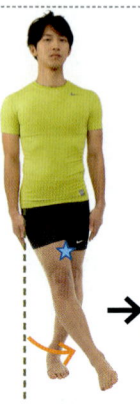

→ 前脛骨筋・長(母)趾伸筋に問題があります。
足関節の底屈筋群
(P140)を鍛えましょう。

→ 股関節内転筋群に問題があります。
股関節の外転筋群
(P102)を鍛えましょう。

E 下腿後面タイプ

下腿の後面に痛みがあるタイプの方は、

☆：収縮している筋肉の場所

❶腓腹筋 ❷ヒラメ筋 ❸後脛骨筋 ❹足底筋

のいずれかに問題があります。❶～❹のどの筋肉に問題があるのかを、3つの動きから判断しましょう。

☐ **a.** 膝を伸ばした状態で、足首を下に動かしたときに痛みが起こる

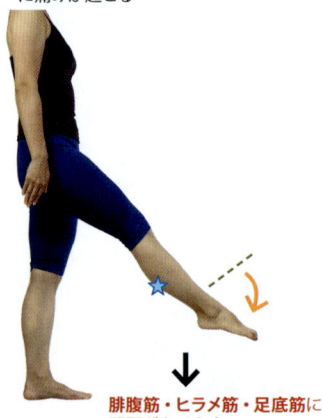

☐ **b.** 足首を内側に返したときに痛みが起こる

☐ **c.** 膝を曲げたときに痛みが起こる

↓ 腓腹筋・ヒラメ筋・足底筋に問題があります。
足関節の背屈筋群
(P136)を鍛えましょう。

↓ 後脛骨筋に問題があります。
足の外返し筋群
(P142)を鍛えましょう。

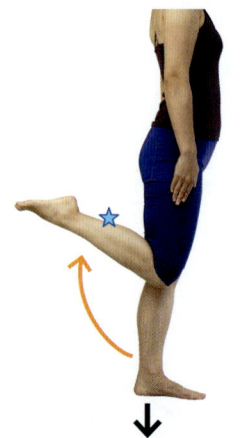

↓ 足底筋に問題があります。
膝関節の伸筋群
(P132)を鍛えましょう。

F 下腿外側タイプ

下腿の外側に痛みがあるタイプの方は、

★：収縮している筋肉の場所

❶ 小殿筋　❷ 大腿四頭筋　❸ 腓骨筋

のいずれかに問題があります。❶～❸のどの筋肉に問題があるのかを、5つの動きから判断しましょう。

□ **a.** 下肢を横に開いたときに痛みが起こる

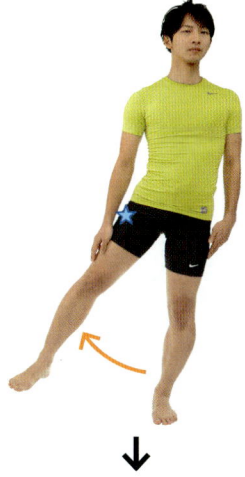

□ **b.** 膝を曲げた状態で、足を外側に動かしたときに痛みが起こる

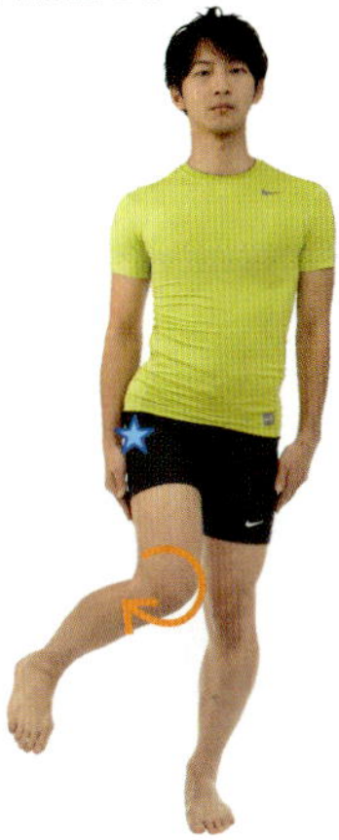

□ **c.** 膝を伸ばしたときに痛みが起こる

↓

小殿筋に問題があります。
股関節の内転筋群
(P106)を鍛えましょう。

↓

小殿筋に問題があります。
股関節の外旋筋群
(P108)を鍛えましょう。

↓

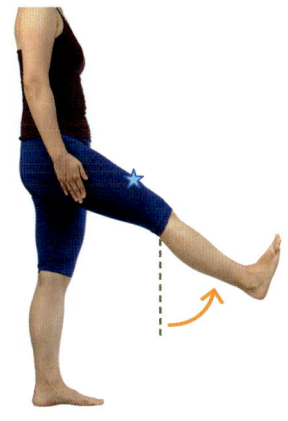

大腿四頭筋に問題があります。
膝関節の屈筋群
(P128)を鍛えましょう。

□ **d.** 膝を伸ばした状態で、足首を下に動かしたときに痛みが起こる

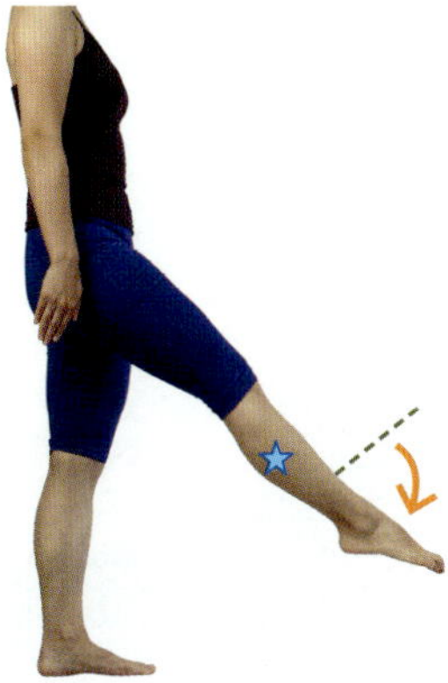

□ **e.** 足首を外側に返したときに痛みが起こる

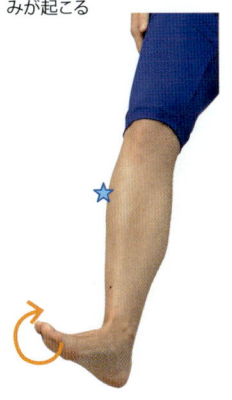

↓

腓骨筋に問題があります。
足関節の背屈筋群
(P136)を鍛えましょう。

↓

腓骨筋に問題があります。
足の内返し筋群
(P144)を鍛えましょう。

膝痛　膝痛の治療を行ってみよう

膝痛の基本ストレッチ&マッサージ治療 4

痛みの部位が多い場合や、予防的に治療を行いたい場合は、膝痛を起こす筋肉の中でも特に問題になりやすい4つの筋肉を治療してみましょう。なお、筋肉の詳細は、各ページを参照してください。図注：赤は痛みを感じる部位

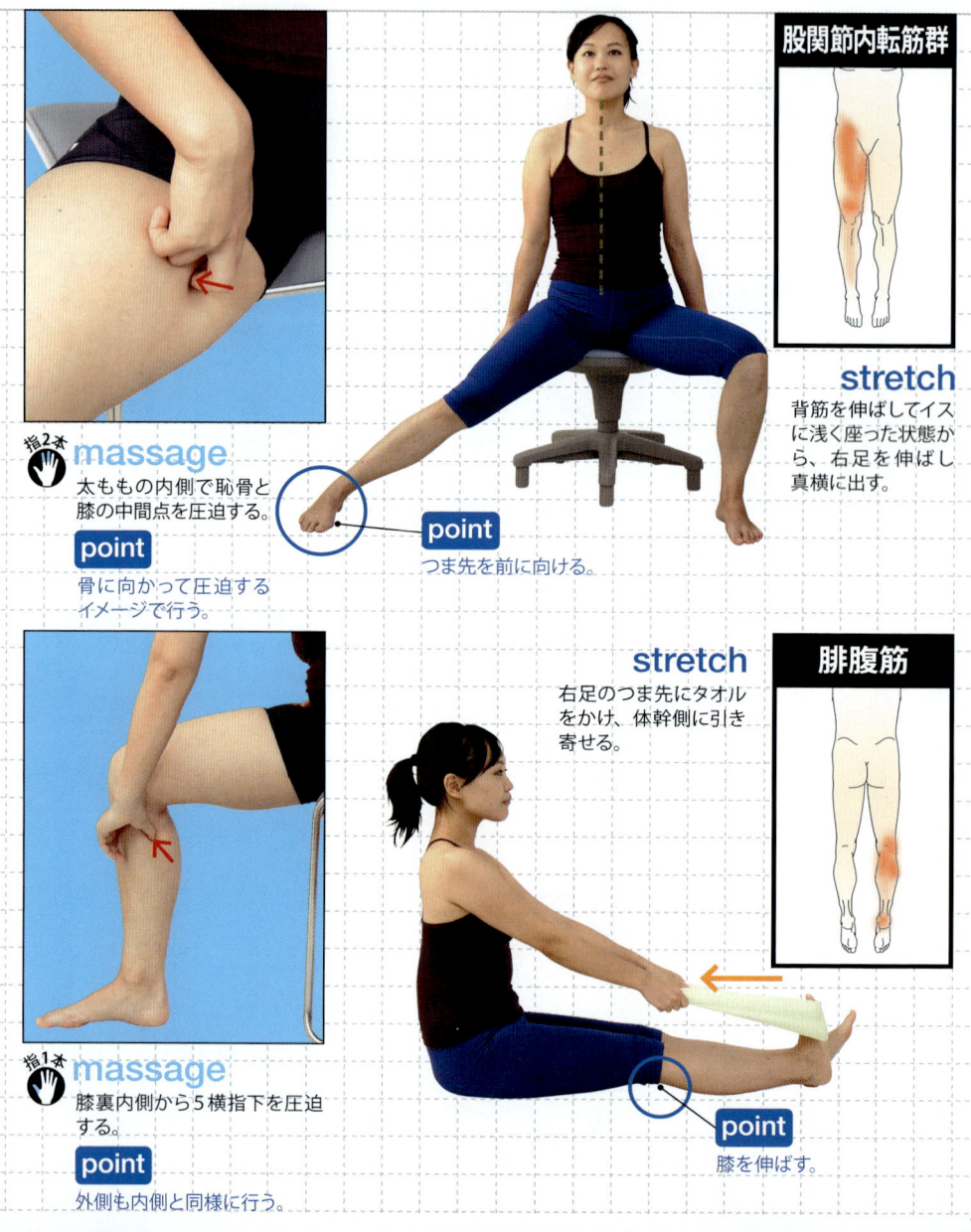

股関節内転筋群

massage
太ももの内側で恥骨と膝の中間点を圧迫する。

point
骨に向かって圧迫するイメージで行う。

stretch
背筋を伸ばしてイスに浅く座った状態から、右足を伸ばし真横に出す。

point
つま先を前に向ける。

腓腹筋

massage
膝裏内側から5横指下を圧迫する。

point
外側も内側と同様に行う。

stretch
右足のつま先にタオルをかけ、体幹側に引き寄せる。

point
膝を伸ばす。

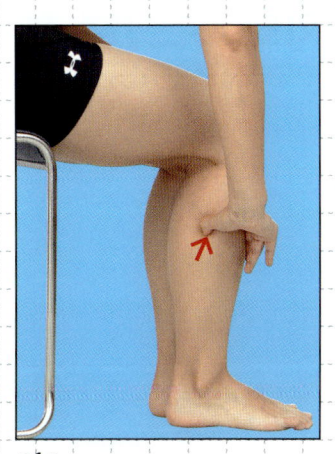

massage

膝裏外側から5横指下を圧迫する。

point
腓腹筋の下に存在するため、骨の際を圧迫する。

stretch
右膝を軽く曲げた状態でつま先にタオルをかけ、タオルを体幹方向に引き寄せる。

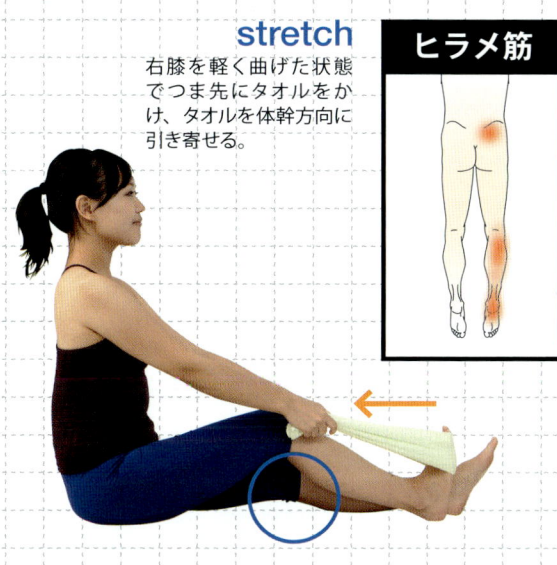

ヒラメ筋

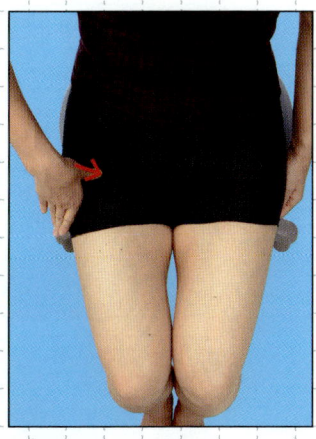

massage

腰骨から膝に向かい5横指下を圧迫する。

point
圧迫する位置を左右にずらすことで大腿四頭筋の異なるポイントが圧迫できる。

stretch
右膝を曲げた状態で座り、身体を徐々に後ろに倒していく。

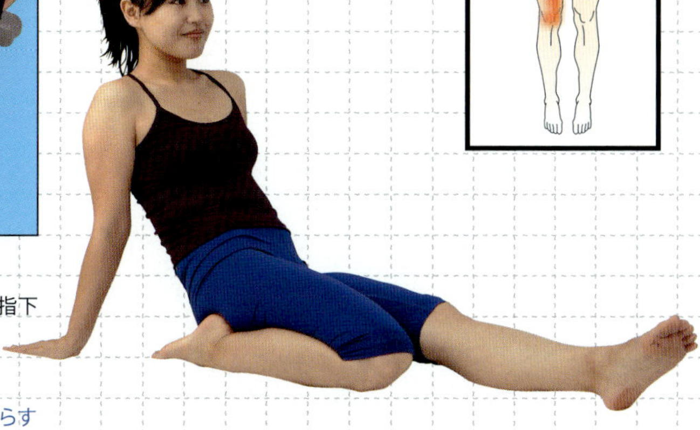

大腿四頭筋

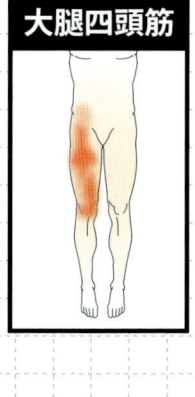

膝痛 — 膝痛の基本ストレッチ&マッサージ治療

各筋肉の治療 5

膝痛に関係のある筋肉をトレーニングしましょう。なお、痛みが強い方や運動障害のある方はレベル1を、一般の方はレベル2を、レベル2が簡単に行える方はレベル3を行いましょう。

●膝関節の屈筋群

●膝関節の伸筋群

●足関節の背屈筋群

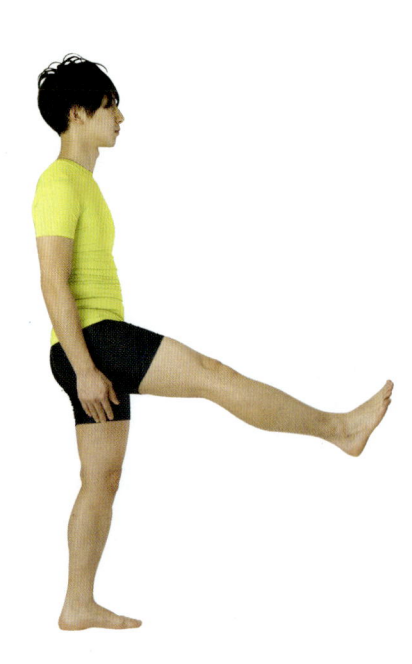

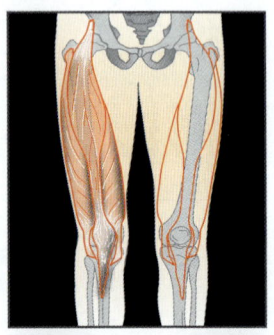

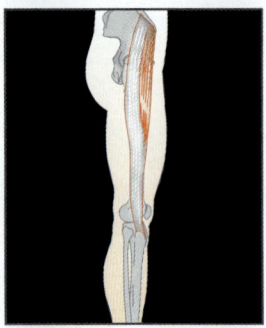

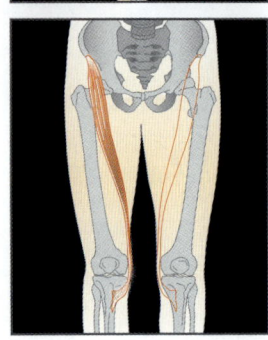

膝痛

各筋肉の治療

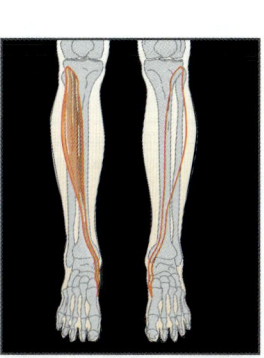

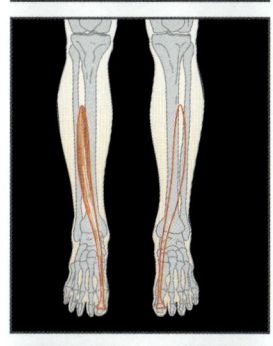

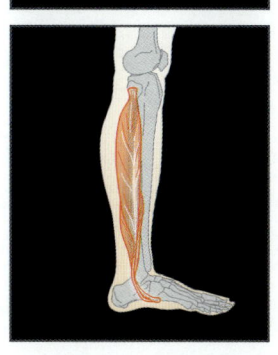

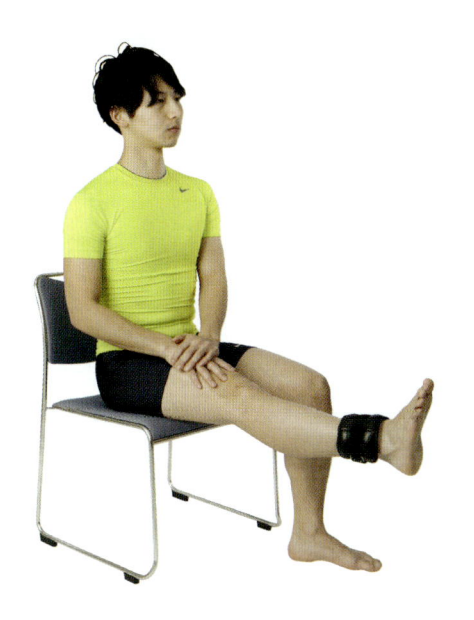

- 足関節の底屈筋群

- 足の外返し筋群

- 足の内返し筋群

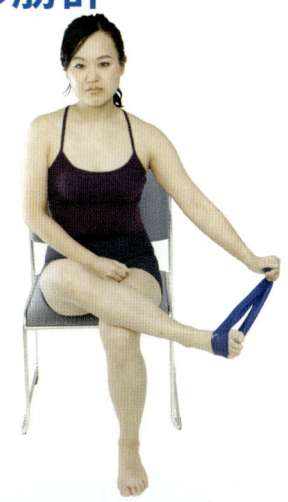

膝関節の屈筋群

筋肉の基礎情報

- ●筋肉の種類
  - ・ハムストリングス
- ●働き
  - ・膝を曲げる動作
- ●硬くなっている筋肉
  - ・大腿四頭筋　・大腿筋膜張筋
- ●この筋肉を鍛えるきっかけ
  - ・歩行や走行時に膝を伸ばした際に痛みがある
  - ・正座した状態から立ち上がる際に痛みがある
  - ・階段を上がる際に痛みがある
  - ・変形性股関節症や変形性膝関節症である
- ●日常生活でのアドバイス
  - ・歩行や姿勢に注意する
  - ・正座を避ける
- ●痛みパターン
  - ・大腿前面　・大腿外側
  - ・膝前面
- ●ストレッチやマッサージを行う筋肉
  - ・膝関節の伸筋群
    （大腿四頭筋・大腿筋膜張筋）

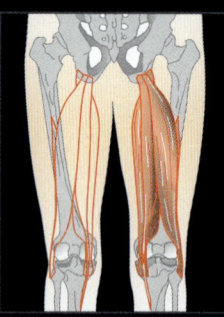

ハムストリングス

Level 1 ★

Step 1 膝を伸ばした状態で、うつ伏せになる。

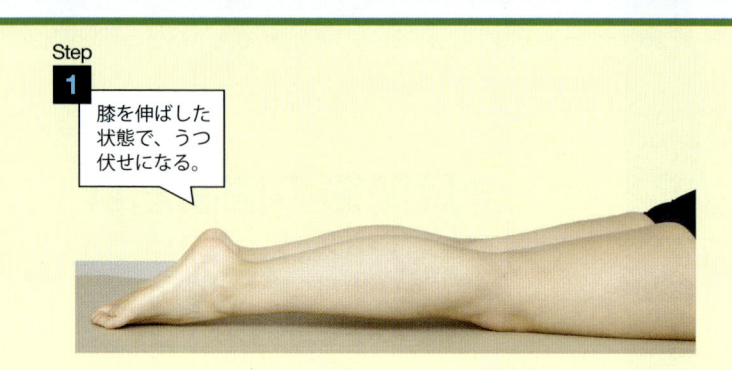

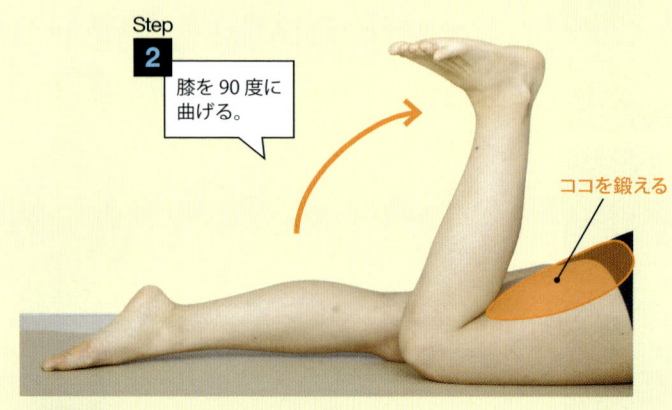

Step 2 膝を90度に曲げる。

ココを鍛える

point フローリングなどで膝が痛ければ、タオルを1枚当てるなどする。

Level **2** ★★

Step 1
膝を伸ばした状態で、仰向けになる。

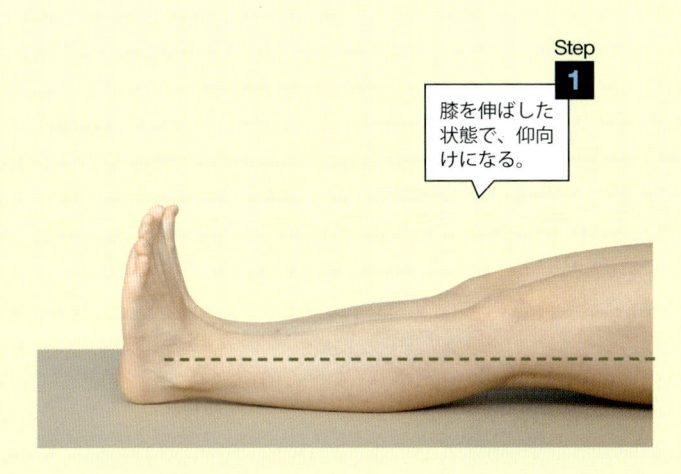

Step 2
踵(かかと)で床を押す。

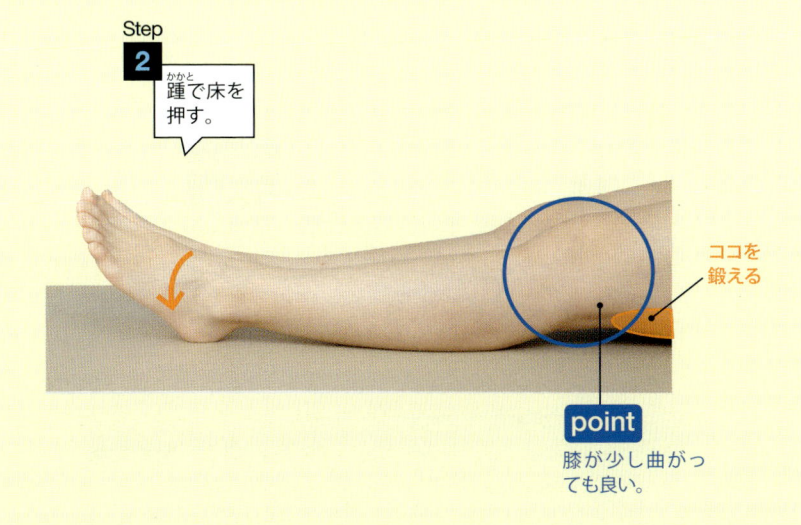

ココを鍛える

point
膝が少し曲がっても良い。

膝痛　各筋肉の治療　膝関節の屈筋群

膝関節の屈筋群

おもりバージョン

Level 3 ★★★

Step 1
足首におもりを巻いた状態で、膝を伸ばしうつ伏せになる。

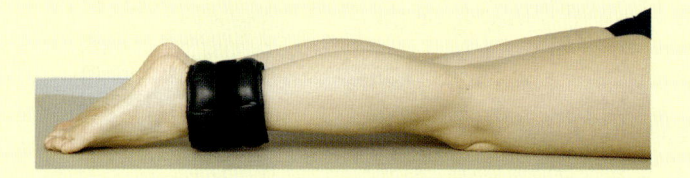

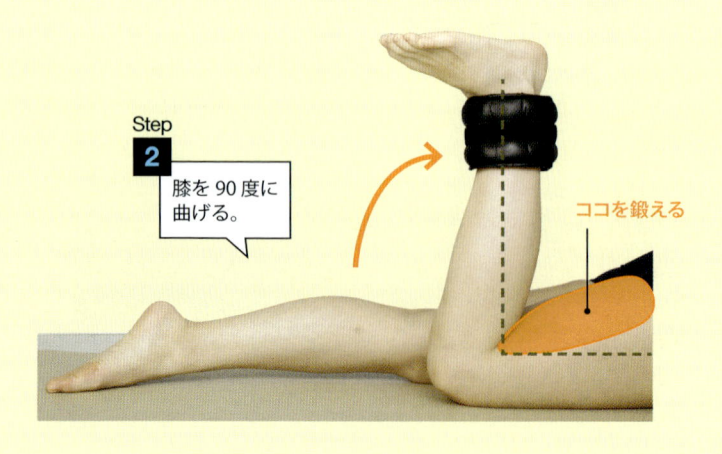

Step 2
膝を90度に曲げる。

ココを鍛える

バンドバージョン

Level 3 ★★★

Step 1
柱など安定したものにバンドを結ぶ。その後、うつ伏せで膝を90度に曲げ、右足首にバンドをかける。

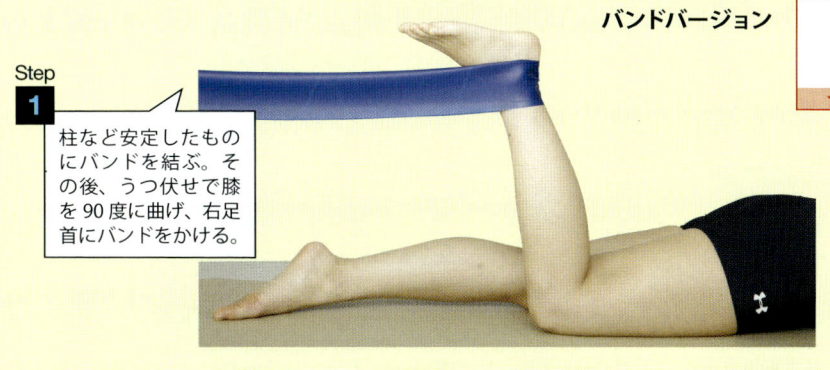

Step 2
ステップ1の状態から膝を曲げる。

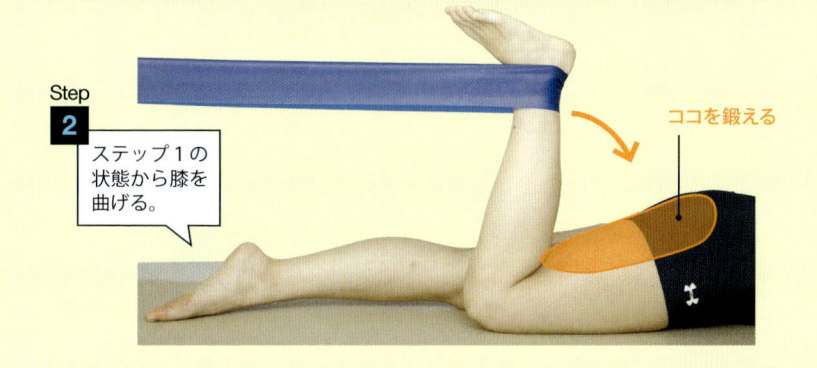

ココを鍛える

パートナーと行うバージョン

Step 1
写真のようにパートナーにバンドや手で抵抗をかけてもらう。

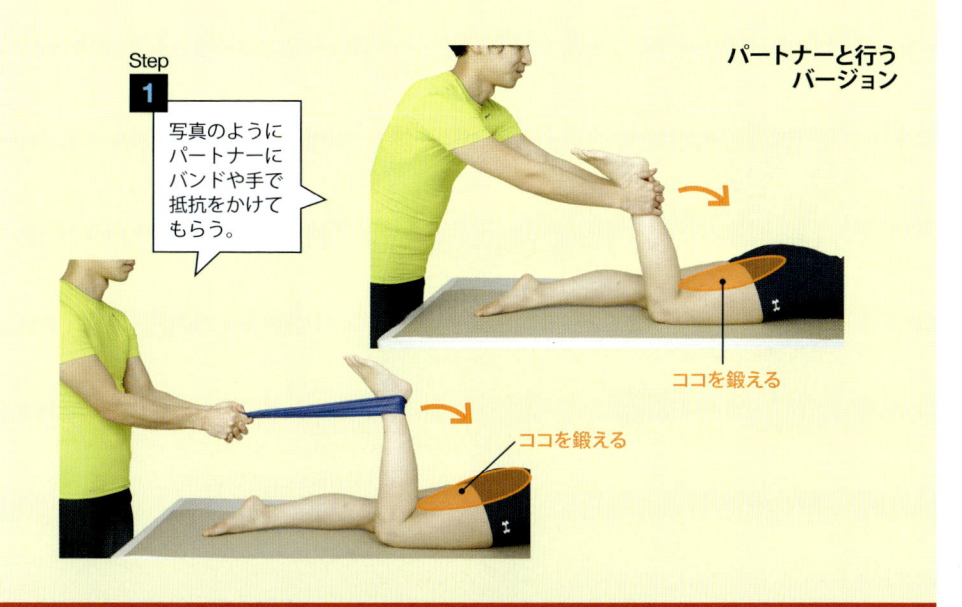

ココを鍛える

ココを鍛える

膝痛

各筋肉の治療　膝関節の屈筋群

膝関節の伸筋群

筋肉の基礎情報

●**筋肉の種類**
・大腿四頭筋　・大腿筋膜張筋

●**働き**
・歩行や走行時に膝を伸ばす動作

●**硬くなっている筋肉**
・ハムストリングス

●**この筋肉を鍛えるきっかけ**
・膝を曲げたときに痛みがある
・仰臥位で寝た際、床と膝の間に指が2本以上入る
・歩行障害が著しい
・変形性股関節症や変形性膝関節症である

●**日常生活でのアドバイス**
・運転や働く際の姿勢に注意する
・寝る際に膝の下に枕を入れる
・中腰姿勢を避ける

●**痛みパターン**
・殿部　　　・大腿後面
・膝関節後面

●**ストレッチやマッサージを行う筋肉**
・膝関節の屈筋群（ハムストリングス）

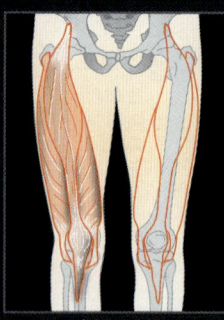

大腿四頭筋

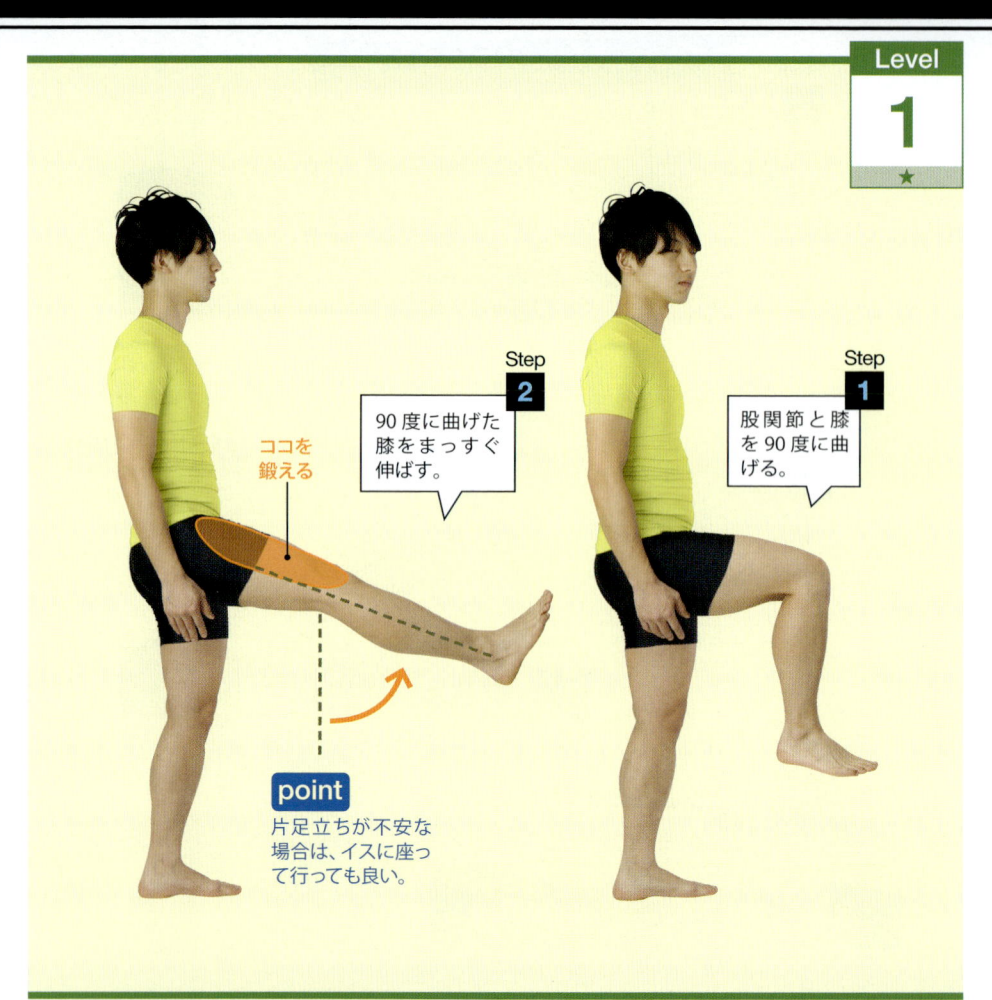

Level 1 ★

Step 1　股関節と膝を90度に曲げる。

Step 2　90度に曲げた膝をまっすぐ伸ばす。

ココを鍛える

point　片足立ちが不安な場合は、イスに座って行っても良い。

| 基本 | 仰臥位バージョン | Level 2 ★★ |

Step 1 仰向けか座った状態で膝を伸ばす。

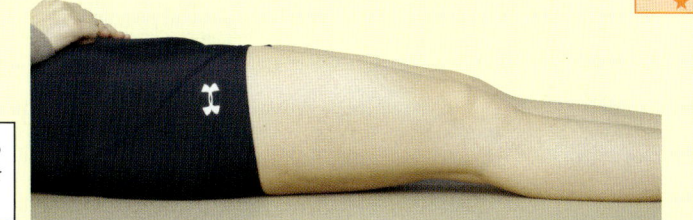

Step 2 膝裏を床に押し付けるイメージで膝を伸ばす。

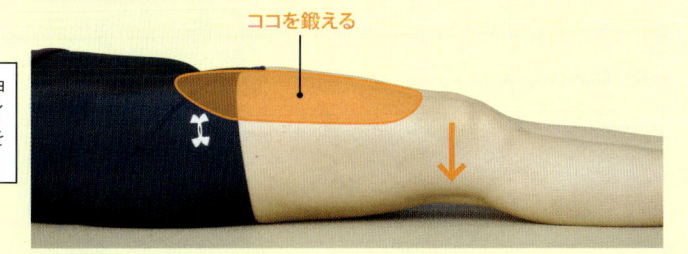

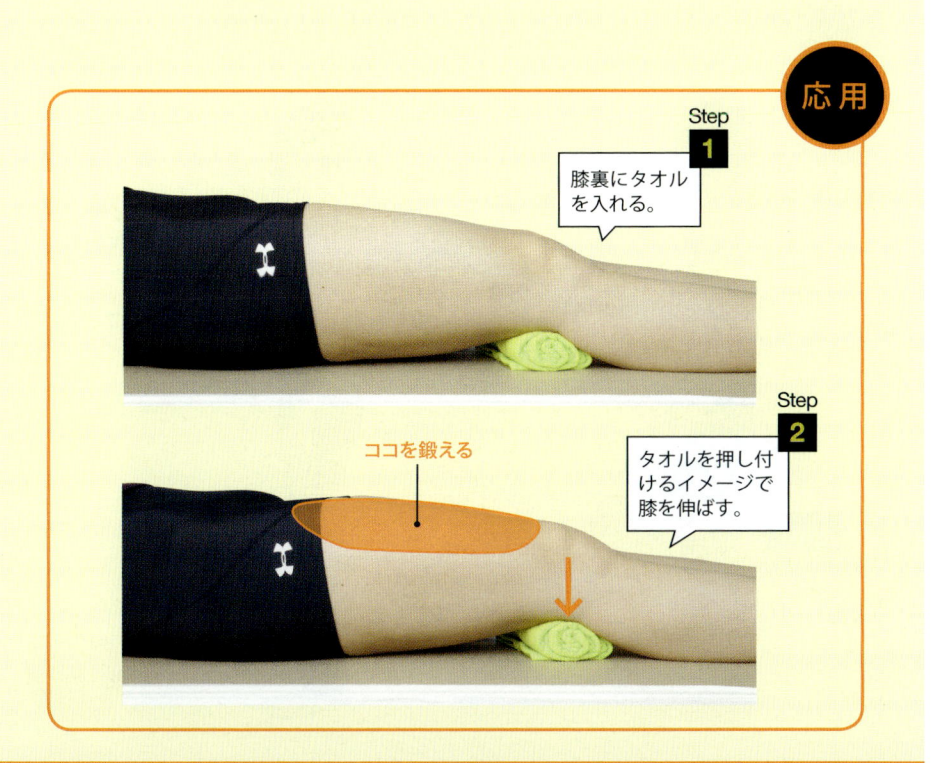

ココを鍛える

応用

Step 1 膝裏にタオルを入れる。

Step 2 タオルを押し付けるイメージで膝を伸ばす。

ココを鍛える

膝痛　各筋肉の治療　膝関節の伸筋群

膝関節の伸筋群

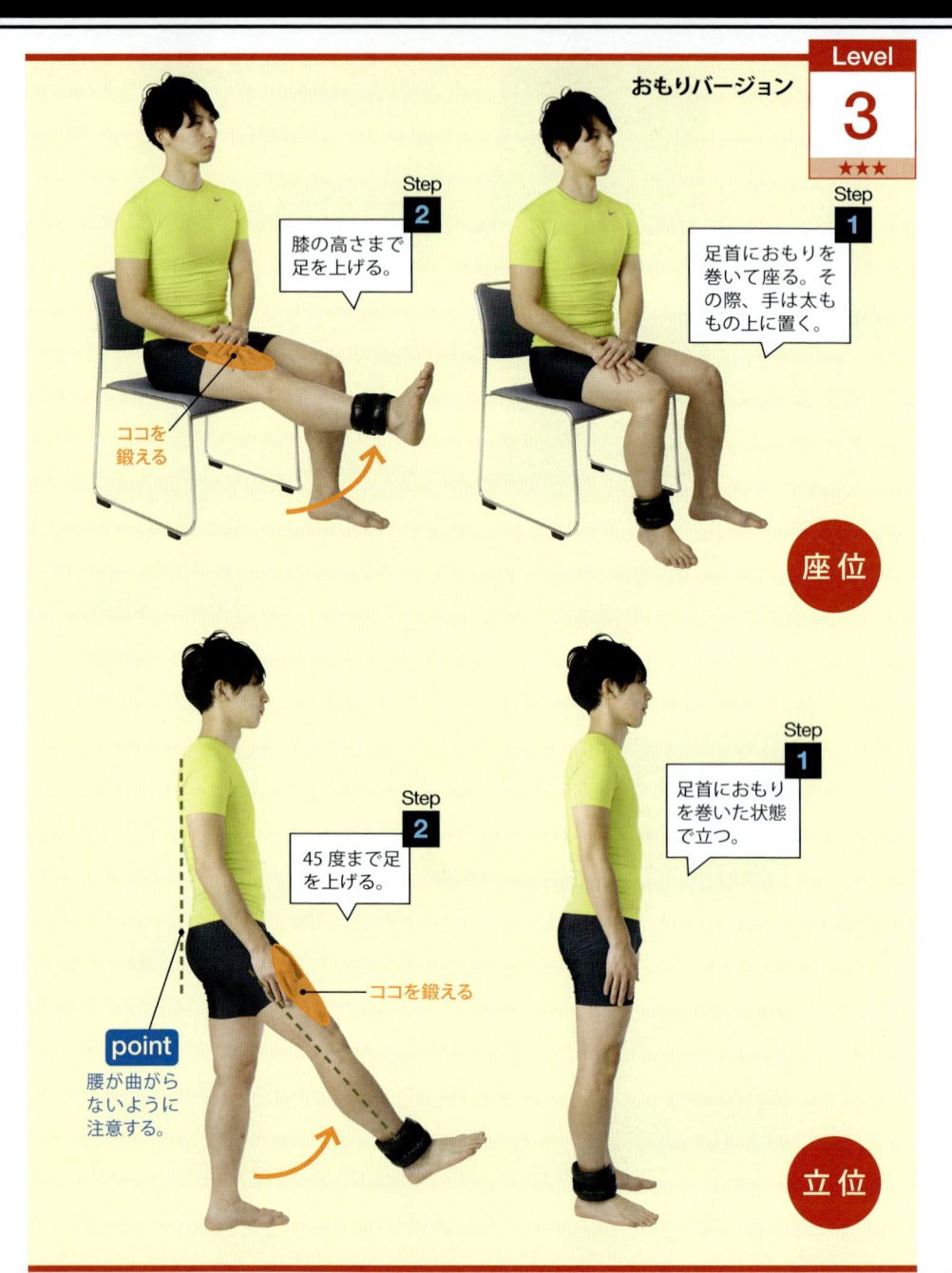

おもりバージョン

Level 3 ★★★

Step 1 足首におもりを巻いて座る。その際、手は太ももの上に置く。

Step 2 膝の高さまで足を上げる。

ココを鍛える

座位

Step 1 足首におもりを巻いた状態で立つ。

Step 2 45度まで足を上げる。

ココを鍛える

point 腰が曲がらないように注意する。

立位

134

バンドバージョン

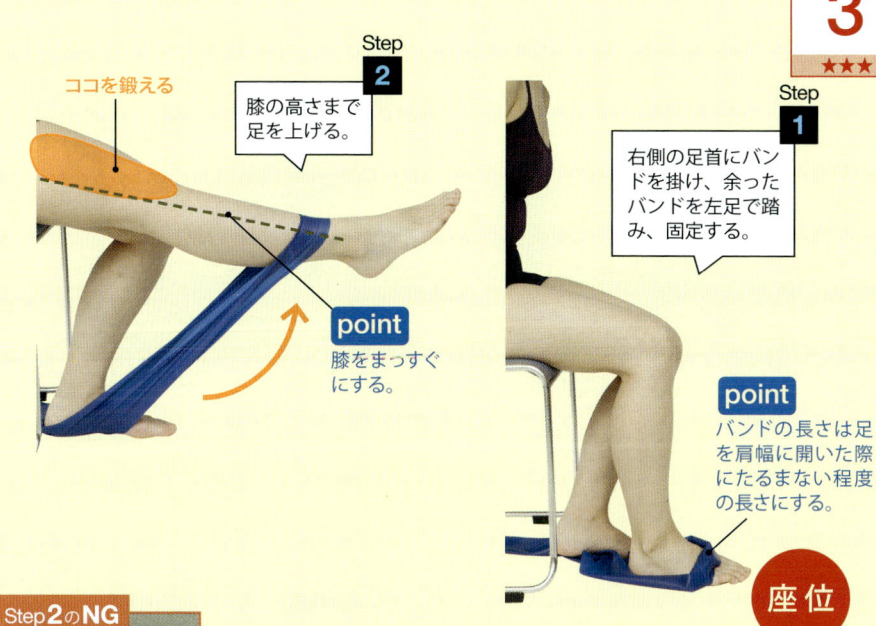

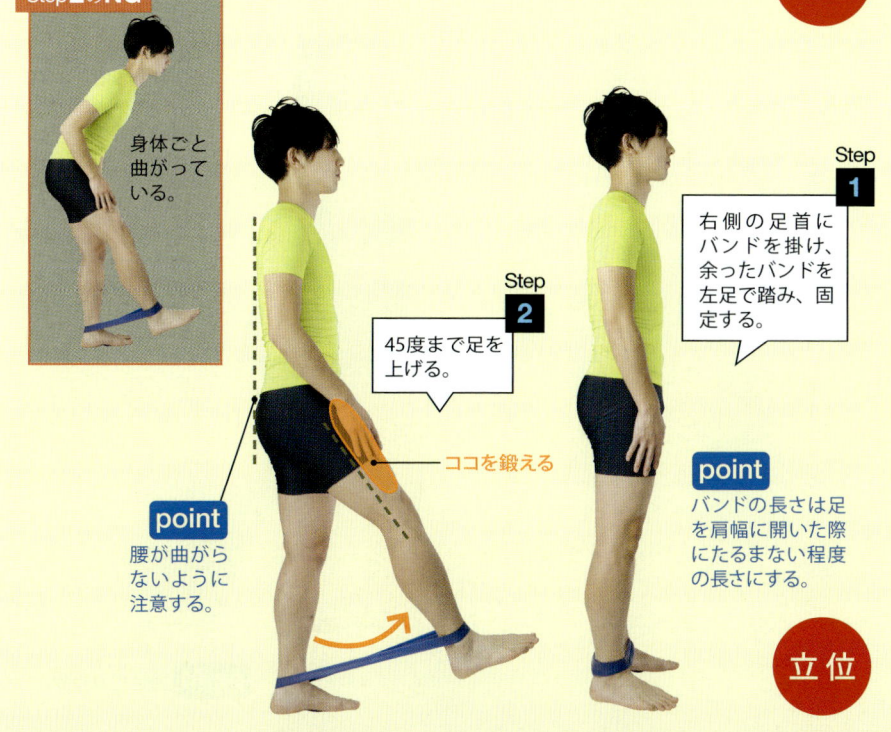

Level 3 ★★★

座位

Step 1 右側の足首にバンドを掛け、余ったバンドを左足で踏み、固定する。

point バンドの長さは足を肩幅に開いた際にたるまない程度の長さにする。

Step 2 膝の高さまで足を上げる。

ココを鍛える

point 膝をまっすぐにする。

Step2のNG 身体ごと曲がっている。

立位

Step 1 右側の足首にバンドを掛け、余ったバンドを左足で踏み、固定する。

point バンドの長さは足を肩幅に開いた際にたるまない程度の長さにする。

Step 2 45度まで足を上げる。

ココを鍛える

point 腰が曲がらないように注意する。

膝痛 / 各筋肉の治療 膝関節の伸筋群

足関節の背屈筋群

筋肉の基礎情報

- ●筋肉の種類
  - ・前脛骨筋 ・長（母）趾伸筋 ・腓骨筋の一部
- ●働き
  - ・踵歩きの動作
- ●硬くなっている筋肉
  - ・ヒラメ筋 ・腓腹筋 ・腓骨筋の一部
- ●この筋肉を鍛えるきっかけ
  - ・つま先立ちで痛みがある
  - ・足の冷えやむくみが強い
  - ・踵の高い靴を履くことが多い
  - ・変形性膝関節症、アキレス腱炎、足底筋膜炎などである
  - ・こむら返りが頻繁に起きる
  - ・扁平足である
  - ・シンスプリントである
- ●日常生活でのアドバイス
  - ・踵の高い靴を避ける
  - ・長時間立つのを避ける
  - ・ジャンプ動作を避ける
  - ・歩行や姿勢に注意する
  - ・長時間の運転（ペダル動作）を避ける
- ●痛みパターン
  - ・膝裏 ・下腿後面 ・下腿外側
  - ・足関節 ・足底 ・アキレス腱
  - ・踵 ・殿部 ・顔面
- ●ストレッチやマッサージを行う筋肉
  - ・足関節の底屈筋群
    （ヒラメ筋・腓腹筋・腓骨筋の一部）

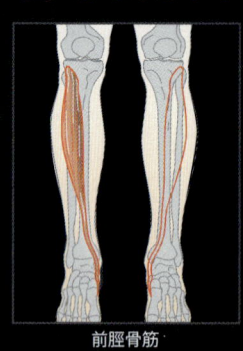

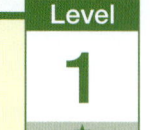

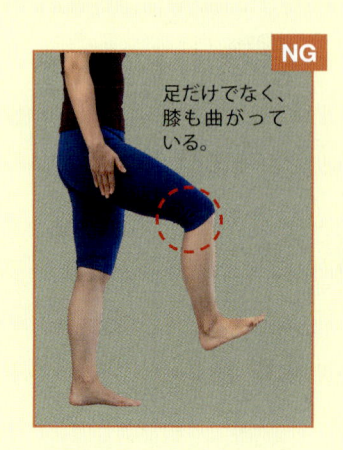

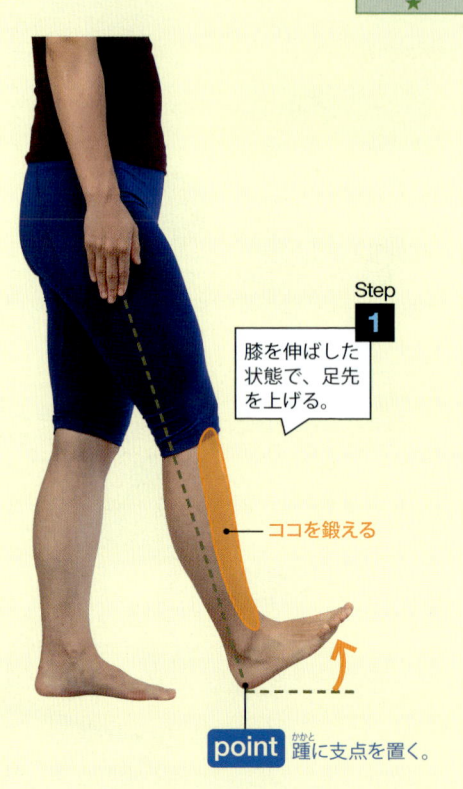

前脛骨筋

Level 1 ★

Step 1
膝を伸ばした状態で、足先を上げる。

ココを鍛える

point 踵に支点を置く。

NG 足だけでなく、膝も曲がっている。

Level 2 ★★

Step 1 膝を肩幅に開けてイスに座る。

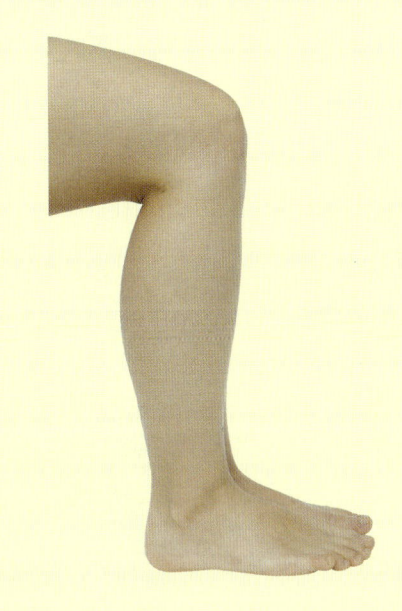

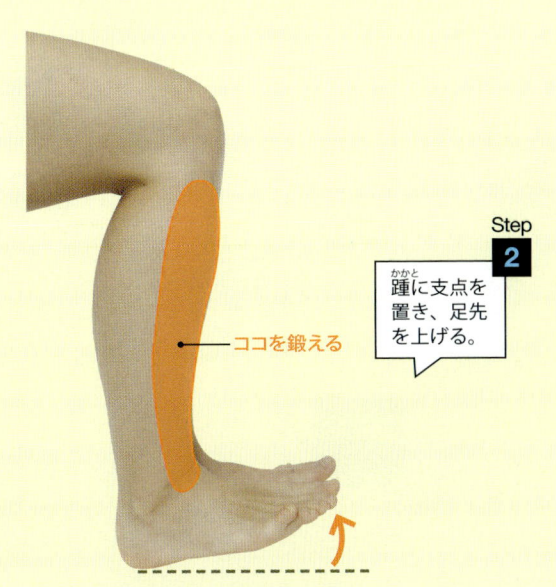

Step 2 踵に支点を置き、足先を上げる。

ココを鍛える

膝痛 / 各筋肉の治療 足関節の背屈筋群

137

足関節の背屈筋群

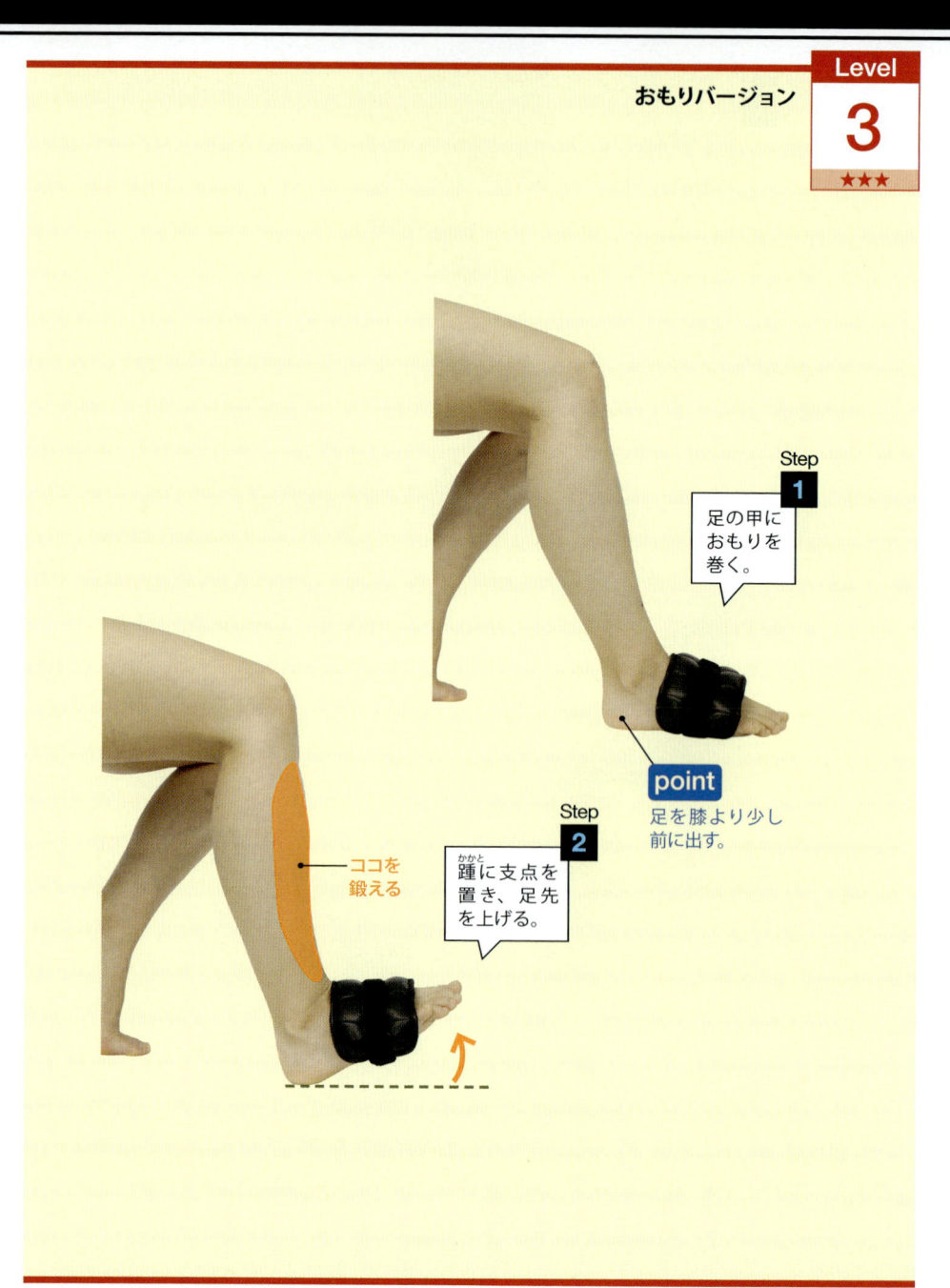

おもりバージョン

Level 3 ★★★

Step 1
足の甲におもりを巻く。

point 足を膝より少し前に出す。

Step 2
踵（かかと）に支点を置き、足先を上げる。

ココを鍛える

バンドバージョン1

Level
3
★★★

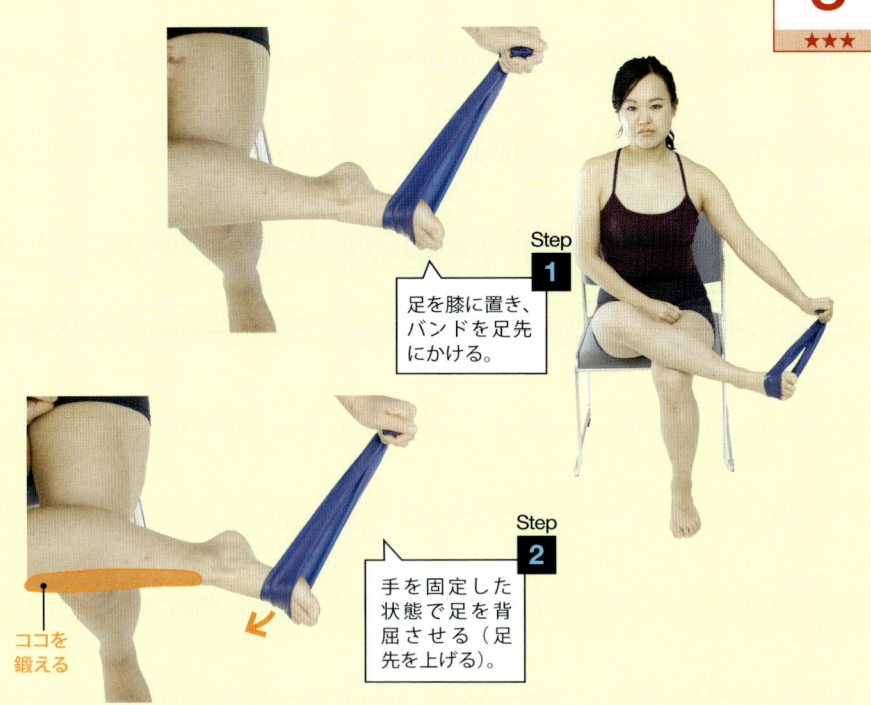

Step 1
足を膝に置き、バンドを足先にかける。

Step 2
手を固定した状態で足を背屈させる（足先を上げる）。

ココを鍛える

バンドバージョン2

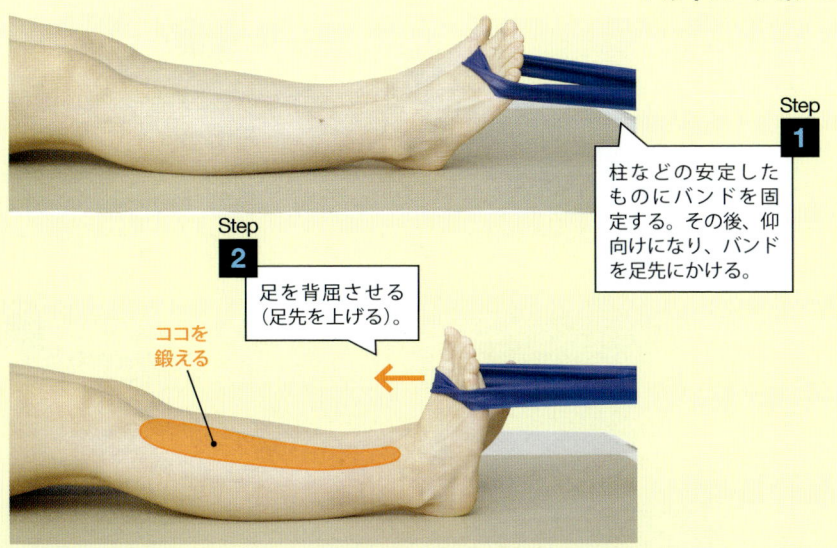

Step 1
柱などの安定したものにバンドを固定する。その後、仰向けになり、バンドを足先にかける。

Step 2
足を背屈させる（足先を上げる）。

ココを鍛える

膝痛　各筋肉の治療　足関節の背屈筋群

足関節の底屈筋群

筋肉の基礎情報

- **筋肉の種類**
  - ヒラメ筋　・腓腹筋　・腓骨筋の一部
- **働き**
  - つま先立ちの動作
- **硬くなっている筋肉**
  - 前脛骨筋　・長(母)趾伸筋
  - 腓骨筋の一部
- **この筋肉を鍛えるきっかけ**
  - 踵歩きで痛みがある
  - 足先にたこやいぼがある
  - 歩行時によくつまずく
  - シンスプリントである
- **日常生活でのアドバイス**
  - 歩行や姿勢に注意する
  - 長時間の運転(ペダル動作)を避ける
  - 足場の悪い道を避ける
- **痛みパターン**
  - 下腿前面　・下腿外側
  - 足関節　・外果
  - 足趾
- **ストレッチやマッサージを行う筋肉**
  - 足関節の背屈筋群
    (前脛骨筋・長(母)趾伸筋・腓骨筋の一部)

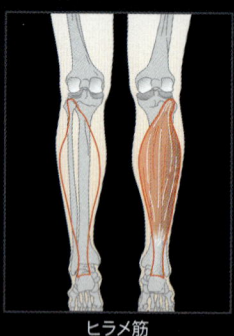

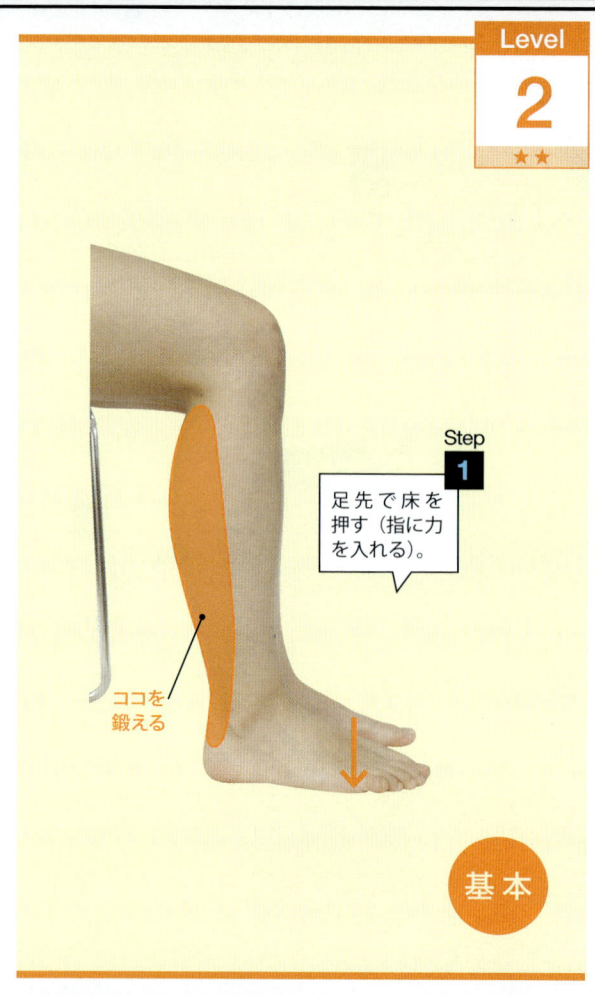

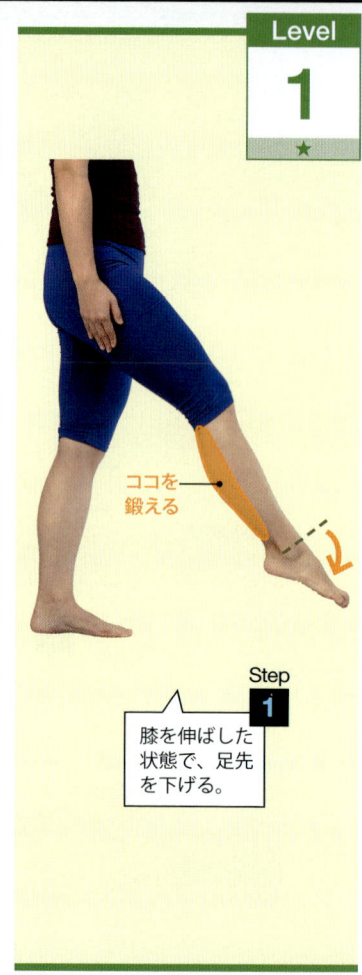

ヒラメ筋

Level 2 ★★

Step 1 足先で床を押す(指に力を入れる)。

ココを鍛える

基本

Level 1 ★

ココを鍛える

Step 1 膝を伸ばした状態で、足先を下げる。

膝痛 各筋肉の治療 足関節の底屈筋群

Level 2 ★★

応用

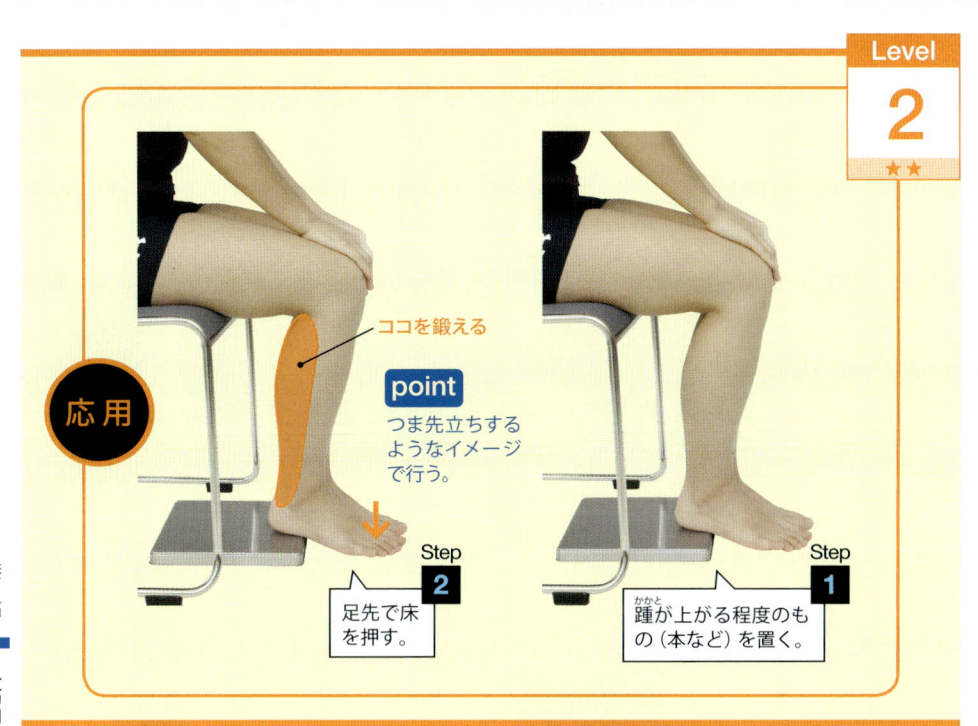

ココを鍛える

point
つま先立ちするようなイメージで行う。

Step 1
踵(かかと)が上がる程度のもの(本など)を置く。

Step 2
足先で床を押す。

Level 3 ★★★

バンドバージョン

Step 1
足先にバンドをかける。

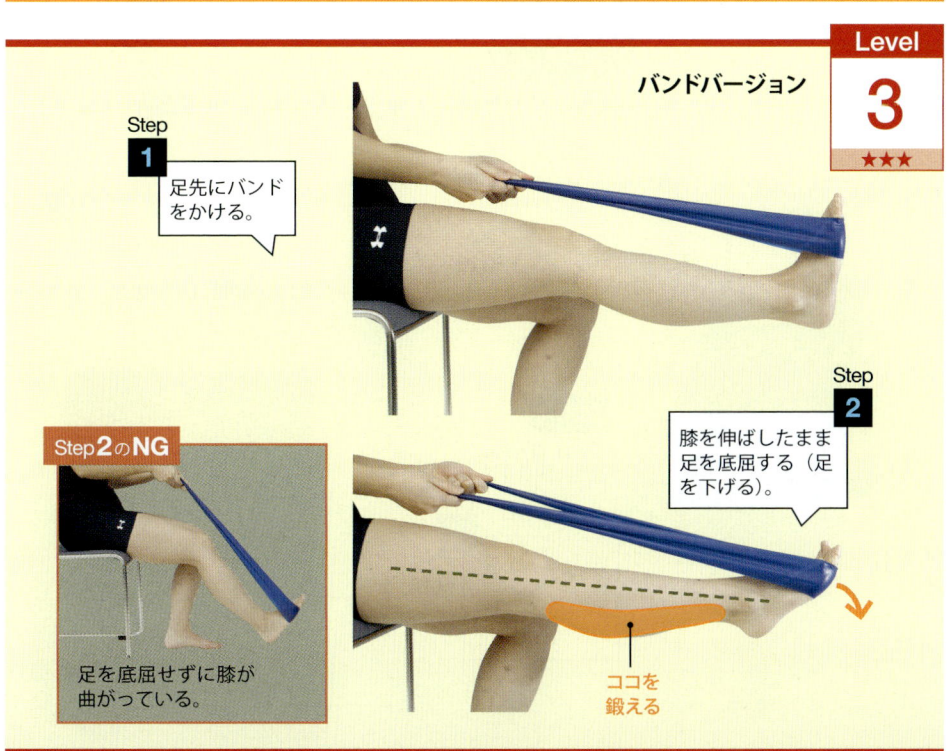

Step 2
膝を伸ばしたまま足を底屈する(足を下げる)。

ココを鍛える

Step2のNG
足を底屈せずに膝が曲がっている。

足の外返し筋群

筋肉の基礎情報

- **筋肉の種類**
  - 腓骨筋
- **働き**
  - 足を外返しする動作
- **硬くなっている筋肉**
  - 後脛骨筋
- **この筋肉を鍛えるきっかけ**
  - 足部を内返しした際に痛みがある
  - 扁平足である
  - 小趾側にたこやいぼがある
  - 靴の外側が過剰に擦れている
- **日常生活でのアドバイス**
  - 靴の踵が擦れていないかを確認する
  - 歩行や仕事の姿勢に注意する
  - アーチサポート／装具を使用する
  - 足の内側に体重をかけて歩く
- **痛みパターン**
  - 下腿後面
  - アキレス腱
  - 踵
  - 足趾
  - 足底
- **ストレッチやマッサージを行う筋肉**
  - 足の内返し筋群（後脛骨筋）

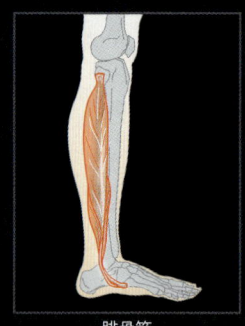

腓骨筋

Level 2 ★★

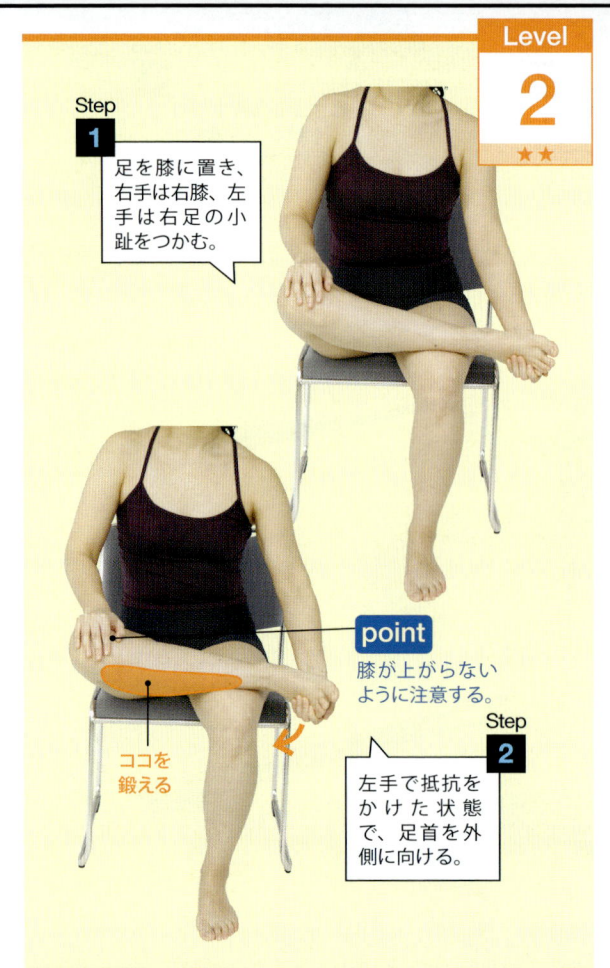

Step 1
足を膝に置き、右手は右膝、左手は右足の小趾をつかむ。

point
膝が上がらないように注意する。

Step 2
左手で抵抗をかけた状態で、足首を外側に向ける。

ココを鍛える

Level 1 ★

ココを鍛える

Step 1
足首を外側に向ける。

NG
足首だけでなく、膝も曲がっている。

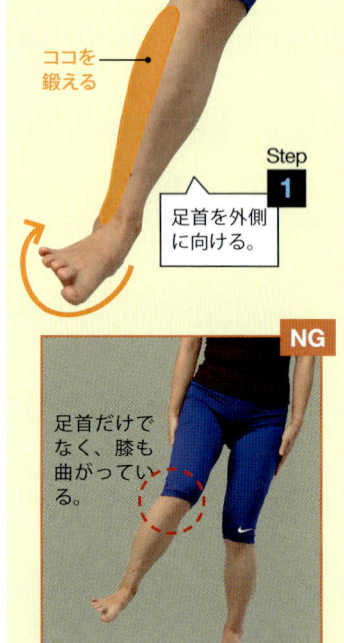

バンドバージョン

Level **3** ★★★

Step **2**
足首を外側に向ける。

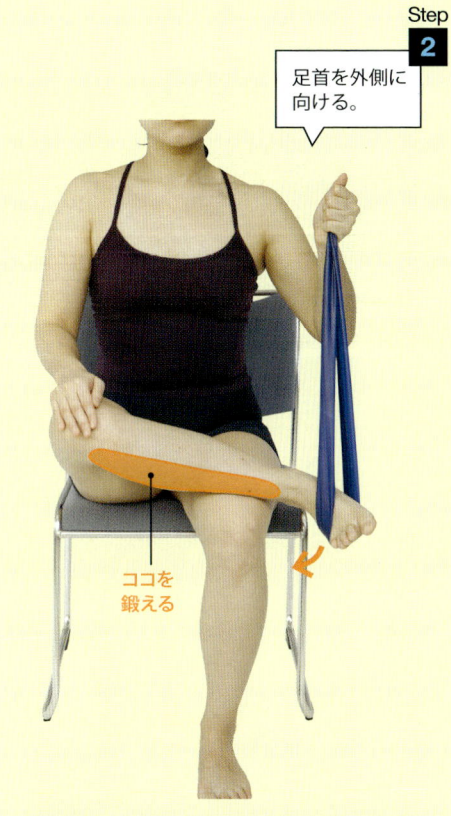

point
肩の高さからバンドをたらす。

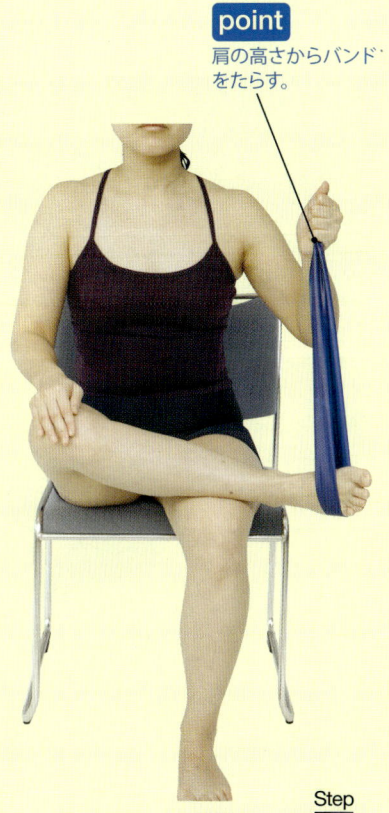

ココを鍛える

膝痛　各筋肉の治療　足の外返し筋群

Step **1**
足先にバンドをかける。

Step **2** の **NG**
右膝が上がっている。

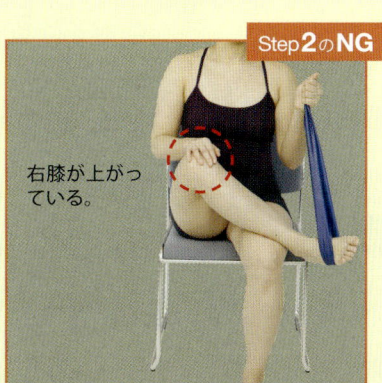

足の内返し筋群

筋肉の基礎情報

● **筋肉の種類**
・後脛骨筋

● **働き**
・足を内返しする動作

● **硬くなっている筋肉**
・腓骨筋

● **この筋肉を鍛えるきっかけ**
・足部を外返しした際に痛みがある
・足場の悪い道を歩く際に痛みがある
・モートン足である
・親趾側にたこやいぼがある
・靴の内側が過剰に擦れている

● **日常生活でのアドバイス**
・靴の踵が擦れていないかを確認する
・歩行や姿勢に注意する
・足の外側に体重をかけて歩く

● **痛みパターン**
・下腿外側　・足関節
・外果　　　・踵

● **ストレッチやマッサージを行う筋肉**
・足の外返し筋群
（腓骨筋）

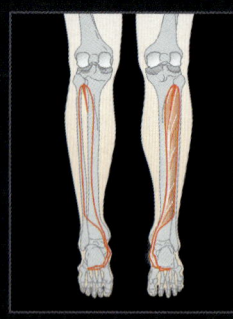

後脛骨筋

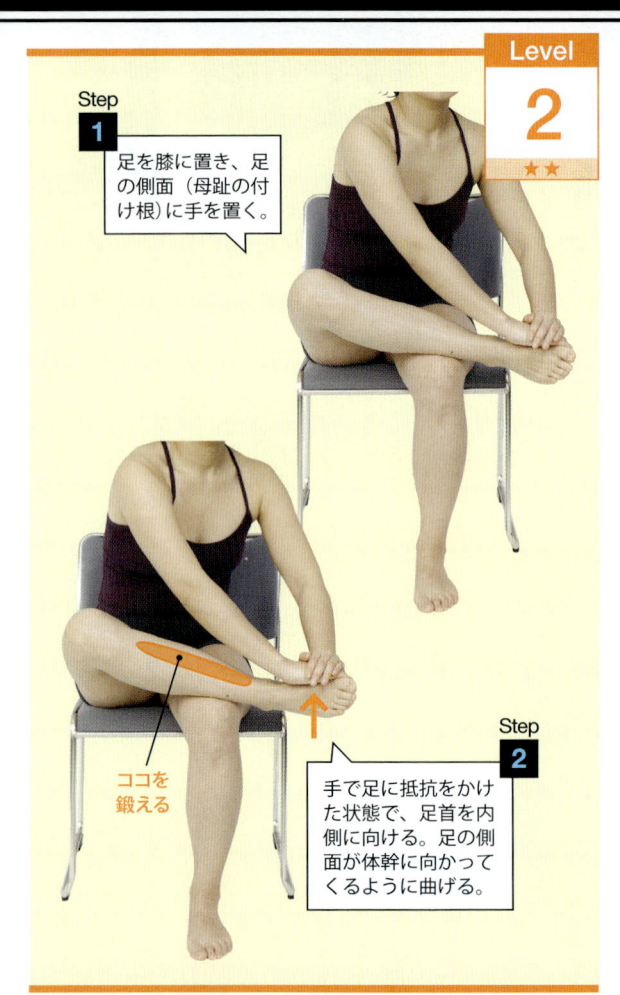

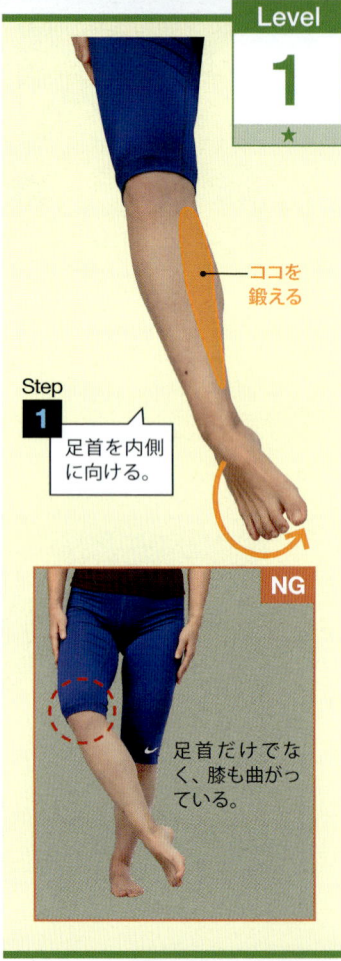

Level 2 ★★

Step 1
足を膝に置き、足の側面（母趾の付け根）に手を置く。

ココを鍛える

Step 2
手で足に抵抗をかけた状態で、足首を内側に向ける。足の側面が体幹に向かってくるように曲げる。

Level 1 ★

ココを鍛える

Step 1
足首を内側に向ける。

NG
足首だけでなく、膝も曲がっている。

おもりバージョン

Level 3 ★★★

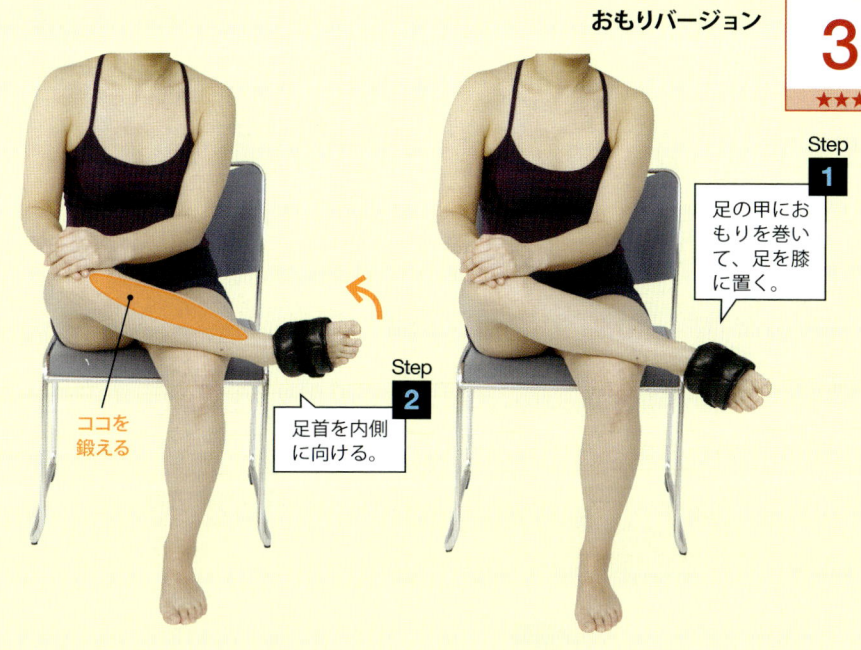

Step 1
足の甲におもりを巻いて、足を膝に置く。

Step 2
足首を内側に向ける。

ココを鍛える

バンドバージョン

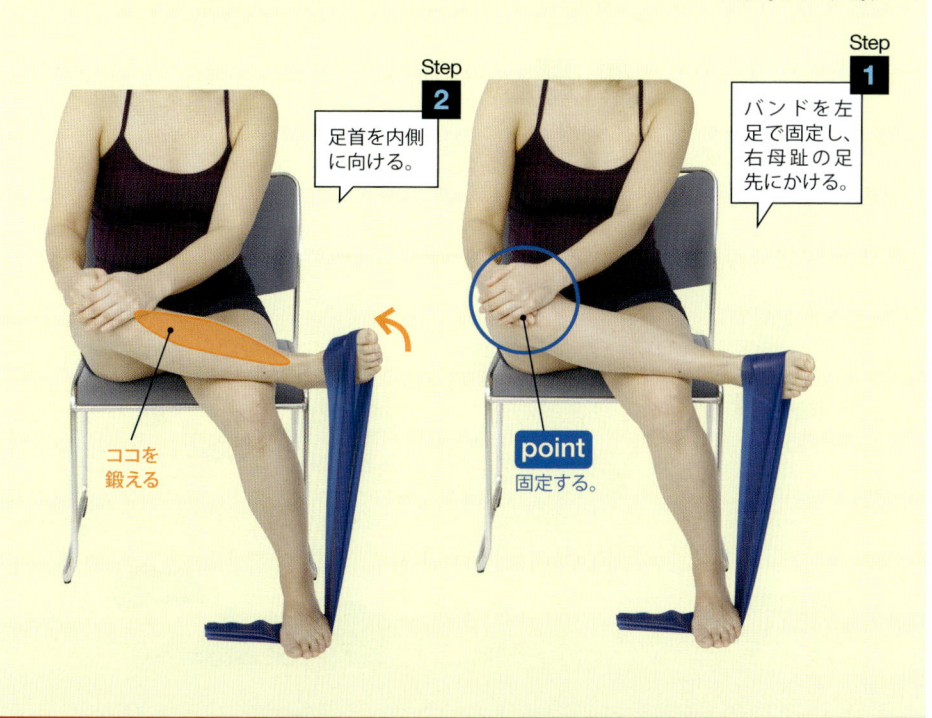

Step 1
バンドを左足で固定し、右母趾の足先にかける。

Step 2
足首を内側に向ける。

ココを鍛える

point
固定する。

膝痛 / 各筋肉の治療 足の内返し筋群

> コラム

病院で処方される**膝痛体操**

ここでは、病院で処方される膝痛体操を紹介します。特定の筋肉に原因が認められない場合は、下記の膝痛体操を必要に応じて行いましょう。

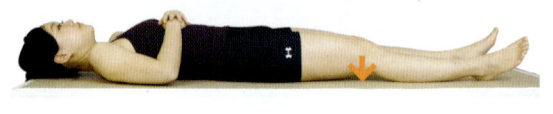

大腿四頭筋訓練1
膝をまっすぐに伸ばし、膝の後面を床に押し付けるように力を入れる。

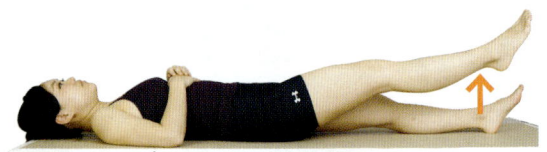

大腿四頭筋訓練2
膝を伸ばしたまま、つま先が見える程度に足を上げる。

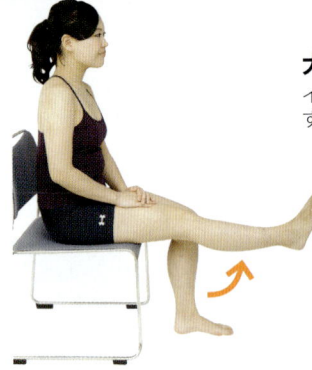

大腿四頭筋訓練3
イスに腰掛け膝をまっすぐに伸ばす。

中殿筋訓練
股を開くように足を上げる。

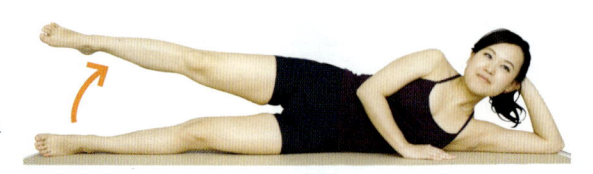

大殿筋訓練
膝を90度曲げた状態から太ももを上げる。

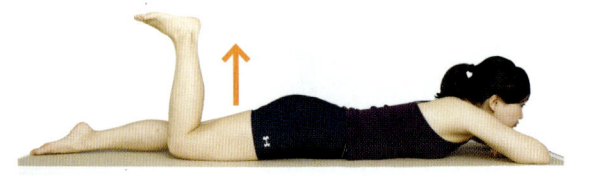

肩痛

1 肩痛の原因とは

肩痛はスポーツ選手や中高年の女性に多く認められる疾患です。肩関節は球関節と呼ばれ、ソケットのような半球の部分に骨（上腕骨）が入り込んだ形をしています。そのため、肩は前後・左右と他の関節に比べて自由に動かすことが可能で、とても可動性が高い関節です。しかし、可動範囲が高いということは、それだけ不安定であるということです。そのため、肩関節を安定させるために、肩周囲には多くの筋肉が存在しています。よって、肩の痛みの大部分には筋肉の障害がかかわっていると思われます。

一方、肩に痛みを起こす原因は肩周囲の筋肉だけではありません。頚部の神経が圧迫されることにより起こる痛みや、心臓や消化器系の疾患により生じる痛みなど、その原因は多彩です（表参照）。そのため、痛みの原因を確認した上で、筋肉の痛みが関与する場合にはセルフケアを行う必要があります。なお、筋肉トレーニングで対処できる肩の痛みは、筋肉に伴う痛みが中心です。

筋肉に伴う肩痛が含まれるかどうかを判断する基準は、

表：肩痛の原因となる疾患

領域	考えられる疾患
整形外科領域	頚椎症、頚椎椎間板症、頚椎椎間関節症、頚椎椎間板ヘルニア、関節リウマチ、肩関節周囲炎、腱板炎、石灰性腱炎、腱板断裂、胸郭出口症候群　など
内科領域	肺疾患（肺腫瘍など） 心循環器系疾患（狭心症・心筋梗塞・高血圧・解離性動脈瘤など） 腹腔内疾患（胆嚢炎・胆石症・膵炎・胃炎など）
その他	帯状疱疹　など

肩痛

肩痛の原因とは

❶ 痛みが「重だるい」や「張ったように」などで表現される鈍い痛みである
❷ 痛みの場所が1点では示せない（ある程度の範囲がある）
❸ 肩や首の動きに伴い悪化する

の3点に合致するかです。

なお、激しい痛みを訴える肩痛は腱の石灰化に伴う石灰性腱炎の可能性が、ピリピリしたり、しびれを伴う肩痛では頚椎椎間板ヘルニアに代表される神経性の肩痛である可能性が、さらに動悸や息切れを伴う肩痛では狭心症など心疾患に伴う肩痛が考えられます。

そこで、右記の3点を満たす場合は筋肉性の肩痛と判断します。なお、肩痛は痛い場所から3つのタイプに分類することで、悪い筋肉を見つけてみましょう。

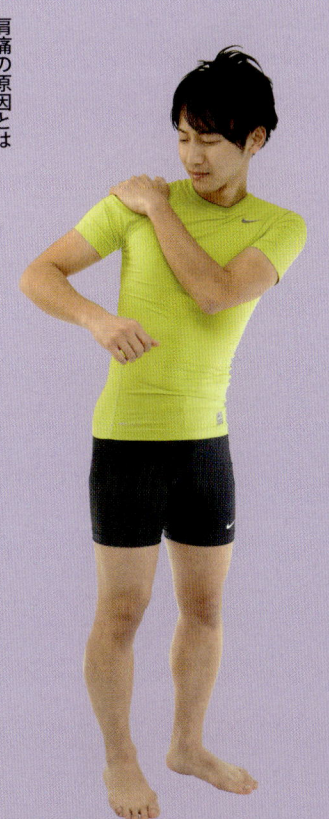

肩痛の治療に必要な用語 2

実際の治療の前に、肩痛の治療に必要な用語（ランドマーク）を確認しましょう。

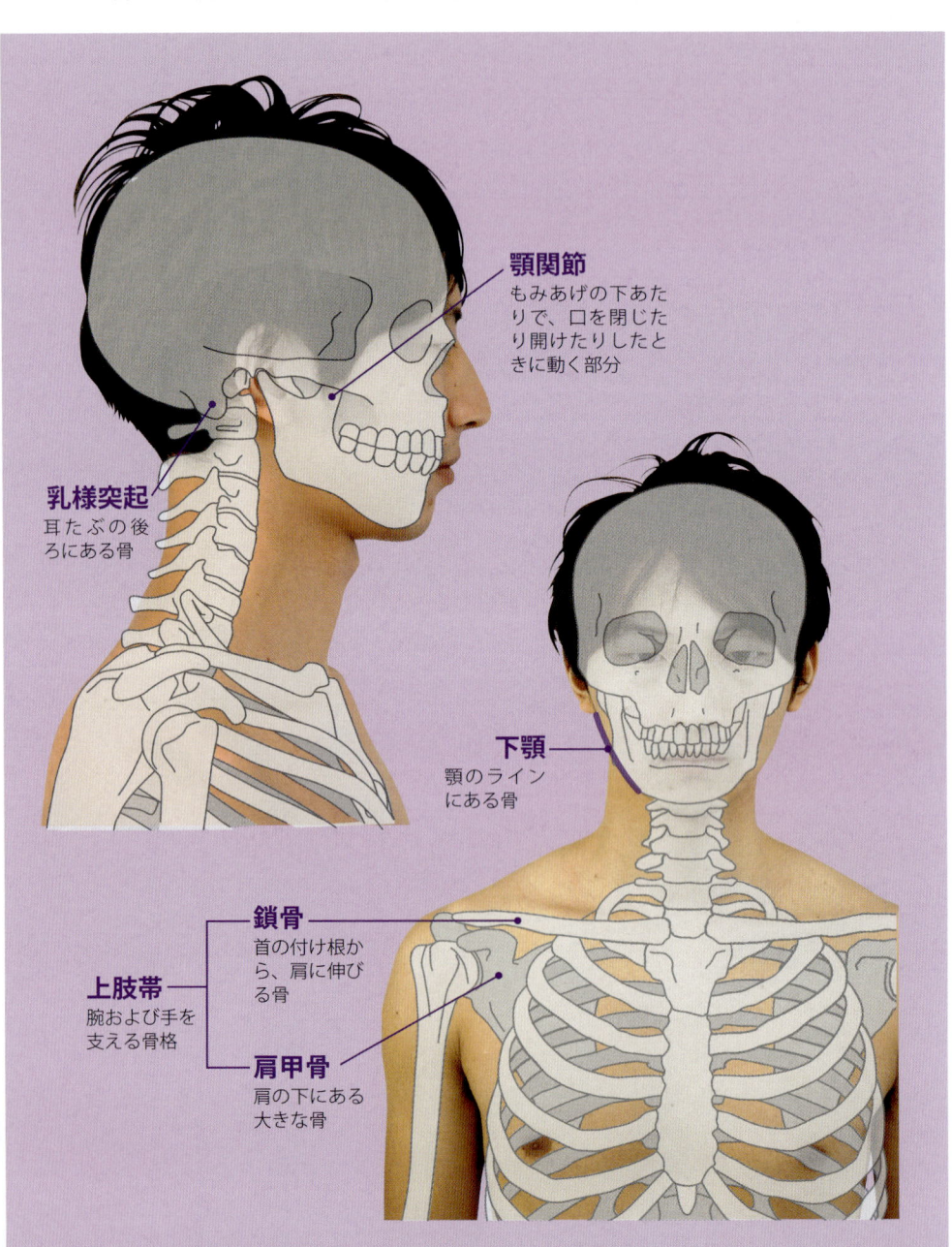

顎関節
もみあげの下あたりで、口を閉じたり開けたりしたときに動く部分

乳様突起
耳たぶの後ろにある骨

下顎
顎のラインにある骨

鎖骨
首の付け根から、肩に伸びる骨

上肢帯
腕および手を支える骨格

肩甲骨
肩の下にある大きな骨

肩痛 | 肩痛の治療に必要な用語

乳頭ライン
乳頭を縦に通るライン

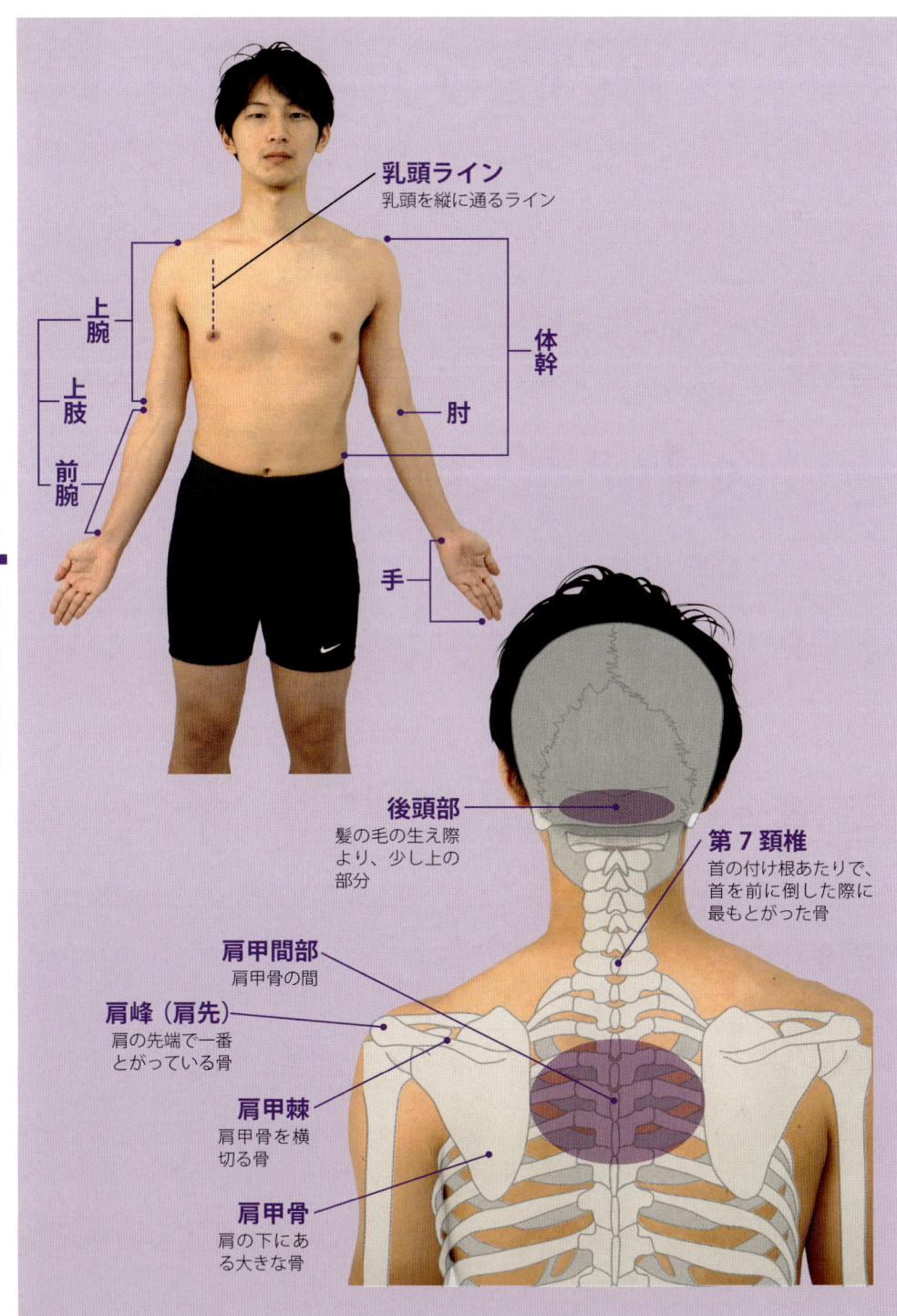

上腕
上肢
前腕

体幹
肘
手

後頭部
髪の毛の生え際より、少し上の部分

第7頸椎
首の付け根あたりで、首を前に倒した際に最もとがった骨

肩甲間部
肩甲骨の間

肩峰（肩先）
肩の先端で一番とがっている骨

肩甲棘
肩甲骨を横切る骨

肩甲骨
肩の下にある大きな骨

肩痛の治療を行ってみよう 3

Step 1 ▶ まずは、セルフケアを行っても構わない痛みであるかを確認します。確認項目は

> ❶ 肩が動かない
> ❷ しびれなどの症状がある
> ❸ 激しい痛みである

の3点です。上記の3つに当てはまる場合は、筋肉の痛みではない可能性があるので、念のため病院で検査を受けましょう。

Step 2 ▶ 次に、痛みがある部位を確認しましょう。痛みの部位は

A 肩前面タイプ（P154）
B 肩後面タイプ（P155）
C 腕全体タイプ（P156）

の3タイプです。

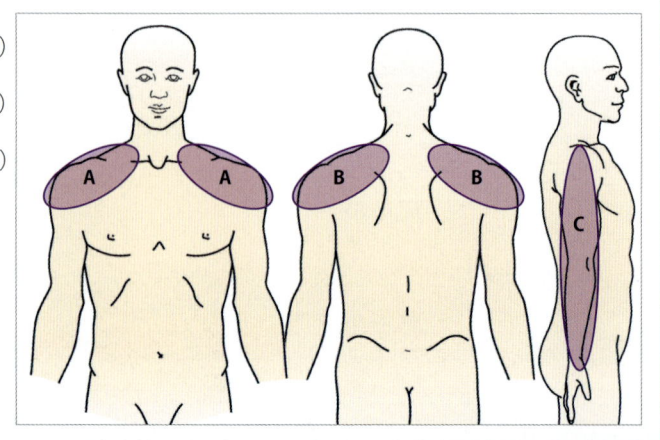

Step 3 ▶ 痛みがある部位と関連のある筋肉を動かして、どの筋肉が原因かを特定しましょう。そして、その筋肉と反対の作用を持つ筋肉を鍛えましょう（P154〜157）。

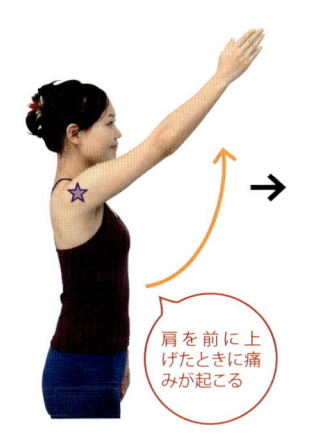

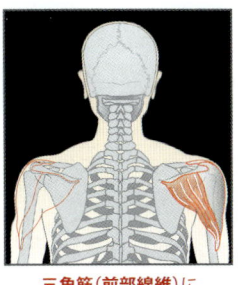

肩を前に上げたときに痛みが起こる

三角筋（前部線維）に問題があります。
肩関節の伸筋群を鍛えましょう。

Step 4 ▶ 鍛える筋肉が決まったら、筋肉トレーニングを行いましょう（P160〜）。なお、筋肉トレーニングを行うに際しては、筋肉トレーニングだけでなく、準備体操として肩痛の基本ストレッチ＆マッサージ治療（P158〜159）を合わせて行うか、姉妹本『痛みが楽になる トリガーポイントストレッチ＆マッサージ』を参照し、問題のある筋肉を個々にストレッチまたはマッサージすることをお勧めします。

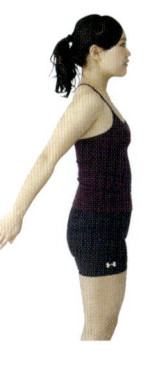

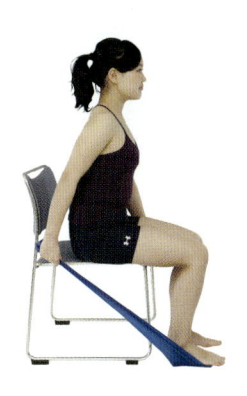

Step 5 ▶ もう一度、Step3で痛みがあった筋肉を動かし、痛みが変化しているかを確認しましょう。痛みが少しでも変化していれば、定期的に筋肉トレーニングを続けていきましょう。

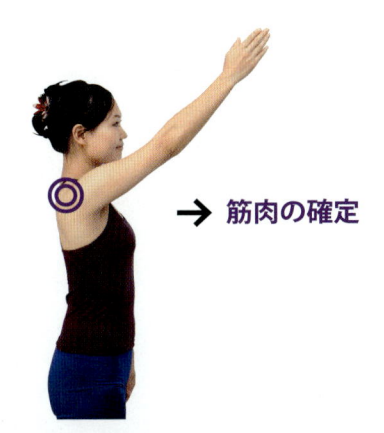

→ **筋肉の確定**

肩痛　肩痛の治療を行ってみよう

A 肩前面タイプ

肩の前面に痛みがあるタイプの方は、

★：収縮している筋肉の場所

❶三角筋（前部線維）❷大胸筋 ❸上腕二頭筋

のいずれかに問題があります。❶〜❸のどの筋肉に問題があるのかを、4つの動きから判断しましょう。

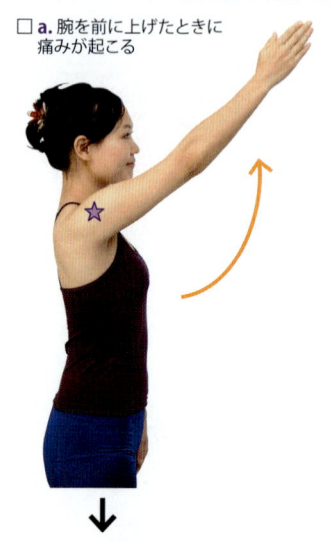

□ **a.** 腕を前に上げたときに痛みが起こる

↓

三角筋（前部線維）・大胸筋・上腕二頭筋に問題があります。
肩関節の伸筋群
(P166)を鍛えましょう。

□ **b.** 肩の高さまで腕を上げた状態で、内側に腕を動かしたときに痛みが起こる

↓

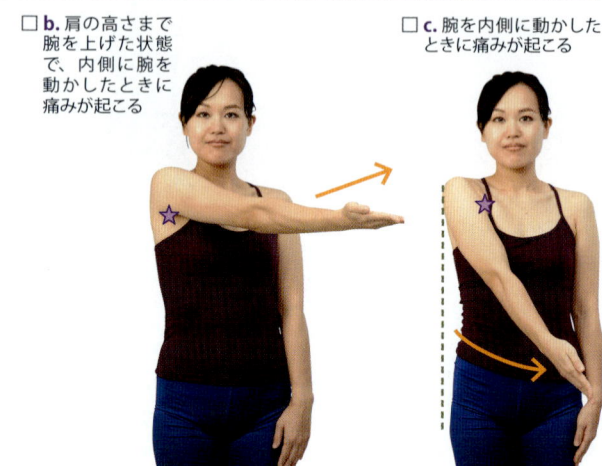

三角筋（前部線維）・大胸筋に問題があります。
肩関節の水平外転筋群
(P182)を鍛えましょう。

□ **c.** 腕を内側に動かしたときに痛みが起こる

↓

大胸筋に問題があります。
肩関節の外転筋群
(P170)を鍛えましょう。

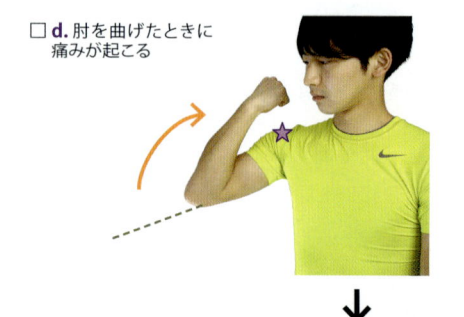

□ **d.** 肘を曲げたときに痛みが起こる

↓

上腕二頭筋に問題があります。
肩関節の伸筋群
(P166)を鍛えましょう。

B 肩後面タイプ

肩の後面に痛みがあるタイプの方は、　　　　　　　　　　　　★：収縮している筋肉の場所

❶三角筋（中部・後部線維）❷大円筋 ❸小円筋 ❹上腕三頭筋

のいずれかに問題があります。❶〜❹のどの筋肉に問題があるのかを、6つの動きから判断しましょう。

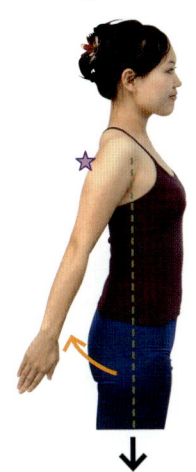

□ **a.** 腕を後ろに動かしたときに痛みが起こる

↓

三角筋（後部線維）・大円筋・上腕三頭筋に問題があります。
肩関節の屈筋群
(P162)を鍛えましょう。

□ **b.** 肩の高さまで腕を上げた状態で、外側に腕を動かしたときに痛みが起こる

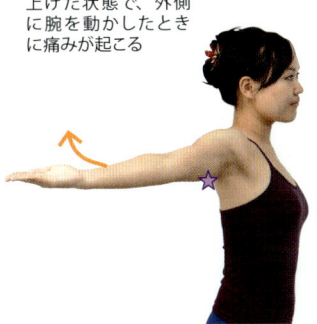

↓

三角筋（中部・後部線維）・小円筋に問題があります。
肩関節の水平内転筋群
(P182)を鍛えましょう。

□ **c.** 腕を内側に動かしたときに痛みが起こる

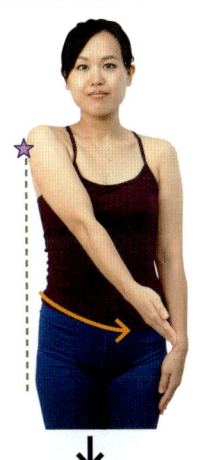

↓

大円筋に問題があります。
肩関節の外転筋群
(P170)を鍛えましょう。

□ **d.** 肩・肘を90度に上げた状態で、腕を上に動かしたときに痛みが起こる

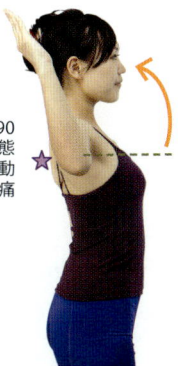

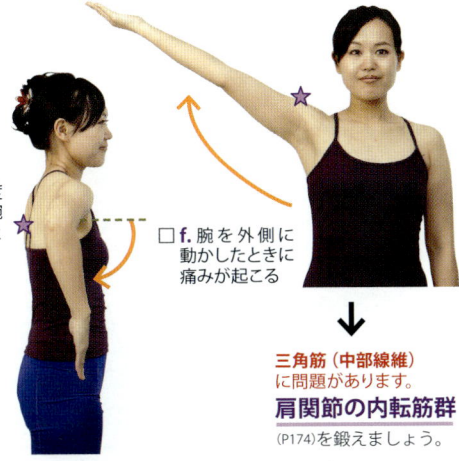

↓

小円筋に問題があります。
肩関節の内旋筋群
(P180)を鍛えましょう。

□ **e.** 肩・肘を90度に上げた状態で腕を下に動かしたときに痛みが起こる

↓

大円筋に問題があります。
肩関節の外旋筋群
(P178)を鍛えましょう。

□ **f.** 腕を外側に動かしたときに痛みが起こる

↓

三角筋（中部線維）に問題があります。
肩関節の内転筋群
(P174)を鍛えましょう。

肩痛　肩痛の治療を行ってみよう

C 腕全体タイプ

腕全体に痛みがあるタイプの方は、　　　　　　　　　　　★：収縮している筋肉の場所

❶肩甲下筋　❷棘上筋　❸棘下筋　❹小胸筋　❺広背筋　❻大胸筋　❼斜角筋
❽上腕三頭筋

のいずれかに問題があります。❶〜❽のどの筋肉に問題があるのかを、11の動きから判断しましょう。

☐ **a.** 肩・肘を90度に上げた状態で、腕を下に動かしたときに痛みが起こる

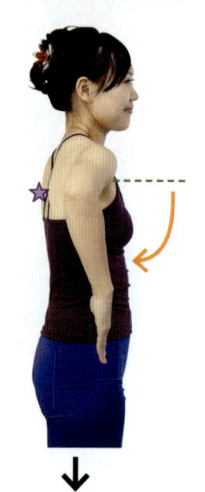

↓

肩甲下筋・大胸筋に問題があります。
肩関節の外旋筋群
(P178)を鍛えましょう。

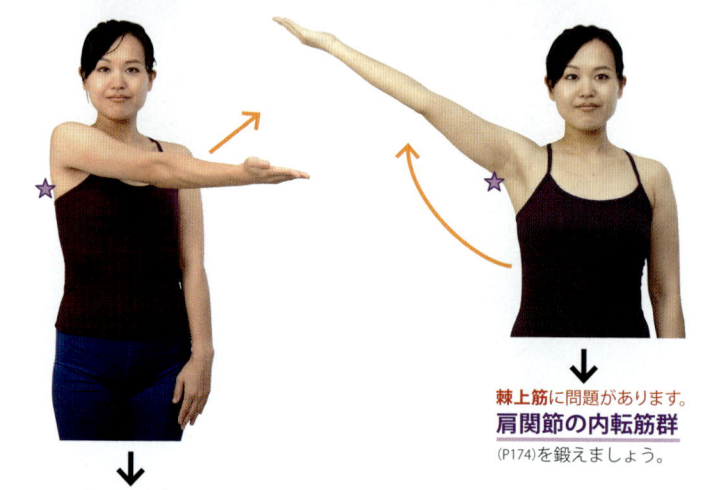

☐ **b.** 肩の高さまで腕を上げた状態で、内側に腕を動かしたときに痛みが起こる

↓

肩甲下筋・大胸筋に問題があります。
肩関節の水平外転筋群
(P182)を鍛えましょう。

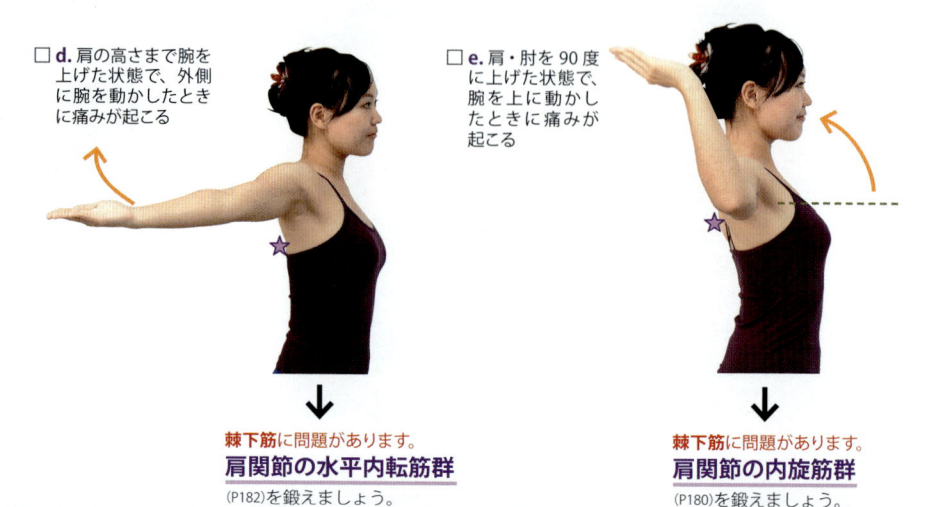

☐ **c.** 腕を外側に動かしたときに痛みが起こる

↓

棘上筋に問題があります。
肩関節の内転筋群
(P174)を鍛えましょう。

☐ **d.** 肩の高さまで腕を上げた状態で、外側に腕を動かしたときに痛みが起こる

↓

棘下筋に問題があります。
肩関節の水平内転筋群
(P182)を鍛えましょう。

☐ **e.** 肩・肘を90度に上げた状態で、腕を上に動かしたときに痛みが起こる

↓

棘下筋に問題があります。
肩関節の内旋筋群
(P180)を鍛えましょう。

肩痛

肩痛の治療を行ってみよう

□ **f.** 肩を降ろしたときに痛みが起こる

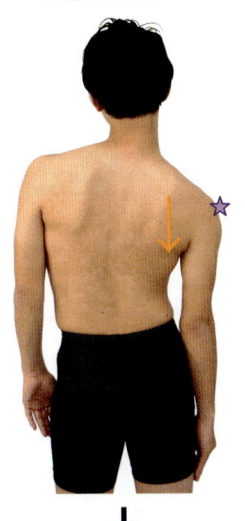

↓

小胸筋に問題があります。
上肢帯の挙上筋群
(P208)を鍛えましょう。

□ **g.** 手を前でクロスさせたときに痛みが起こる

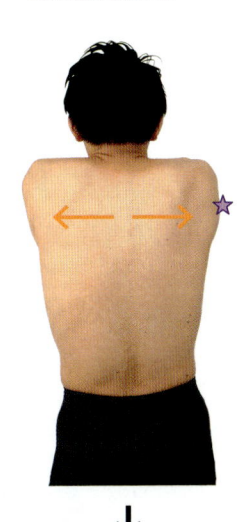

↓

小胸筋に問題があります。
上肢帯の内転筋群
(P214)を鍛えましょう。

□ **h.** 腕を後ろに動かしたときに痛みが起こる

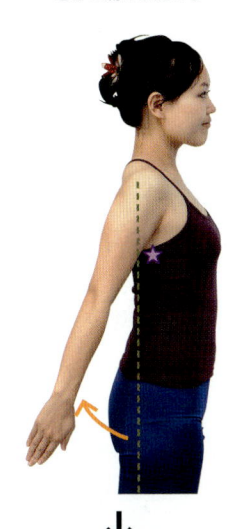

↓

広背筋に問題があります。
肩関節の屈筋群
(P162)を鍛えましょう。

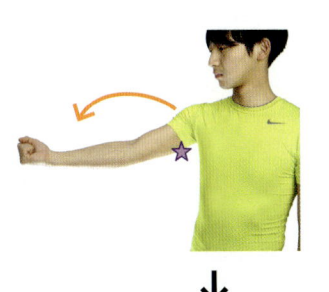

□ **i.** 腕を内側に動かしたときに痛みが起こる

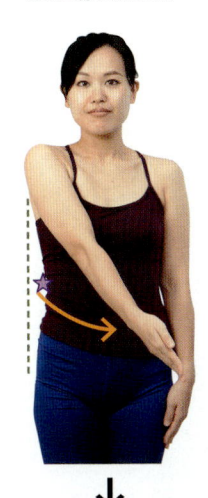

↓

広背筋・大胸筋に問題があります。
肩関節の外転筋群
(P170)を鍛えましょう。

□ **j.** 首を横に倒したときに痛みが起こる

↓

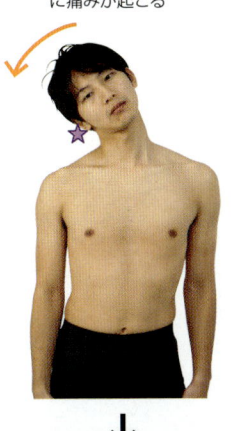

斜角筋に問題があります。
頭頚部の側屈筋群
(P204)を鍛えましょう。

□ **k.** 肘を伸ばしたときに痛みが起こる

↓

上腕三頭筋に問題があります。
肩関節の屈筋群
(P162)を鍛えましょう。

肩痛の基本ストレッチ&マッサージ治療 4

痛みの部位が多い場合や、予防的に治療を行いたい場合は、肩痛を起こす筋肉の中でも特に問題になりやすい4つの筋肉を治療してみましょう。なお、筋肉の詳細は、各ページを参照してください。図注：赤は痛みを感じる部位

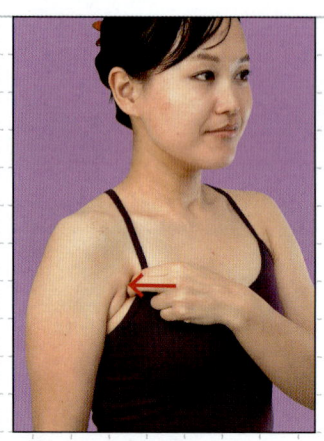

大胸筋

massage（指2本）
乳頭ラインよりやや外方で鎖骨より2〜3横指下を圧迫する。

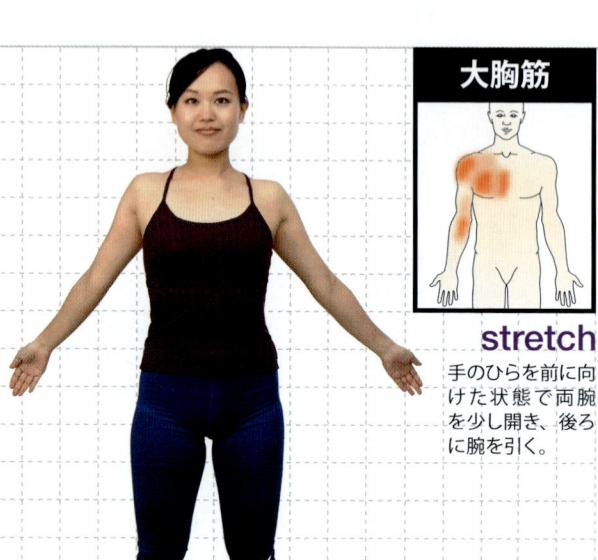

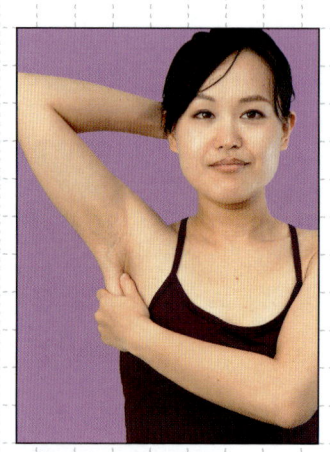

stretch
手のひらを前に向けた状態で両腕を少し開き、後ろに腕を引く。

大円筋

massage（つまむ）
右の手のひらを後頭部に置き、脇の下を指でつまむ。

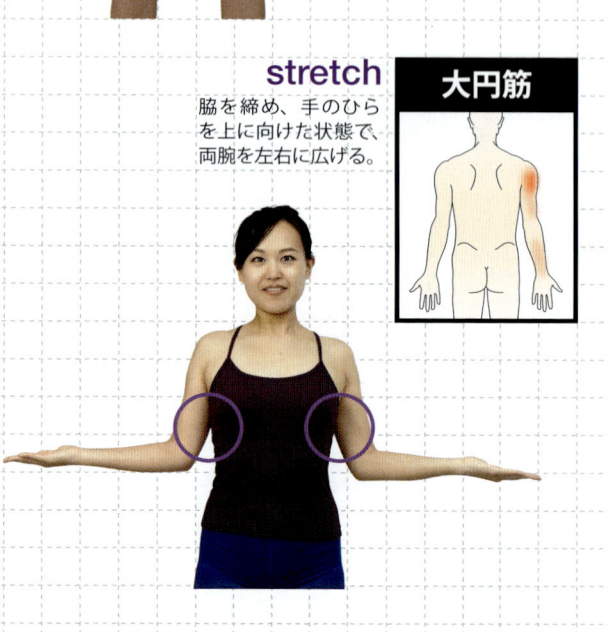

stretch
脇を締め、手のひらを上に向けた状態で、両腕を左右に広げる。

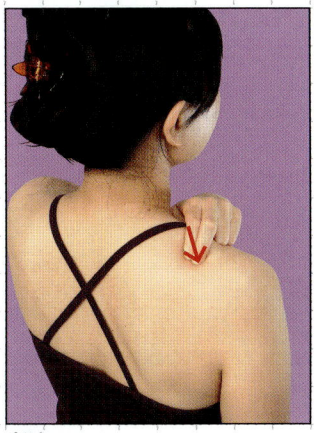

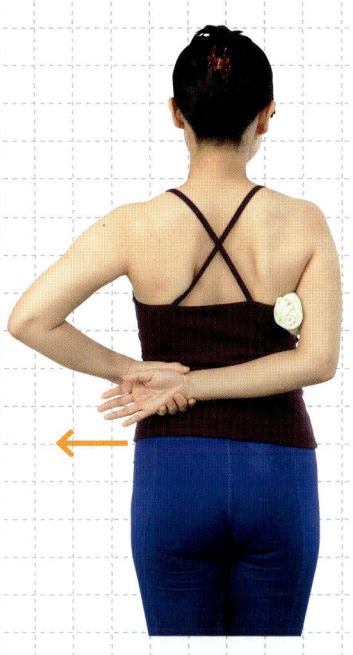

棘上筋

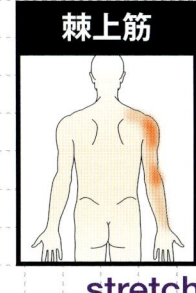

stretch
右脇にタオルをはさみ、肘を曲げて左手で右手首を持ち、引き寄せる。

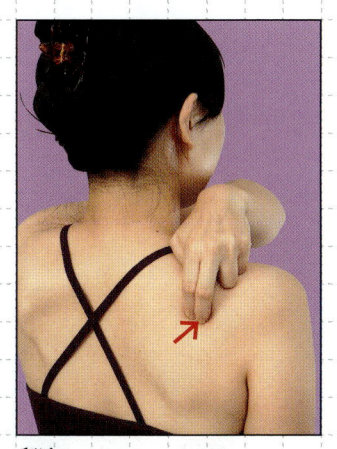

massage
肩中央で肩甲棘の上を圧迫する。

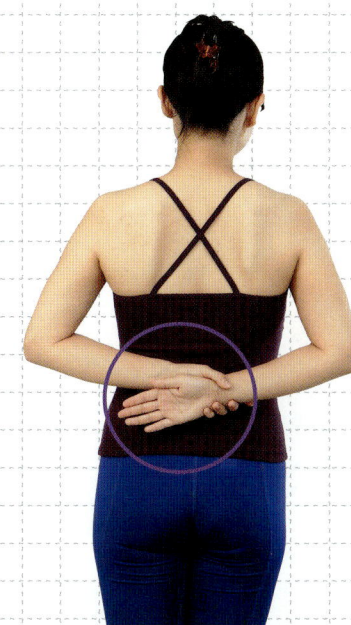

棘下筋

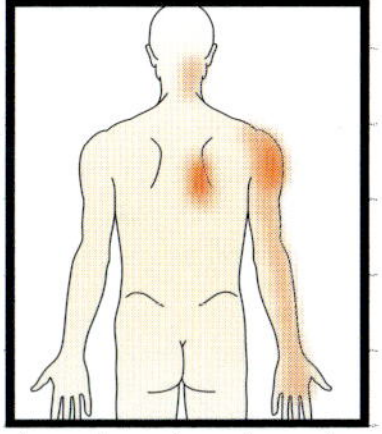

stretch
両肘を曲げた状態で、背中で手を組む。

massage
肩後面で、肩甲骨の中央付近を圧迫する。

肩痛　肩痛の基本ストレッチ&マッサージ治療

各筋肉の治療 5

肩痛に関係のある筋肉をトレーニングしましょう。なお、痛みが強い方や運動障害のある方はレベル1を、一般の方はレベル2を、レベル2が簡単に行える方はレベル3を行いましょう。

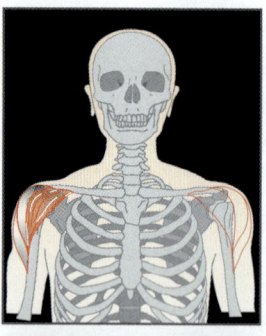

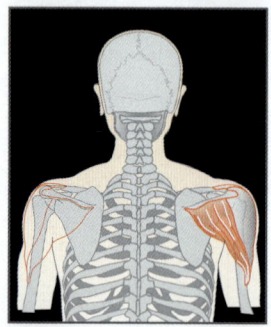

- 肩関節の屈筋群

- 肩関節の伸筋群

- 肩関節の外転筋群

- 肩関節の内転筋群

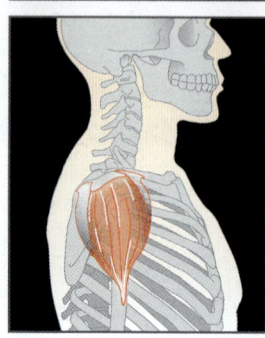

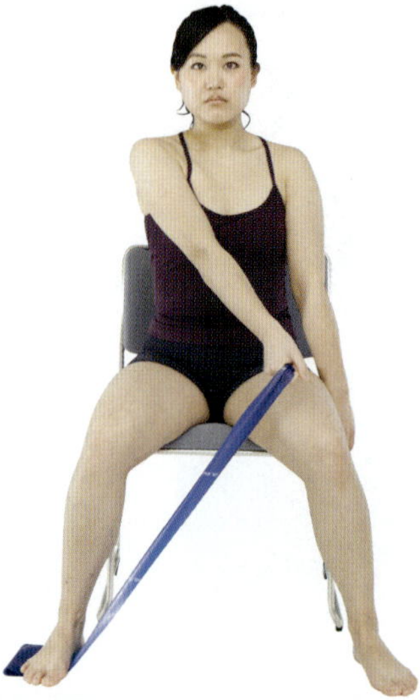

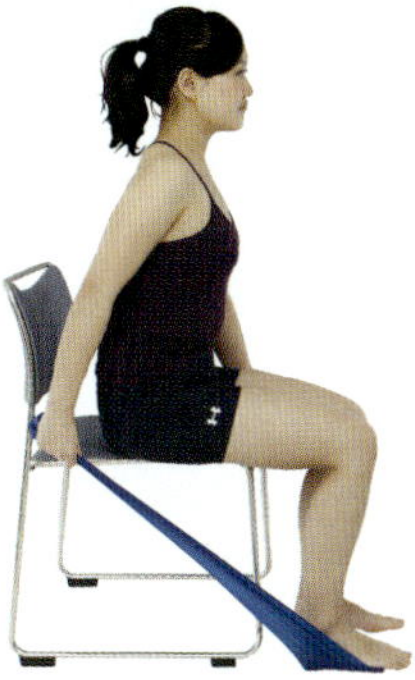

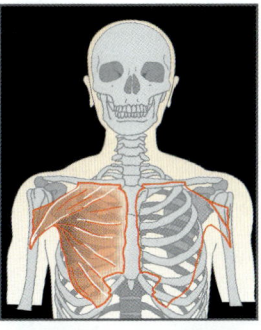

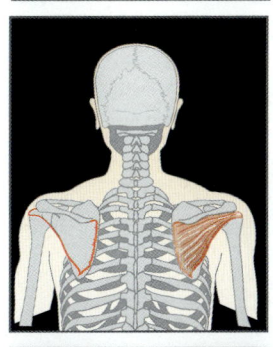

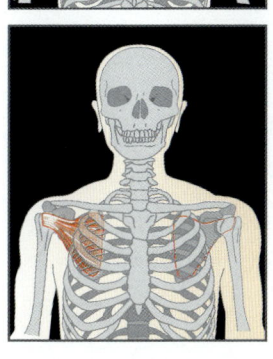

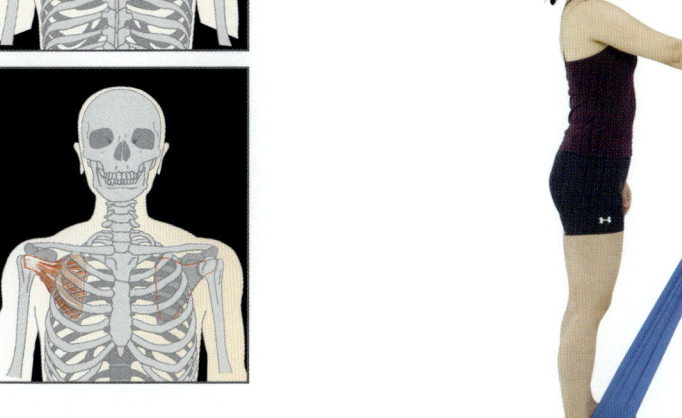

肩痛　各筋肉の治療

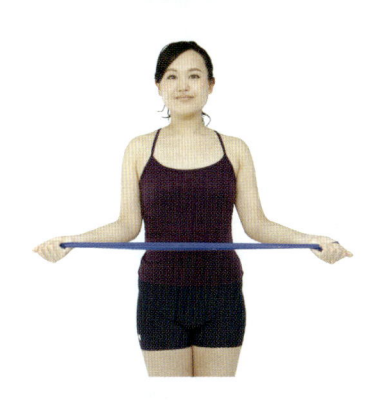

- 肩関節の外旋筋群
- 肩関節の内旋筋群
- 肩関節の水平外転筋群
- 肩関節の水平内転筋群

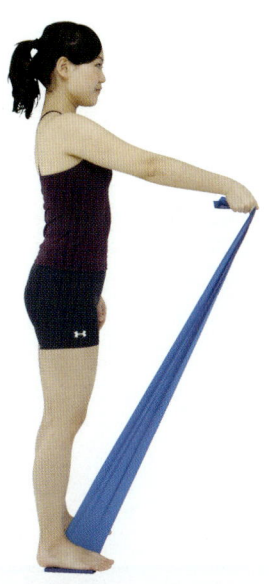

肩関節の屈筋群

筋肉の基礎情報

- ●**筋肉の種類**
  - 三角筋（前部線維）・大胸筋
- ●**働き**
  - 手を前方から上げる動作
- ●**硬くなっている筋肉**
  - 三角筋（後部線維）・広背筋・大円筋
- ●**この筋肉を鍛えるきっかけ**
  - 腕を後ろに引いた際に痛みがある
  - 肩関節周囲炎（五十肩）である
  - 後ろのポケットに手を伸ばした際に痛みがある

- ●**日常生活でのアドバイス**
  - 頭上で手を動かす動作を避ける（テニスなどのオーバーヘッドスポーツ）
  - 高いところにあるものを降ろす動作を避ける
  - 後ろのポケットにものを入れない
- ●**痛みパターン**
  - 肩関節　・肩甲間部
  - 腕全体　・手　　・側腹部
- ●**ストレッチやマッサージを行う筋肉**
  - 肩関節部の伸筋群（三角筋（後部線維）・広背筋・大円筋）

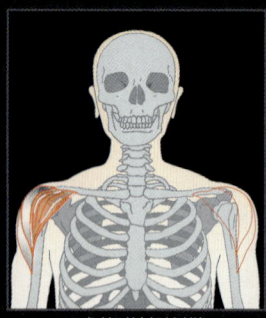

三角筋（前部線維）

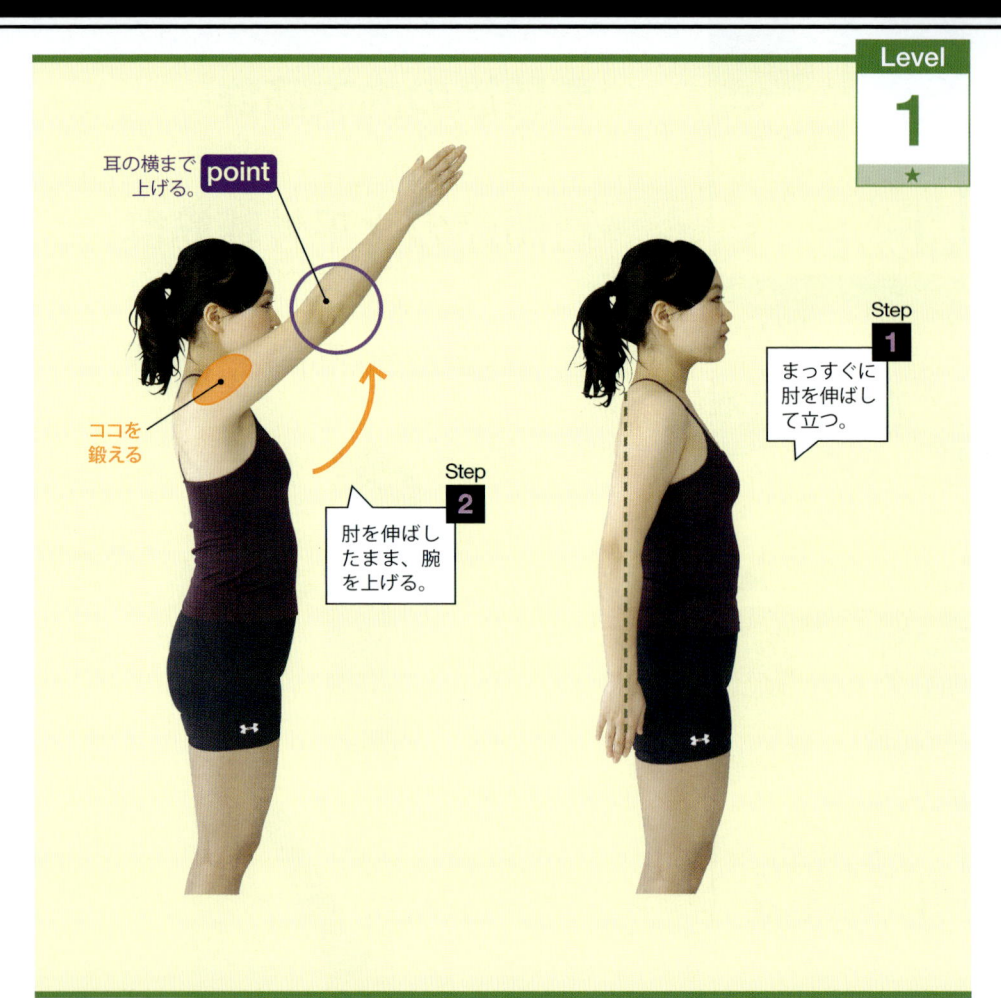

Level 1 ★

耳の横まで上げる。 **point**

ココを鍛える

Step 2 肘を伸ばしたまま、腕を上げる。

Step 1 まっすぐに肘を伸ばして立つ。

Level 2
★★

Step 2
肘を伸ばしたまま、手で壁を前上方に押す。

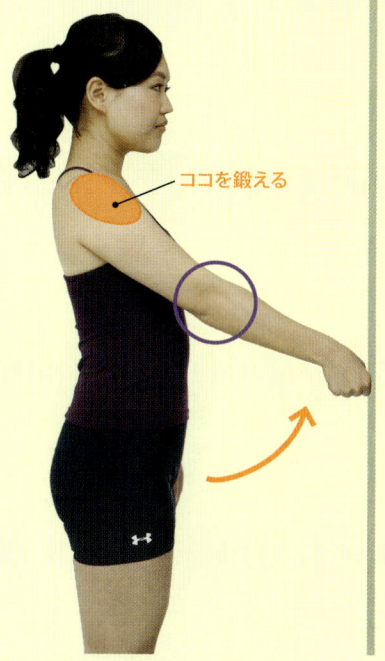

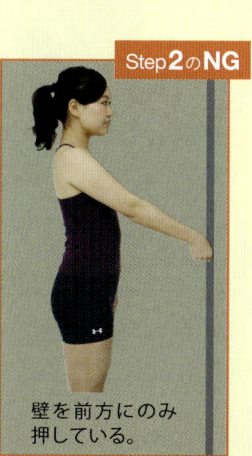

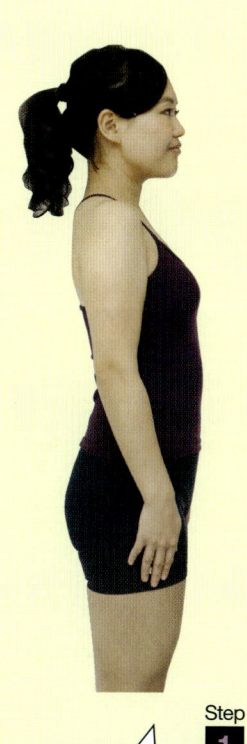

ココを鍛える

Step 1
壁から50cm程度前に立つ。

Step 2のNG
壁を前方にのみ押している。

肩痛 各筋肉の治療 肩関節の屈筋群

肩関節の屈筋群

バンドバージョン

Level 3 ★★★

Step 1
足でバンドを踏み、背筋を伸ばす。

Step 2
肩の高さまで腕を上げる。

point
肘をまっすぐにする。

ココを鍛える

point
バンドの長さはへその高さにする。

Step2のNG
肘が曲がっている。

立位

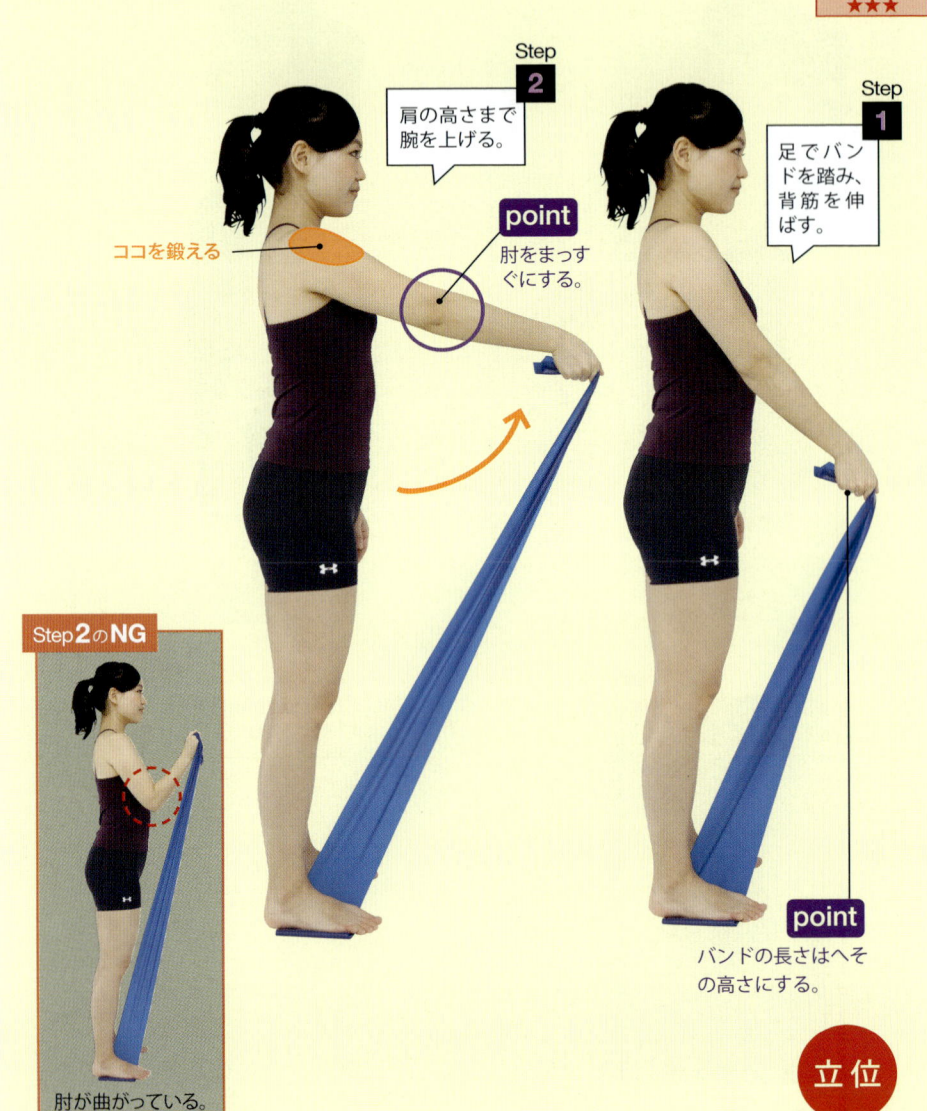

バンドバージョン

Level 3 ★★★

Step 1
背筋を伸ばした状態で、足でバンドを踏む。

Step 2
肩の高さまで腕を上げる。

point 肘をまっすぐにする。

point バンドの長さはたるまない程度の長さにする。

ココを鍛える

座位

肩痛　各筋肉の治療　肩関節の屈筋群

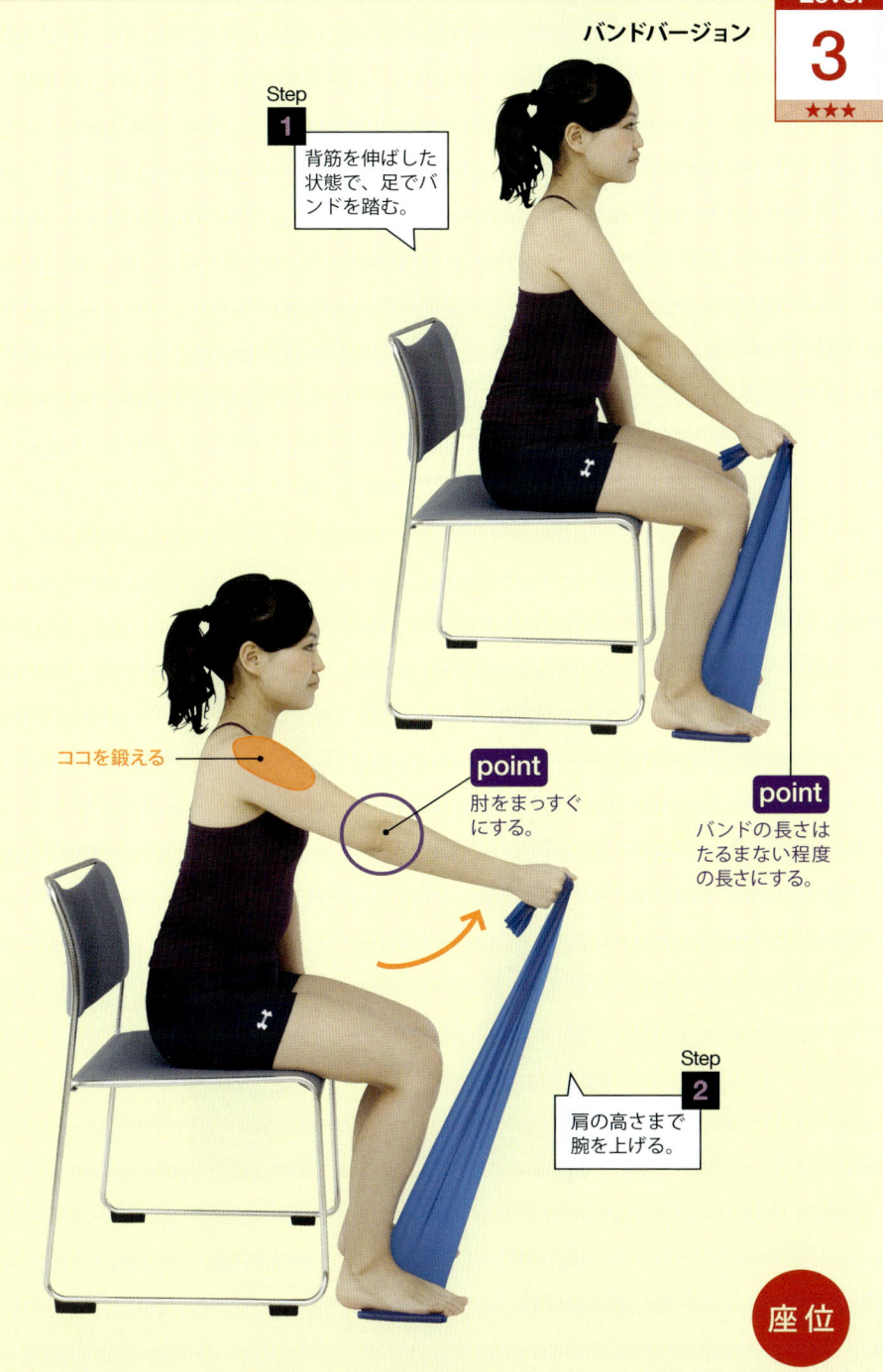

165

肩関節の伸筋群

筋肉の基礎情報

●**筋肉の種類**
・三角筋（後部線維）・広背筋・大円筋

●**働き**
・腕を後ろに引く動作
（リレーのバトンをもらう動作）

●**硬くなっている筋肉**
・三角筋（前部線維）・大胸筋

●**この筋肉を鍛えるきっかけ**
・手を前方から上げる際に痛みがある
・ストレスが強い

●**日常生活でのアドバイス**
・頭の上で腕を組んで寝ることを避ける
・頭上で手を動かす動作を避ける
（テニスなどのオーバーヘッドスポーツ）

●**痛みパターン**
・肩前面　・前胸部
・腕前面　・手

●**ストレッチやマッサージを行う筋肉**
・肩関節の伸筋群
（三角筋（前部線維）・大胸筋）

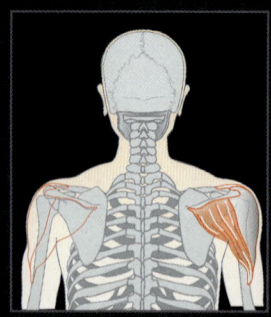

三角筋（後部線維）

Level 1 ★

Step 1 まっすぐに肘を伸ばして立つ。

Step 2 肘を伸ばしたまま、腕を後ろに引く。

ココを鍛える

| Level 2 ★★

肩痛　各筋肉の治療　肩関節の伸筋群

ココを鍛える

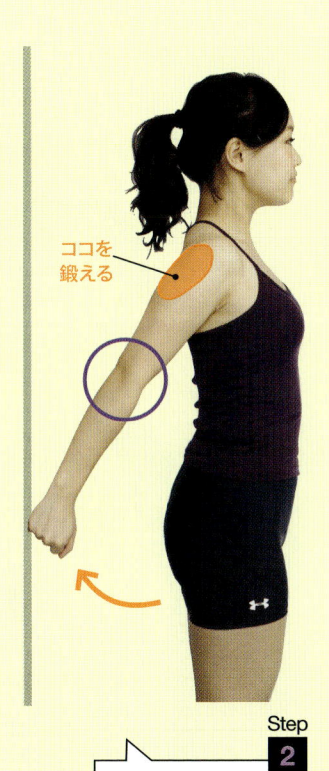

Step 2
肘を伸ばしたまま、手で壁を後上方に押す。

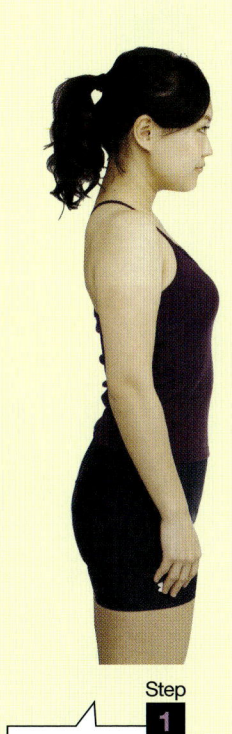

Step 1
壁から少し離れたところに立つ。

肩関節の伸筋群

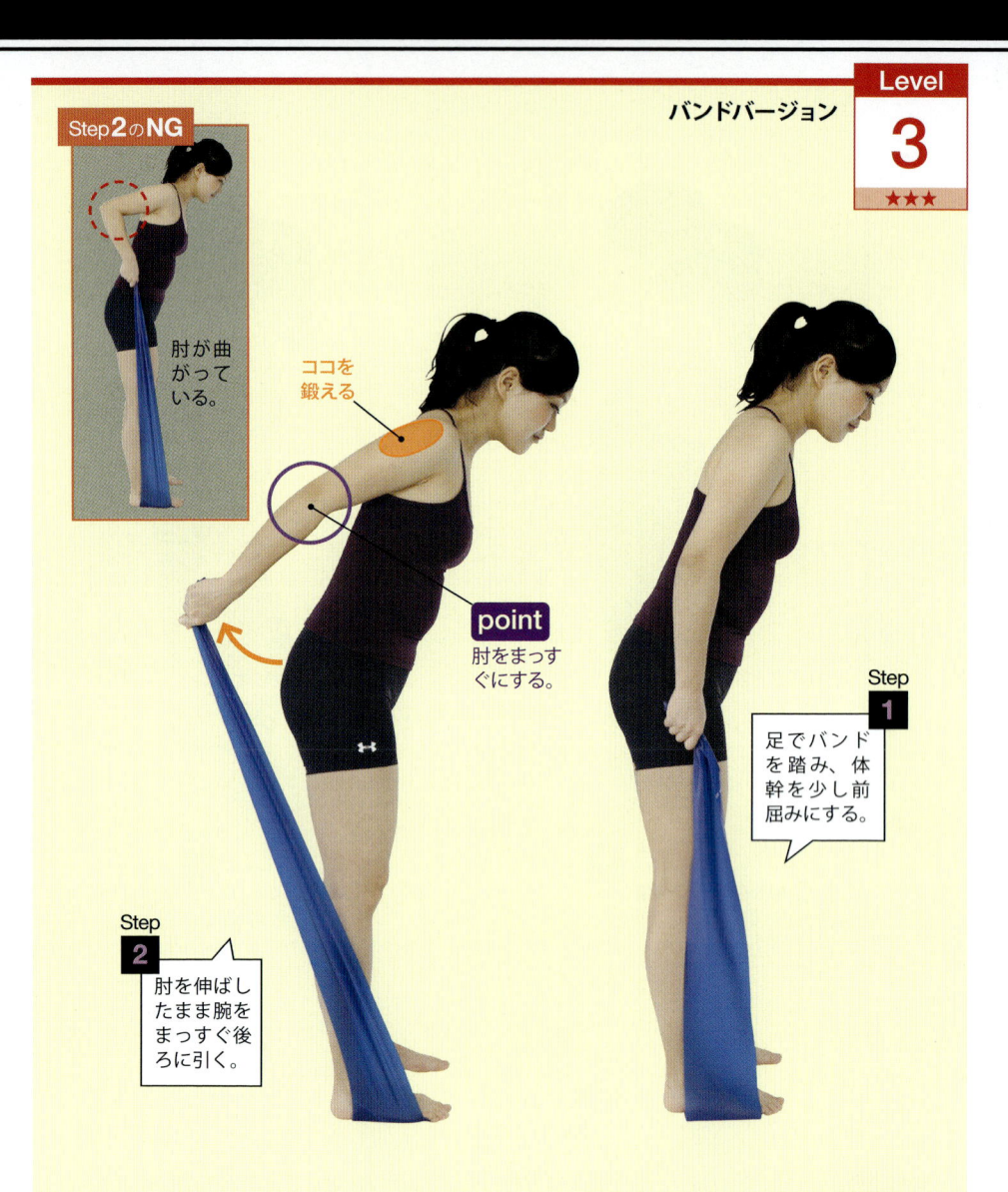

バンドバージョン

Level 3 ★★★

Step 2のNG
肘が曲がっている。

ココを鍛える

point
肘をまっすぐにする。

Step 1
足でバンドを踏み、体幹を少し前屈みにする。

Step 2
肘を伸ばしたまま腕をまっすぐ後ろに引く。

立位

バンドバージョン

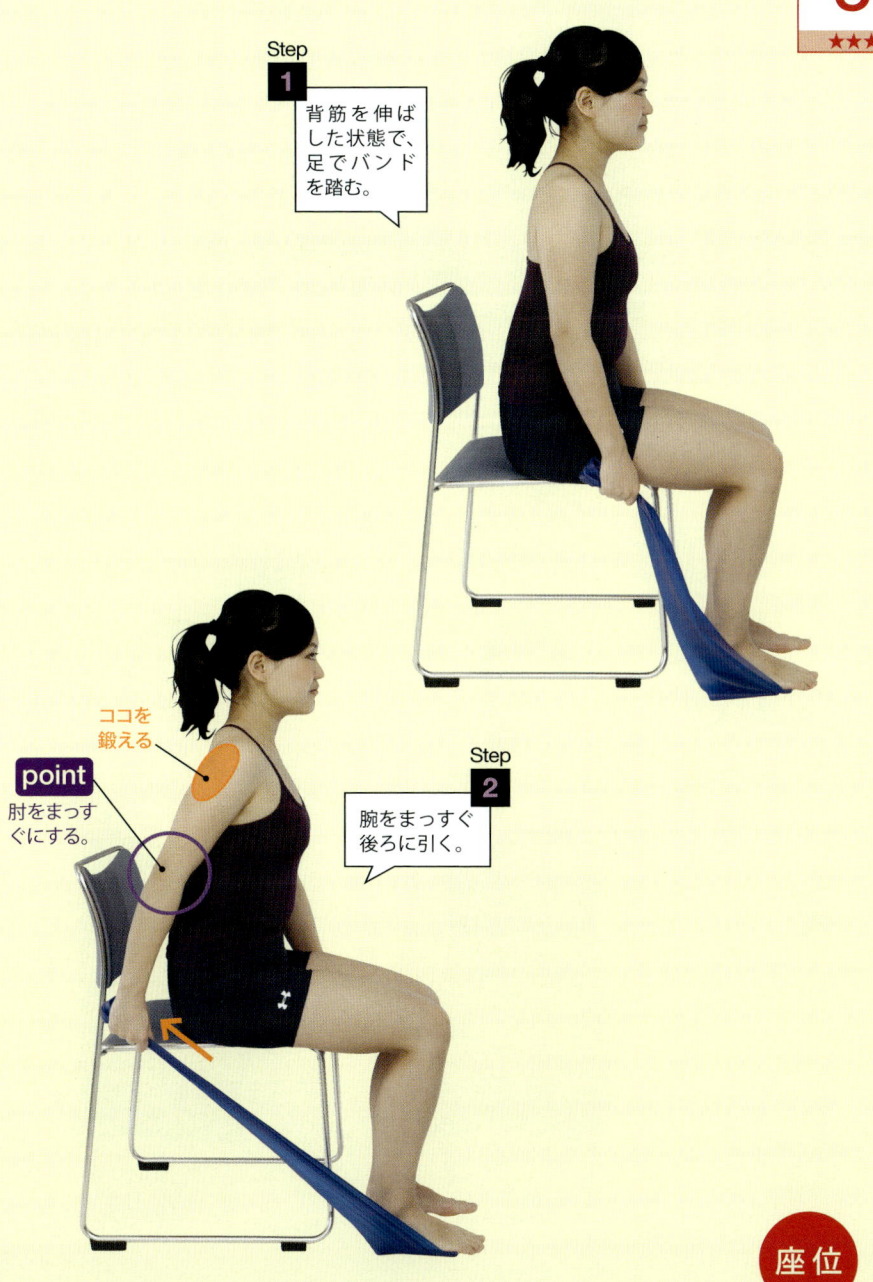

Level 3
★★★

Step 1
背筋を伸ばした状態で、足でバンドを踏む。

Step 2
腕をまっすぐ後ろに引く。

ココを鍛える

point
肘をまっすぐにする。

肩痛 | 各筋肉の治療 肩関節の伸筋群

座位

肩関節の外転筋群

筋肉の基礎情報

- ●筋肉の種類
  - ・三角筋（中部線維） ・棘上筋
- ●働き
  - ・腕を横から上げる動作
- ●硬くなっている筋肉
  - ・大胸筋 ・大円筋 ・広背筋
- ●この筋肉を鍛えるきっかけ
  - ・ふすまを閉める際に痛みがある
  - ・猫背である
  - ・肩関節周囲炎（五十肩）である
  - ・高いところのものを取る際に痛みがある
- ●日常生活でのアドバイス
  - ・高いところにあるものを降ろす動作を避ける
  - ・重いハンドルを持つことを避ける
- ●痛みパターン
  - ・肩関節 ・肩甲間部
  - ・前胸部 ・腕全体
  - ・手
- ●ストレッチやマッサージを行う筋肉
  - ・肩関節の内転筋群（大胸筋・大円筋・広背筋）

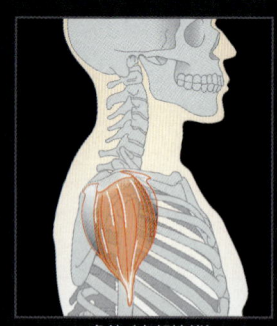

三角筋（中部線維）

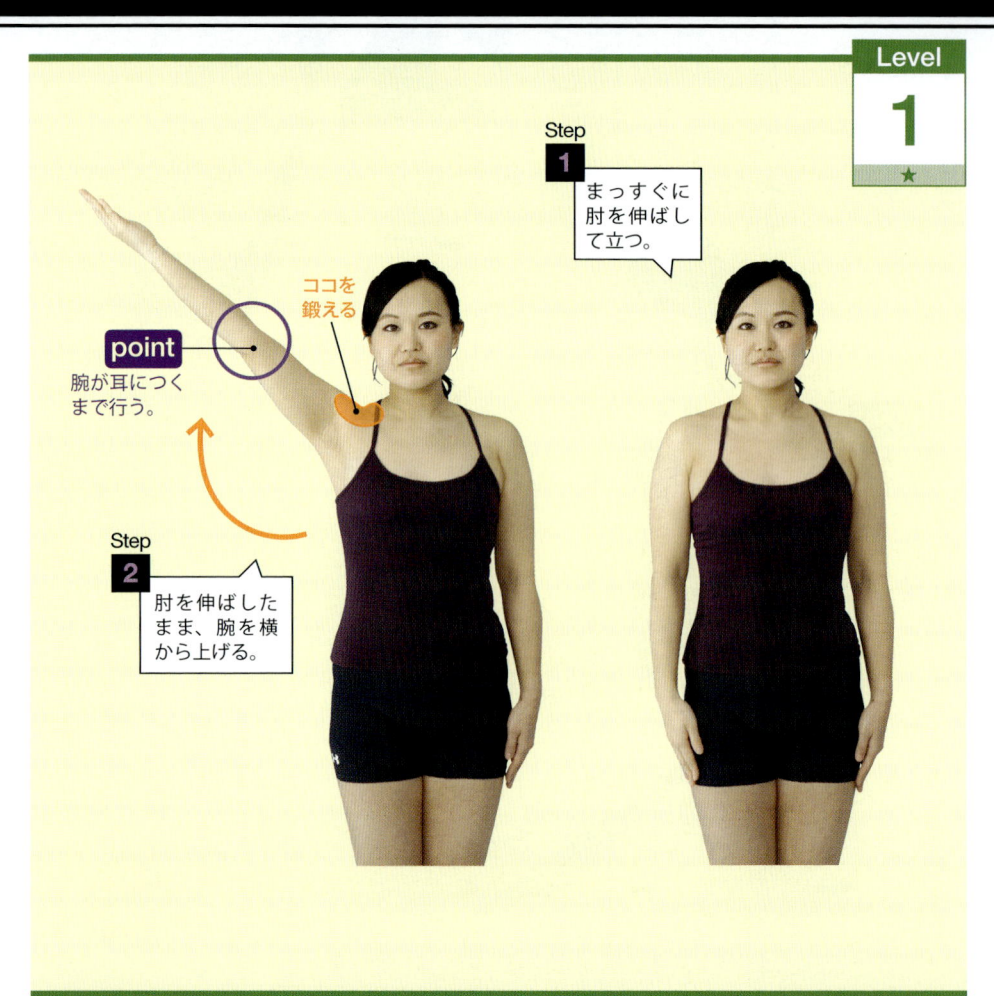

Level 1 ★

Step 1 まっすぐに肘を伸ばして立つ。

Step 2 肘を伸ばしたまま、腕を横から上げる。

point 腕が耳につくまで行う。

ココを鍛える

Level **2** ★★

Step 2
肘を伸ばしたまま、腕を外に開き手で壁を押し上げる。

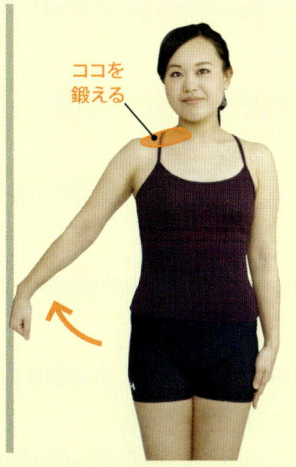

ココを鍛える

肩の高さが15度程度までは棘上筋が特に鍛えられる。

ココを鍛える

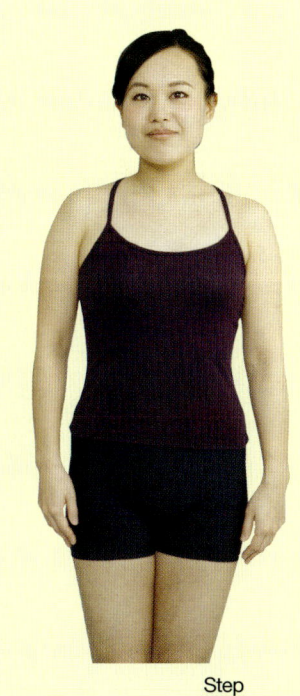

Step 1
壁から少し離れて立つ。

Step2のNG
立つ位置が壁から離れているため、力がかかりにくい。

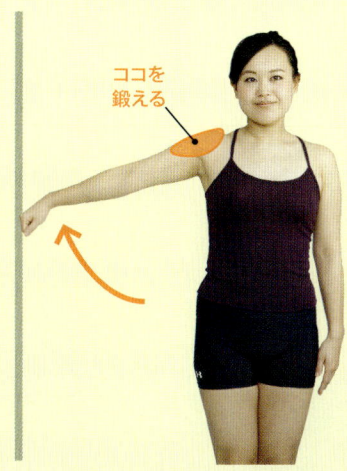

肩の高さが60度付近では三角筋（中部線維）が鍛えられる。

肩痛　各筋肉の治療　肩関節の外転筋群

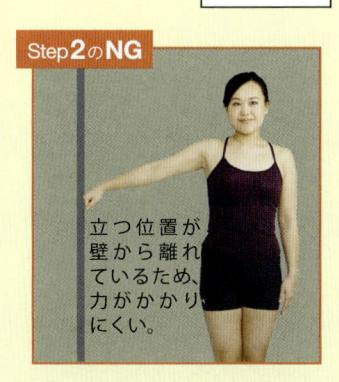

171

肩関節の外転筋群

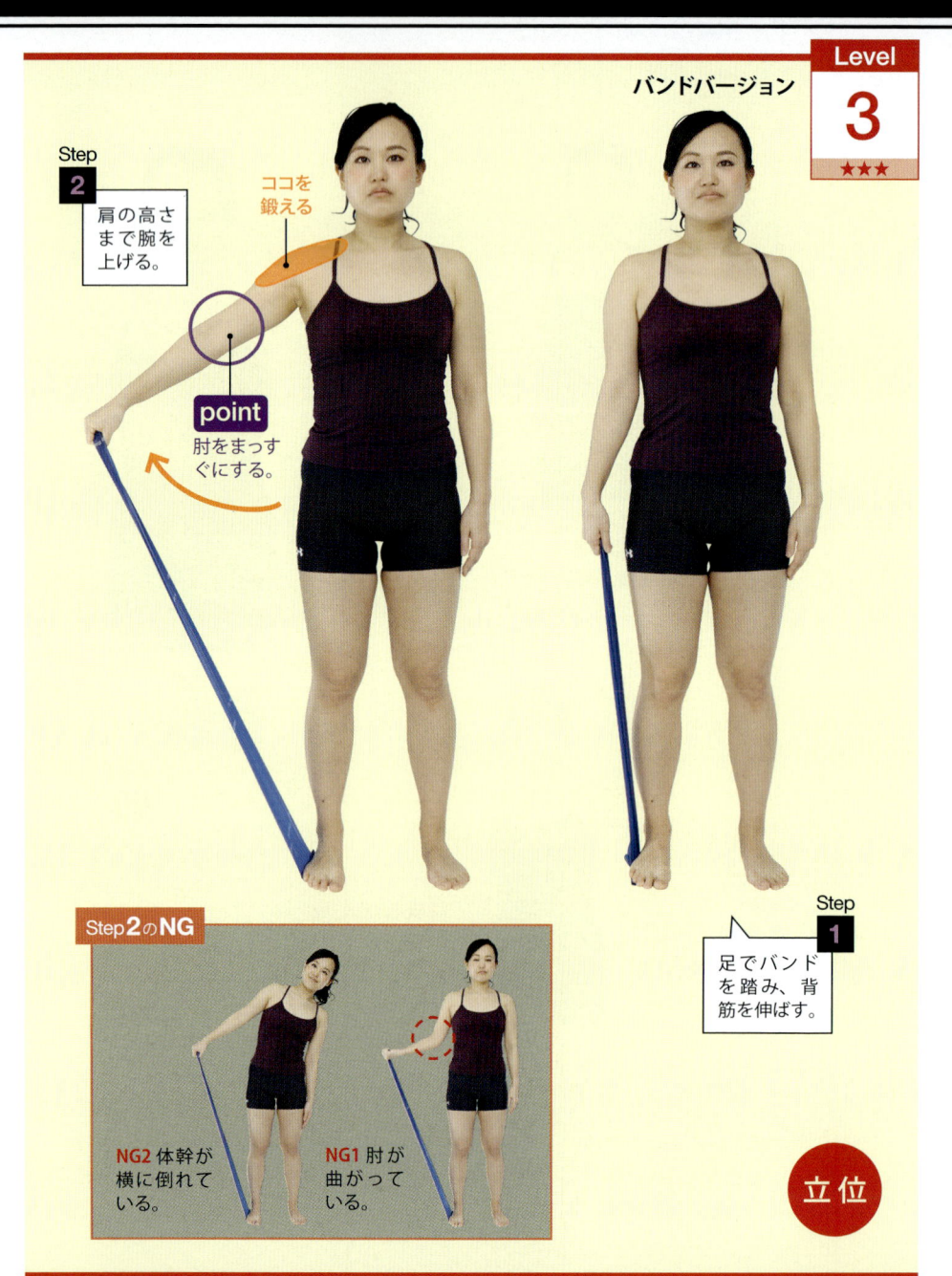

バンドバージョン

Level 3 ★★★

Step 2 肩の高さまで腕を上げる。

ココを鍛える

point 肘をまっすぐにする。

Step 1 足でバンドを踏み、背筋を伸ばす。

Step2のNG

NG2 体幹が横に倒れている。

NG1 肘が曲がっている。

立位

バンドバージョン

Level
3
★★★

Step 1
足でバンドを踏み、背筋を伸ばす。

ココを鍛える

point
肘をまっすぐにする。

Step 2
肩の高さまで腕を上げる。

座位

肩痛

各筋肉の治療 肩関節の外転筋群

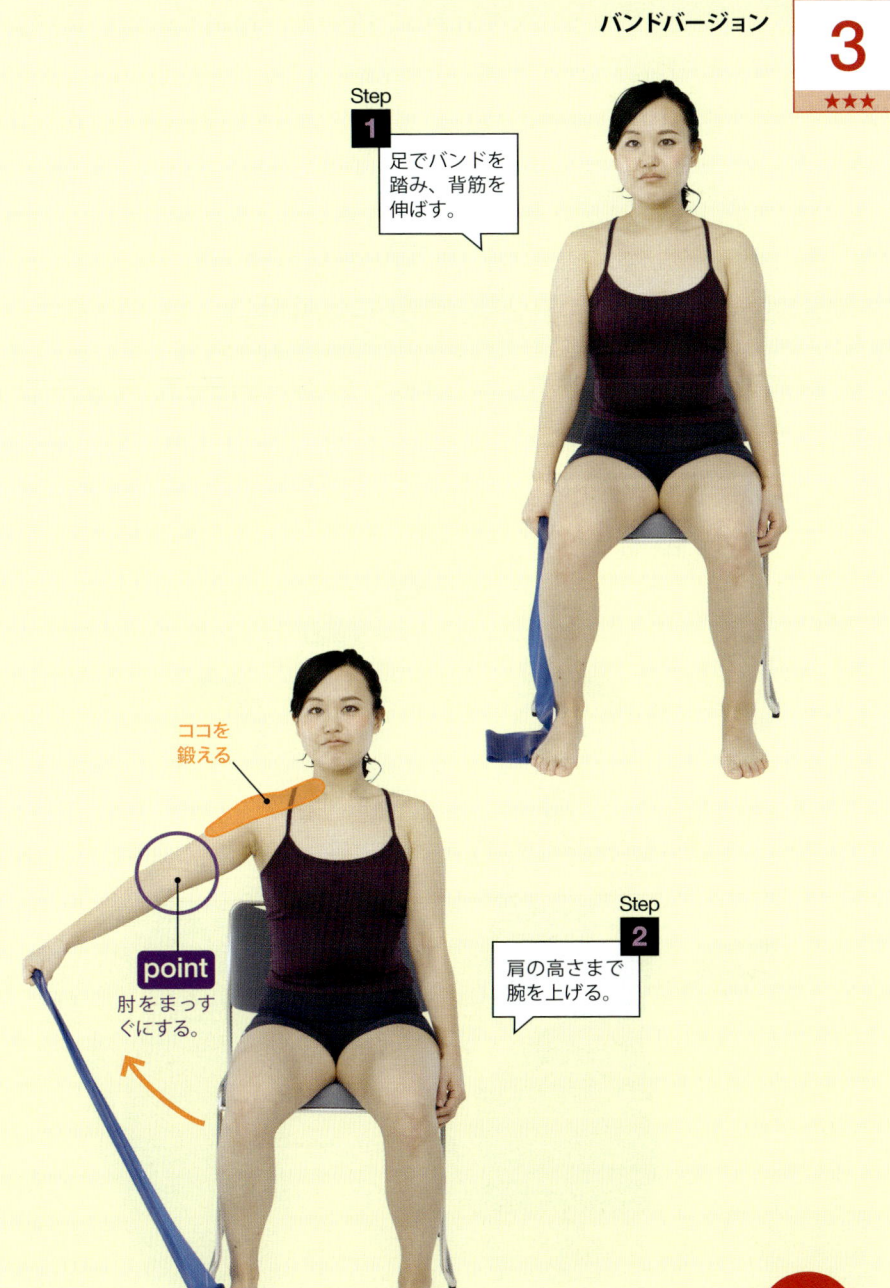

173

肩関節の内転筋群

筋肉の基礎情報

- ●筋肉の種類
  - ・大胸筋　・大円筋　・広背筋
- ●働き
  - ・ふすまを閉める動作
- ●硬くなっている筋肉
  - ・三角筋（中部線維）・棘上筋
- ●この筋肉を鍛えるきっかけ
  - ・腕を横から上げる際に痛みがある
  - ・高いところにあるものを取る際に痛みがある
  - ・肩関節周囲炎（五十肩）である
- ●日常生活でのアドバイス
  - ・頭に手を組んで寝るのを避ける
  - ・身体の横でカバンなどの荷物を持たない
- ●痛みパターン
  - ・肩背部　・肩全体
  - ・腕全体　・手
- ●ストレッチやマッサージを行う筋肉
  - ・肩関節の外転筋群
  　（三角筋（中部線維）・棘上筋）

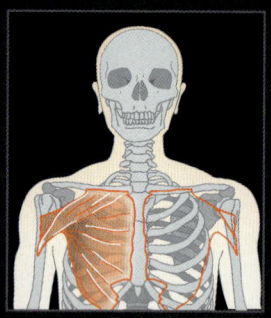

大胸筋

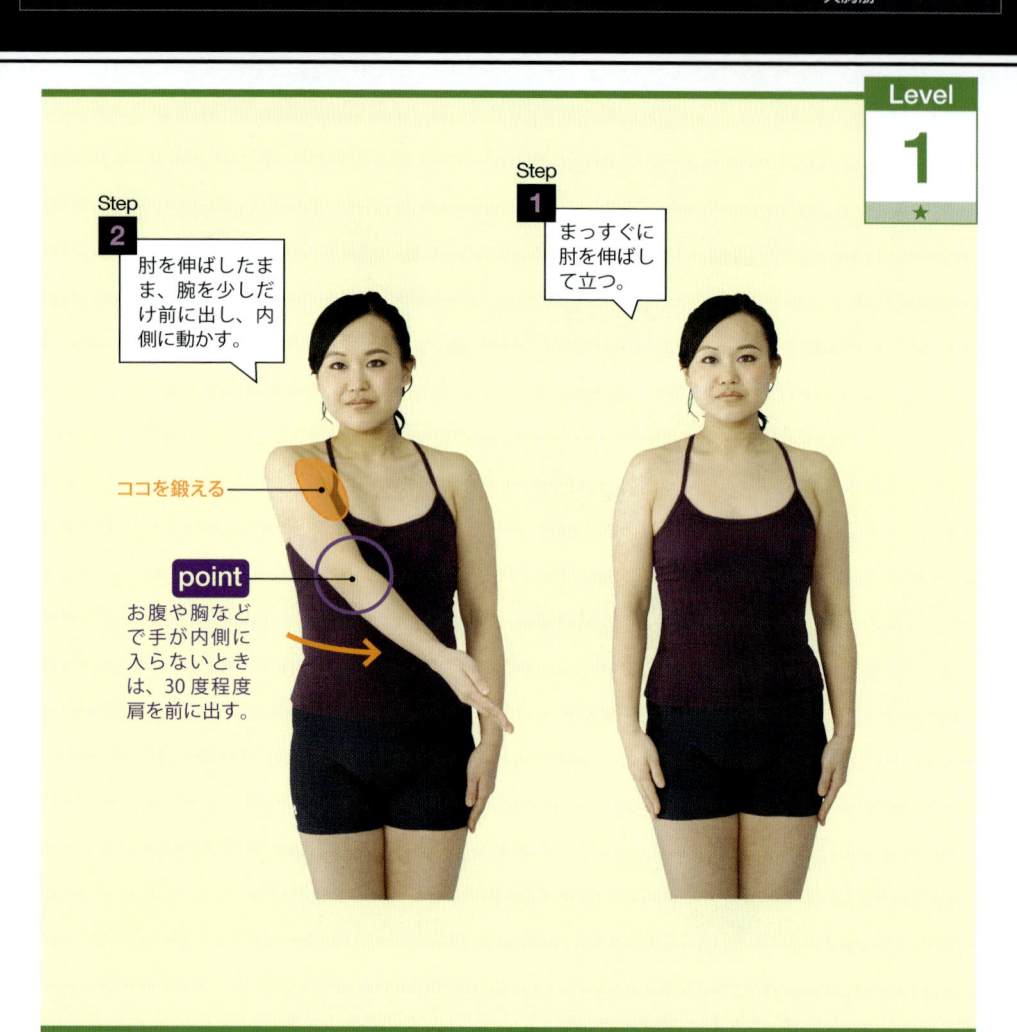

Level 1 ★

Step 1
まっすぐに肘を伸ばして立つ。

Step 2
肘を伸ばしたまま、腕を少しだけ前に出し、内側に動かす。

ココを鍛える

point
お腹や胸などで手が内側に入らないときは、30度程度肩を前に出す。

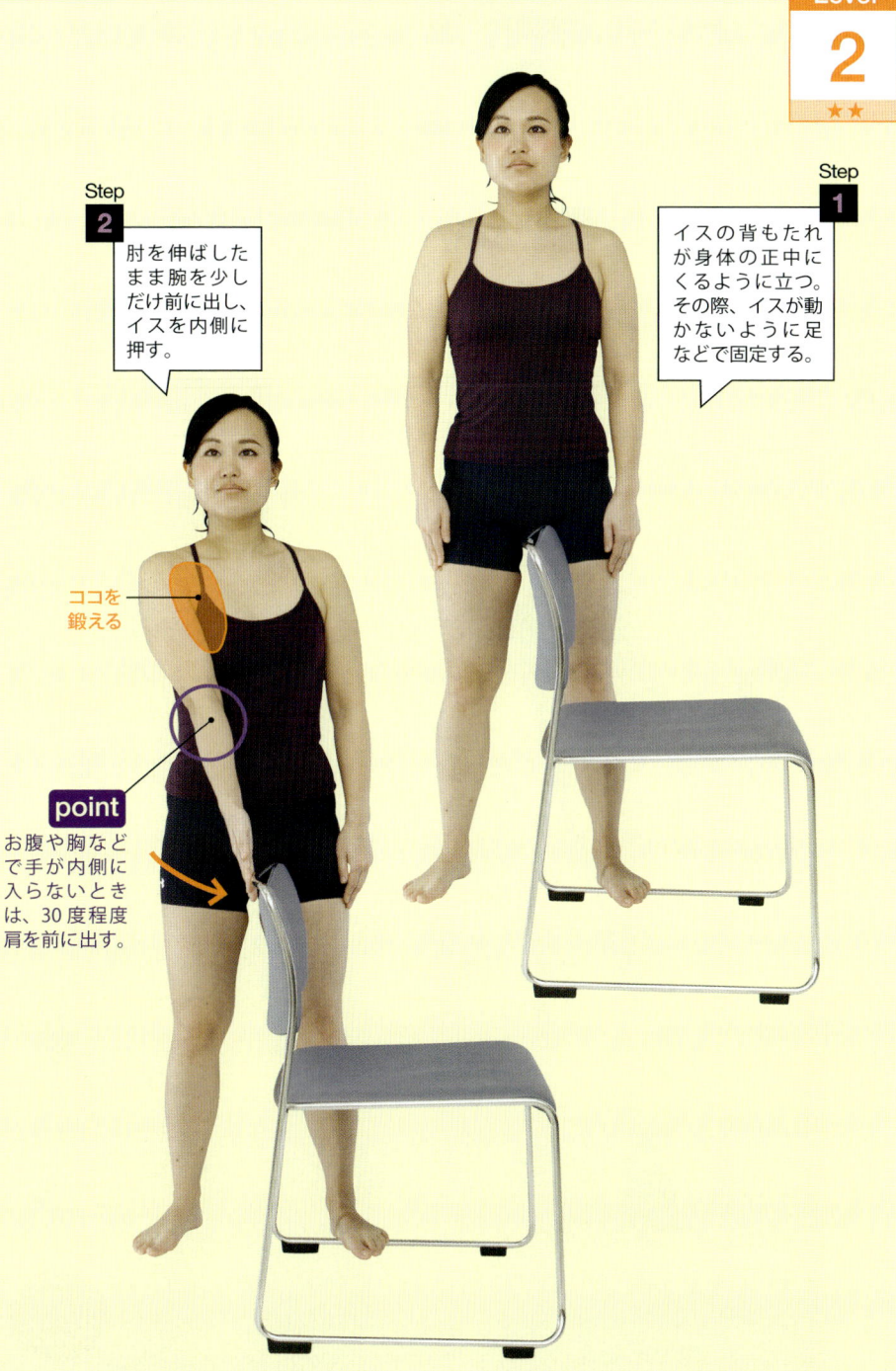

Level **2** ★★

Step 1
イスの背もたれが身体の正中にくるように立つ。その際、イスが動かないように足などで固定する。

Step 2
肘を伸ばしたまま腕を少しだけ前に出し、イスを内側に押す。

ココを鍛える

point
お腹や胸などで手が内側に入らないときは、30度程度肩を前に出す。

肩痛　各筋肉の治療　肩関節の内転筋群

175

肩関節の内転筋群

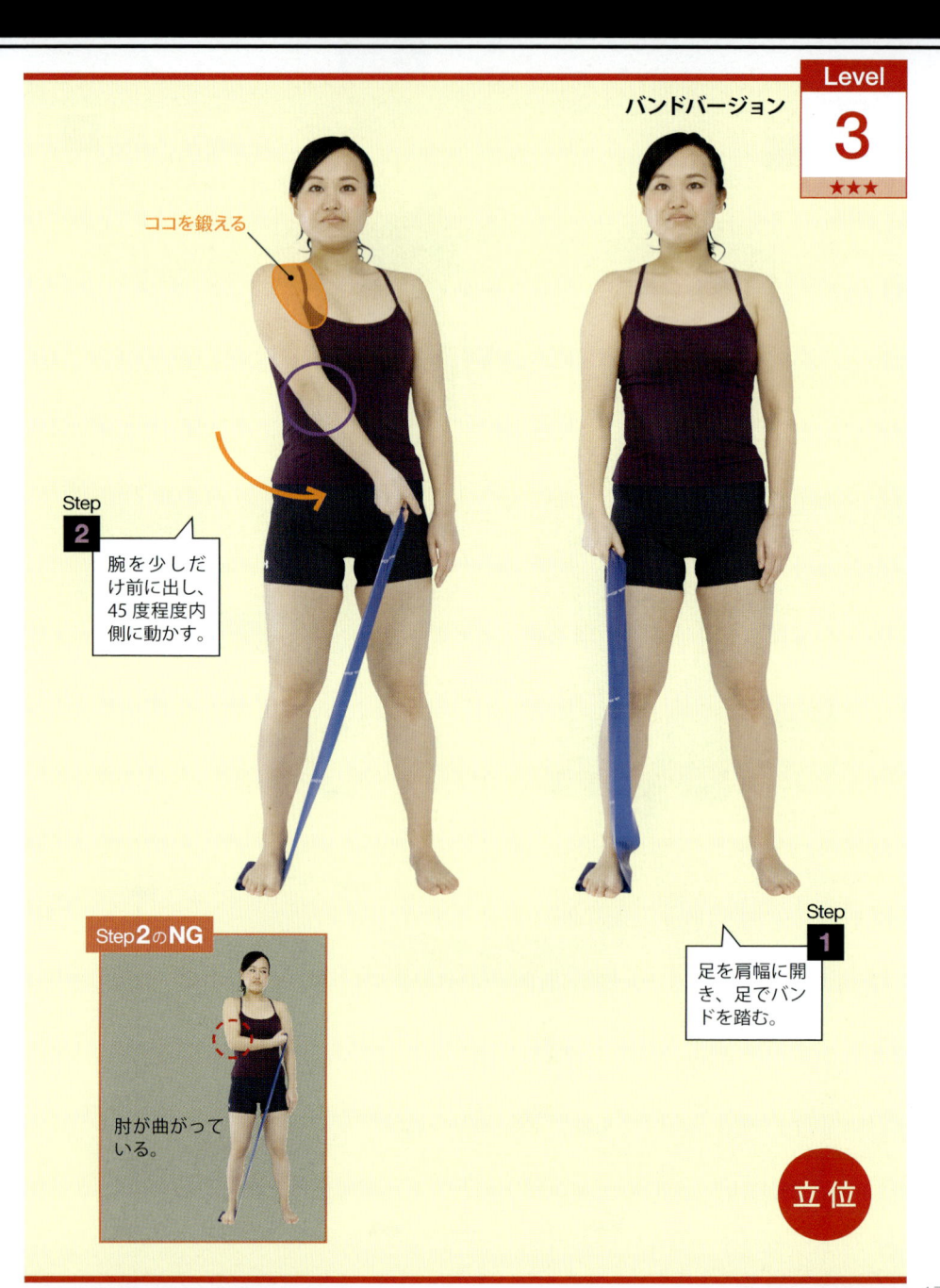

バンドバージョン

Level 3 ★★★

ココを鍛える

Step 2
腕を少しだけ前に出し、45度程度内側に動かす。

Step 1
足を肩幅に開き、足でバンドを踏む。

Step 2 の NG
肘が曲がっている。

立位

Level 3 ★★★

バンドバージョン

Step 1
足を肩幅より少し広く開き、足でバンドを踏む。

Step 2
腕を少しだけ前に出し、45度程度内側に動かす。

ココを鍛える

Step 2のNG
肘が曲がっている。

座位

肩痛

各筋肉の治療　肩関節の内転筋群

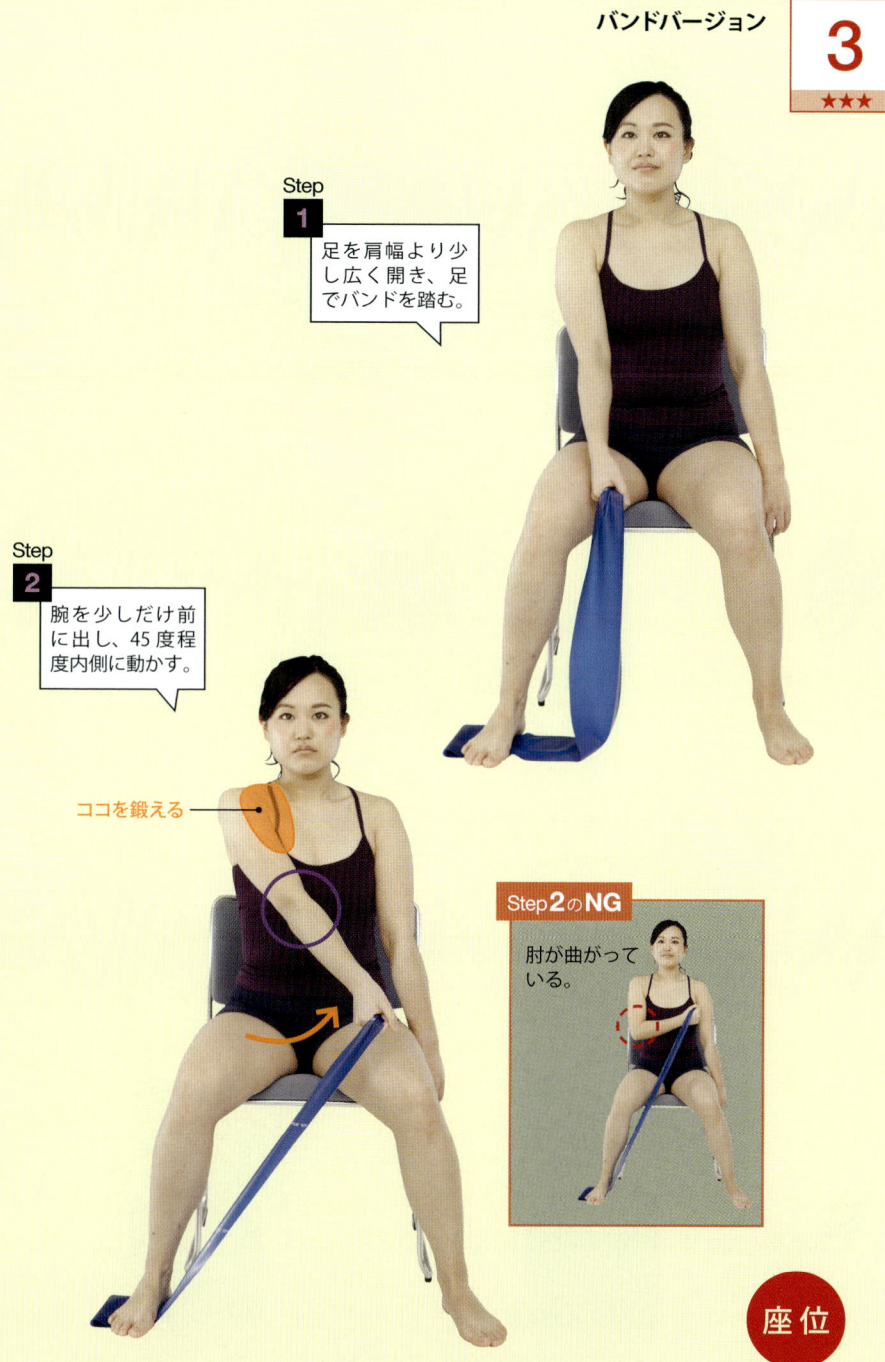

肩関節の外旋筋群

筋肉の基礎情報

- ●筋肉の種類
  - ・棘下筋　・小円筋
- ●働き
  - ・髪の毛をかき上げる動作
- ●硬くなっている筋肉
  - ・肩甲下筋　・大円筋
- ●この筋肉を鍛えるきっかけ
  - ・反対側の肩を触る際に痛みがある
  - ・肩関節周囲炎（五十肩）やインピンジメント症候群である
  - ・腱板に障害がある
  - ・投球動作を行うスポーツをしている
- ●日常生活でのアドバイス
  - ・重いハンドルを持つことを避ける
  - ・腕組みをしないように注意する
  - ・洗髪や歯磨きなどの動作に注意する
- ●痛みパターン
  - ・肩全体　・腕全体
  - ・手首
- ●ストレッチやマッサージを行う筋肉
  - ・肩関節の内旋筋群
  　（肩甲下筋・大円筋）

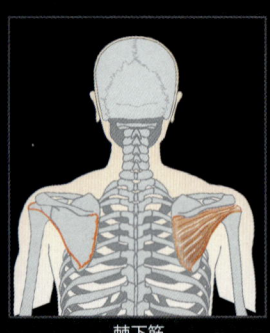

棘下筋

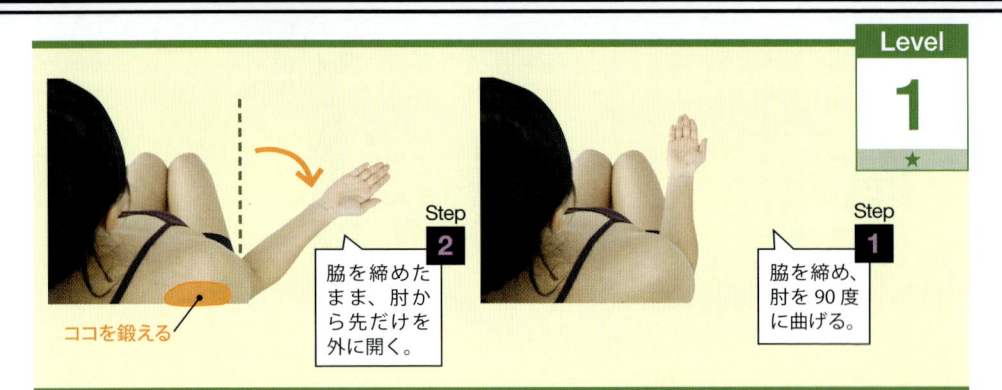

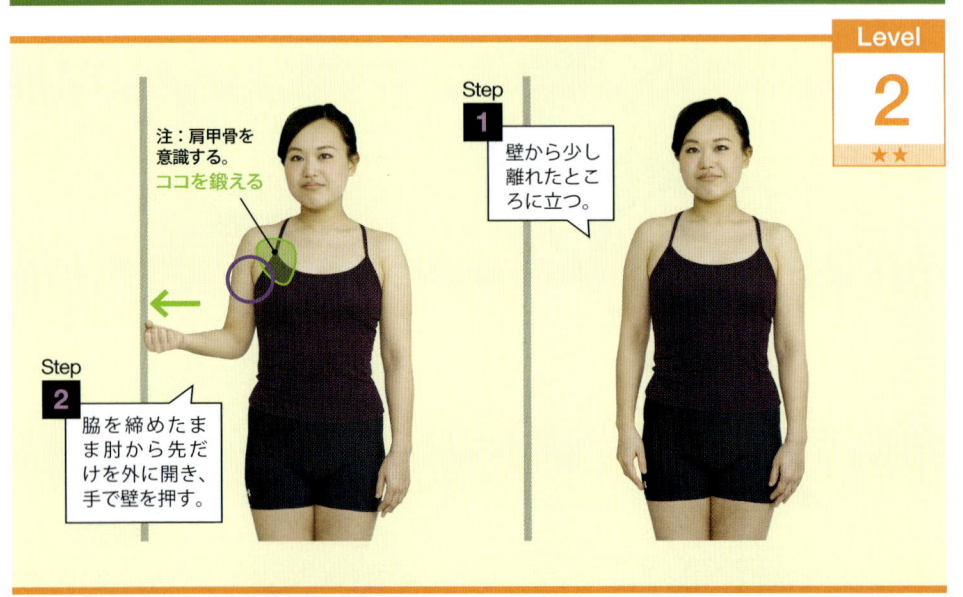

Level 1 ★

Step 1　脇を締め、肘を90度に曲げる。

Step 2　脇を締めたまま、肘から先だけを外に開く。

ココを鍛える

Level 2 ★★

Step 1　壁から少し離れたところに立つ。

Step 2　脇を締めたまま肘から先だけを外に開き、手で壁を押す。

注：肩甲骨を意識する。
ココを鍛える

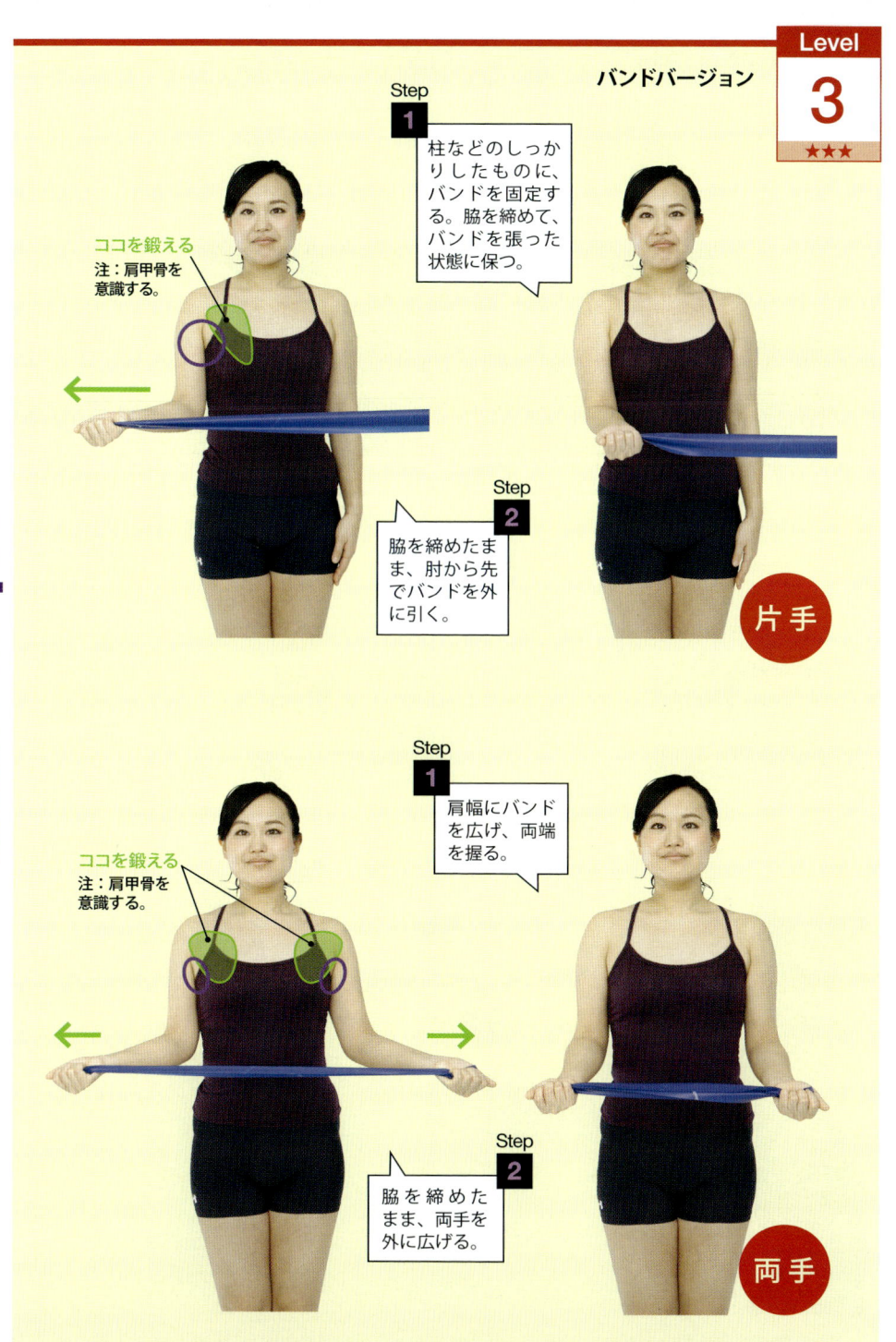

バンドバージョン

Level 3 ★★★

Step 1
柱などのしっかりしたものに、バンドを固定する。脇を締めて、バンドを張った状態に保つ。

ココを鍛える
注：肩甲骨を意識する。

Step 2
脇を締めたまま、肘から先でバンドを外に引く。

片手

Step 1
肩幅にバンドを広げ、両端を握る。

ココを鍛える
注：肩甲骨を意識する。

Step 2
脇を締めたまま、両手を外に広げる。

両手

肩痛　各筋肉の治療　肩関節の外旋筋群

肩関節の内旋筋群

筋肉の基礎情報

●筋肉の種類
・肩甲下筋　・大円筋

●働き
・反対側の肩を触る動作

●硬くなっている筋肉
・棘下筋　・小円筋

●この筋肉を鍛えるきっかけ
・髪の毛をかき上げた際に痛みがある
・腱板炎や肩関節周囲炎（五十肩）である

●日常生活でのアドバイス
・肘をついて寝ないようにする
・頭に手を組んで寝るのを避ける
・洗髪や歯磨きなどの動作に注意する

●痛みパターン
・肩全体　・肩甲間部
・腕全体　・手

●ストレッチやマッサージを行う筋肉
・肩関節の外旋筋群
　（棘下筋・小円筋）

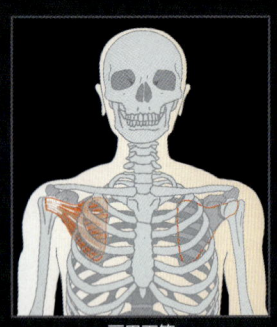

肩甲下筋

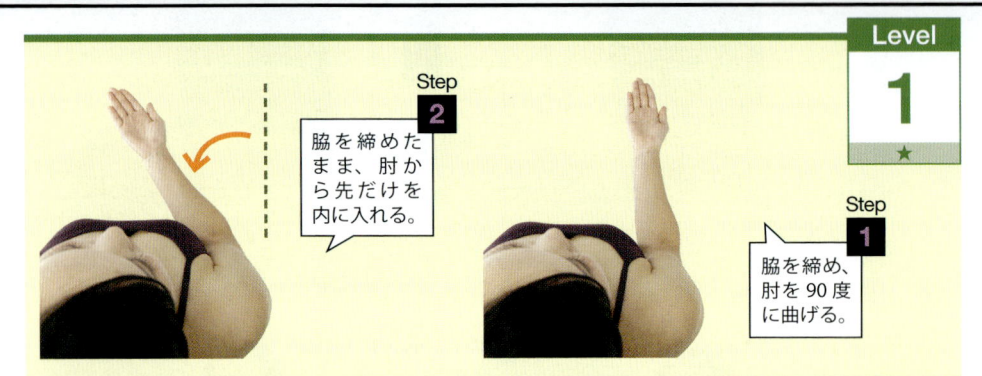

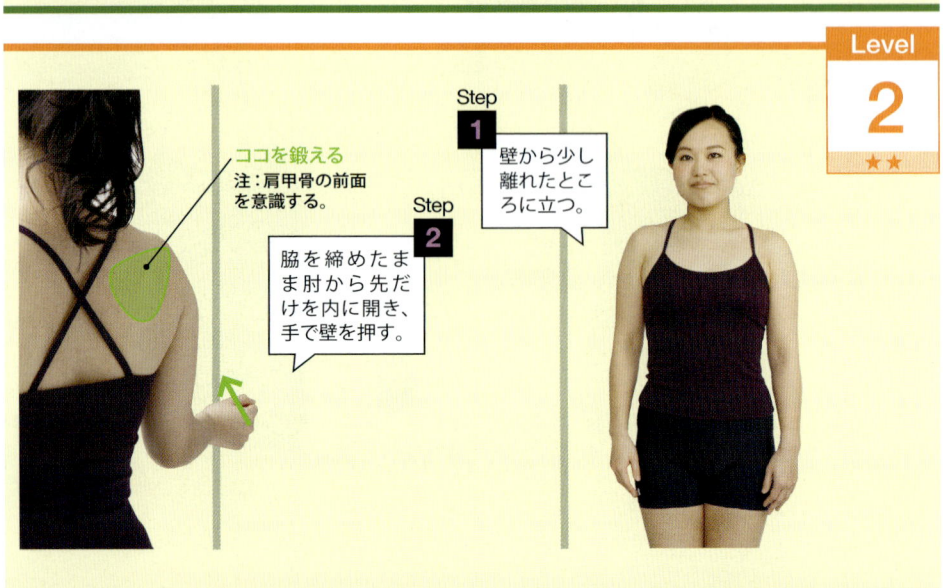

Level 1 ★

Step 1
脇を締め、肘を90度に曲げる。

Step 2
脇を締めたまま、肘から先だけを内に入れる。

Level 2 ★★

Step 1
壁から少し離れたところに立つ。

Step 2
脇を締めたまま肘から先だけを内に開き、手で壁を押す。

ココを鍛える
注：肩甲骨の前面を意識する。

緑書房

補充注文カード

| 分類 | マッサージ・ストレッチ |

書店名(帖合)

部数　　　　　部

痛みが楽になる
トリガーポイント筋肉トレーニング

発行所　緑書房
☎ 03-6833-0560
Fax 03-6833-0566

著者　伊藤和憲

9784895318563

ISBN978-4-89531-856-3
C0075 ¥1800E

定価1,890円
本体1,800円
税5％

注文　月　日

緑書房

●筋肉トレーニング
トリガーポイント
〜が楽になる

Tel 03-6833-0560　Fax 03-6833-0566

定価1,890円
本体1,800円
税5%

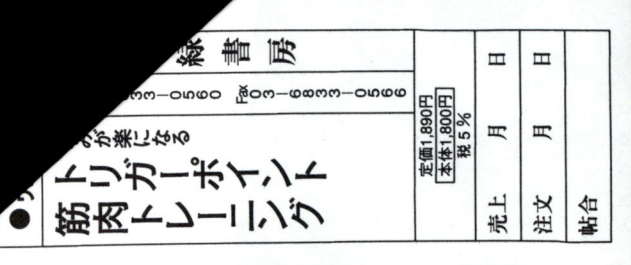

	日	日
売上	月	月
注文		
帖合		

ISBN978-4-89531-856-3　C0075　¥1800E

バンドバージョン

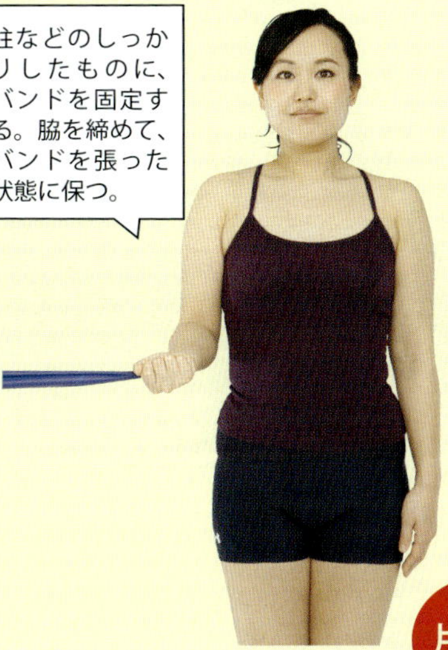

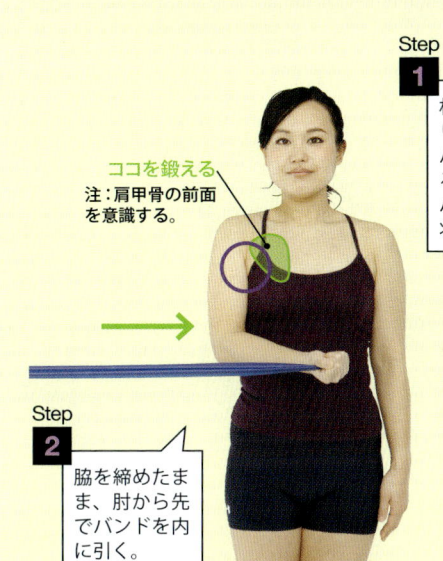

Level 3 ★★★

Step 1
柱などのしっかりしたものに、バンドを固定する。脇を締めて、バンドを張った状態に保つ。

ココを鍛える
注：肩甲骨の前面を意識する。

Step 2
脇を締めたまま、肘から先でバンドを内に引く。

Step 2 の NG
脇が開いている。 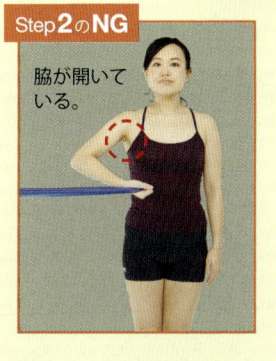

片手

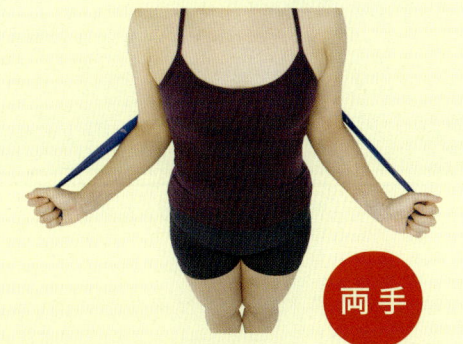

Step 1
両手でバンドを持ち、背中に回す。

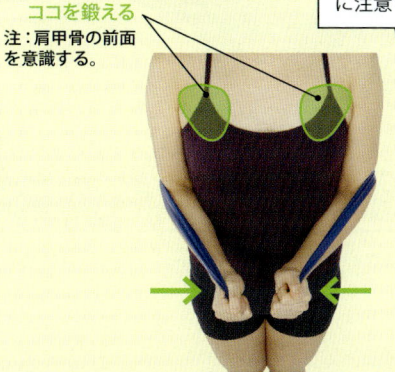

Step 2
両手を閉じる。その際、脇が開かないように注意する。

ココを鍛える
注：肩甲骨の前面を意識する。

両手

肩痛　各筋肉の治療　肩関節の内旋筋群

肩関節の水平外転筋群

筋肉の基礎情報

● 筋肉の種類
・三角筋（中部線維・後部線維）
・棘下筋　・小円筋

● 働き
・両手を広げて水平に後ろに引く動作

● 硬くなっている筋肉
・三角筋（前部線維）・大胸筋
・肩甲下筋

● この筋肉を鍛えるきっかけ
・両手を広げて前で手を合わせた際に痛みがある

● 日常生活でのアドバイス
・両手を広げて前で合わせるのを避ける

● 痛みパターン
・肩全体　・腕全体
・前胸部　・手

● ストレッチやマッサージを行う筋肉
・肩関節の水平内転筋群
　（三角筋（前部線維）・大胸筋・肩甲下筋）

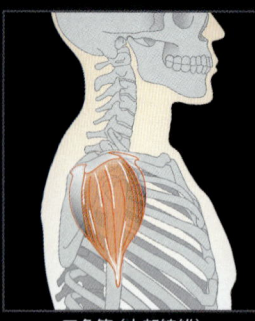

三角筋（中部線維）

※肩関節の水平外転のみに働く筋肉はないため、特定の筋肉トレーニングはありません。

肩関節の水平内転筋群

筋肉の基礎情報

● 筋肉の種類
・三角筋（前部線維）
・大胸筋　・肩甲下筋

● 働き
・両手を広げて前で手を合わせる動作

● 硬くなっている筋肉
・三角筋（中部線維・後部線維）
・棘下筋　・小円筋

● この筋肉を鍛えるきっかけ
・両手を広げて水平に後に引いた際に痛みがある

● 日常生活でのアドバイス
・両手を広げて水平に後に引くのを避ける

● 痛みパターン
・肩全体　・肩甲間部
・腕全体　・手首

● ストレッチやマッサージを行う筋肉
・肩関節の水平外転筋群
　（三角筋（中部線維・後部線維）・
　　肩甲下筋・小円筋）

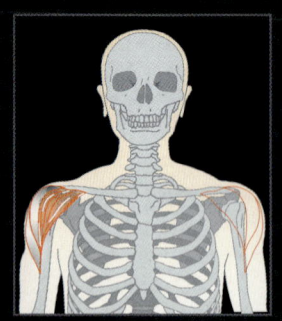

三角筋（前部線維）

※肩関節の水平内転のみに働く筋肉はないため、特定の筋肉トレーニングはありません。

> コラム

病院で処方される肩痛体操

ここでは、病院で処方される肩痛体操を紹介します。特定の筋肉に原因が認められない場合は、下記の肩痛体操を必要に応じて行いましょう。

五十肩体操

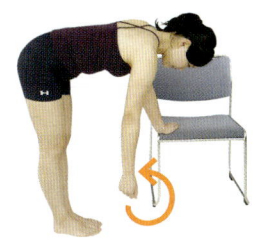

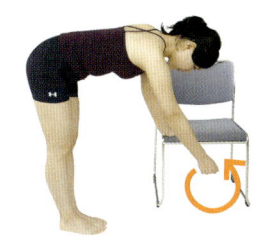

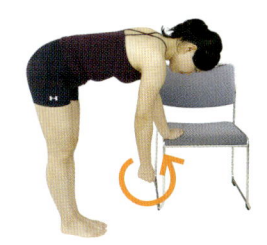

振り子体操
腰を軽く曲げて、悪いほうの腕の力を抜いて、40cm程度の円を描く。

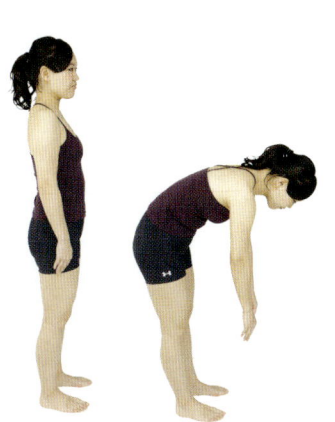

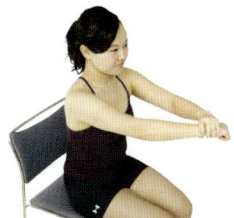

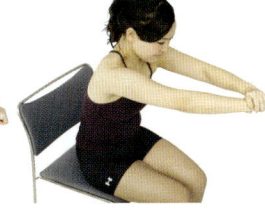

肩をほぐす体操
悪いほうの手首を持ち、引っぱる。

おじぎ体操
手をだらりと下げたままお辞儀を深くし、痛みを感じたところで1〜2秒止め、体を元に戻す。

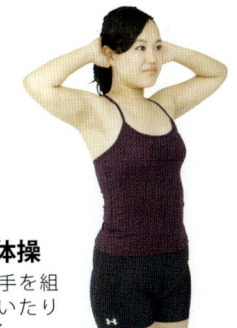

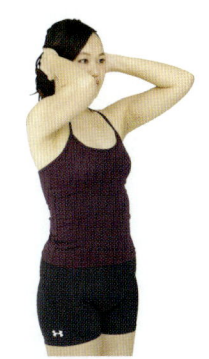

肩の開閉体操
頭の後ろで手を組み、肘を開いたり閉じたりする。

肩こりの原因とは　1

肩こり

肩こりは日本人の国民病と言われるくらい、多くの方が経験する痛みです。

しかし、肩こりには、頚椎の変化に伴う肩こりなど整形外科疾患に伴う肩こりもあれば、狭心症や膵炎など内科疾患に伴う肩こりなど、その原因はさまざまです（表参照）。そのため、まずは肩こりがどんな原因によって起こっているかを判断しなくてはいけません。筋肉トレーニングで対処できる肩こりは、筋肉に伴う肩こりが中心です。

筋肉に伴う肩こりであるかどうかを判断する基準は、

❶ 痛みが「重だるい」や「張ったように」などで表現される鈍い痛みである
❷ 痛みの場所が1点では示せない（ある程度の範囲がある）
❸ 肩や首の動きに伴い悪化する

の3点に合致するかです。ピリピリするような肩こりや電気が走るような肩こりは頚椎椎間板ヘルニアに代表さ

表：肩こりの原因となる疾患

領　域	考えられる疾患
整形外科領域	頚椎症・頚椎椎間板症・頚椎椎間関節症 頚椎椎間板ヘルニア・頚椎後縦靭帯骨化症 関節リウマチ・筋筋膜性疼痛症候群　など
内科領域	肺疾患（肺腫瘍など） 心循環器系疾患（狭心症・心筋梗塞・高血圧・解離性動脈瘤） 腹腔内疾患（胆嚢炎・胆石症・膵炎・胃炎）など
耳鼻咽喉科領域	鼻炎・副鼻腔炎　など
眼科領域	眼精疲労　など
脳神経外科領域	片頭痛・緊張型頭痛・脳血管障害（脳梗塞・脳出血）など
精神神経科領域	心身症・神経症・うつ病　など
歯科領域	顎関節症・咬合不全　など
その他	更年期障害・自律神経失調症　など

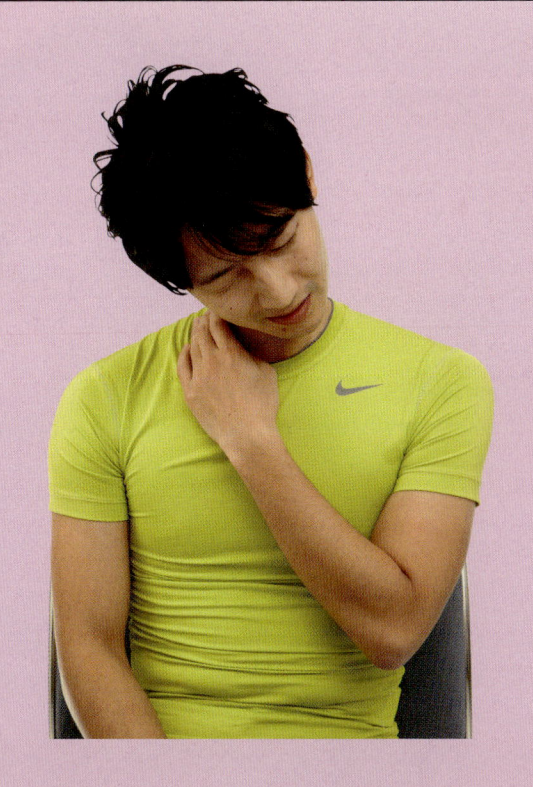

肩こり　肩こりの原因とは

れる神経性の肩こりである可能性が、また食事の前後で変化するような肩こりは膵臓や胆嚢など消化器系の疾患に伴う肩こりが考えられます。そこで、右記の3点を満たす場合は筋肉性の肩こりと判断し、痛い場所から肩こりを4つのタイプに分類することで、悪い筋肉を見つけてみましょう。

肩こりの治療に必要な用語 2

実際の治療の前に、肩こりの治療に必要な用語（ランドマーク）を確認しましょう。

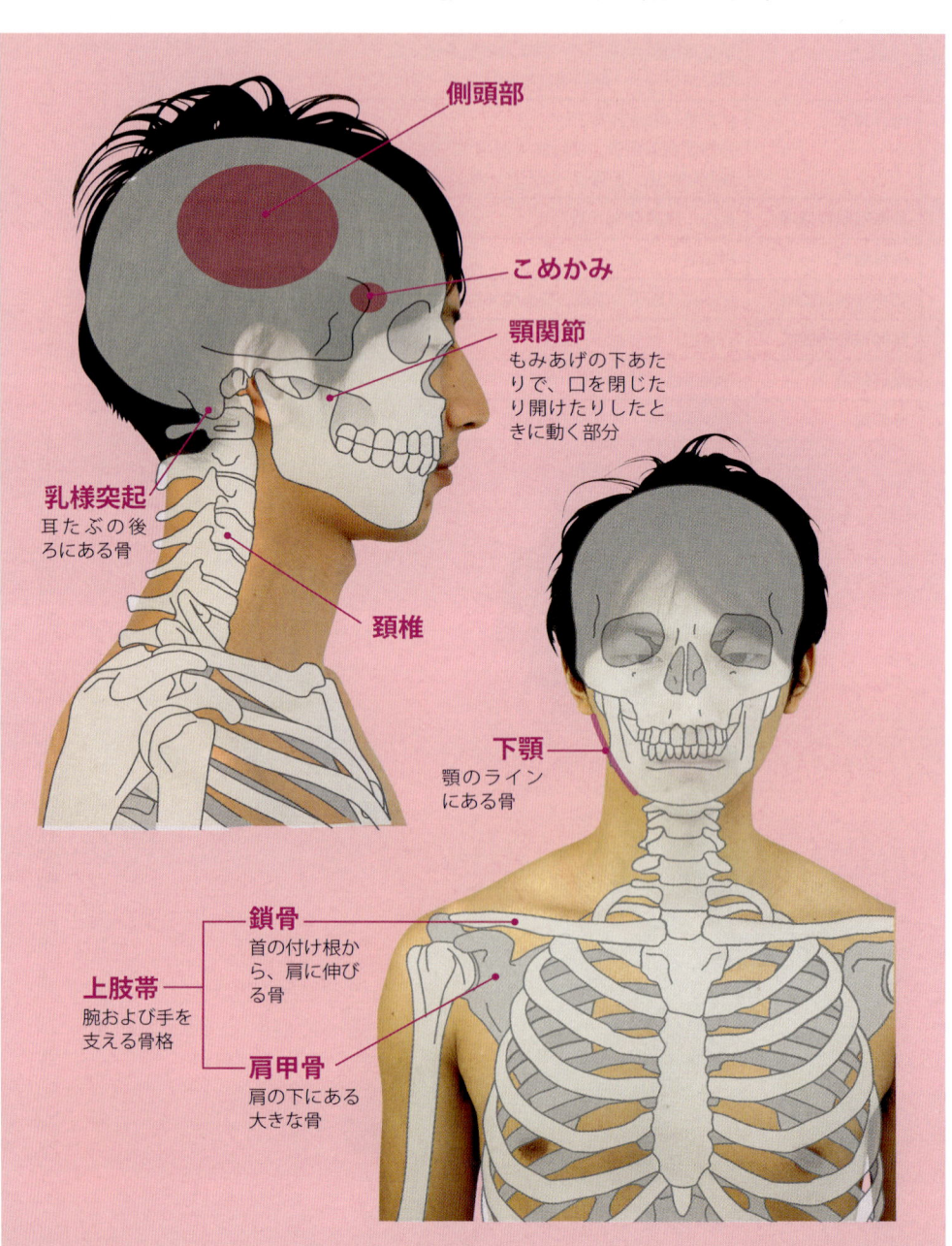

側頭部

こめかみ

顎関節
もみあげの下あたりで、口を閉じたり開けたりしたときに動く部分

乳様突起
耳たぶの後ろにある骨

頚椎

下顎
顎のラインにある骨

鎖骨
首の付け根から、肩に伸びる骨

上肢帯
腕および手を支える骨格

肩甲骨
肩の下にある大きな骨

肩こり

肩こりの治療に必要な用語

乳頭ライン
乳頭を縦に通るライン

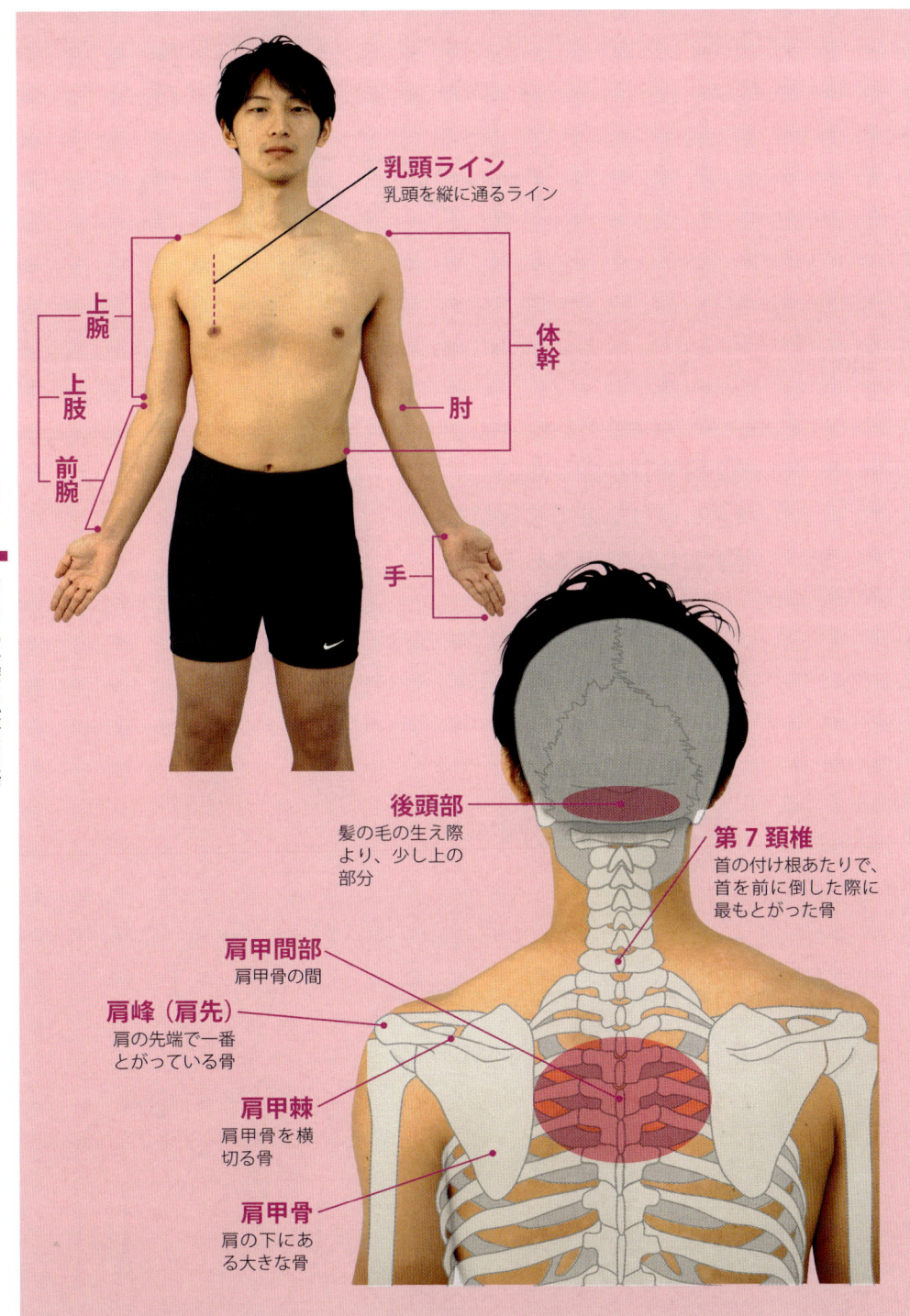

上腕
上肢
前腕

体幹
肘
手

後頭部
髪の毛の生え際より、少し上の部分

第7頸椎
首の付け根あたりで、首を前に倒した際に最もとがった骨

肩甲間部
肩甲骨の間

肩峰（肩先）
肩の先端で一番とがっている骨

肩甲棘
肩甲骨を横切る骨

肩甲骨
肩の下にある大きな骨

187

肩こりの治療を行ってみよう 3

Step **1** ▶ まずは、セルフケアを行っても構わない痛みであるかを確認します。
確認項目は

> ❶ 肩や首が動かない
> ❷ しびれなどの症状がある
> ❸ 激しい痛みである

の3点です。上記の3つに当てはまる場合は、筋肉の痛みではない可能性があるので、念のため病院で検査を受けましょう。

Step **2** ▶ 次に、痛みがある部位を確認しましょう。
痛みの部位は

> A 首こりタイプ（P190）
> B 肩こりタイプ（P191）
> C 肩甲間部タイプ（P192）
> D 頭痛タイプ（P193）
> 　（肩こり＋頭痛）

の4タイプです。

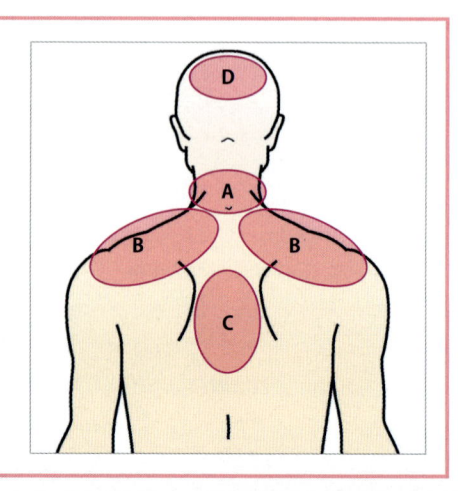

Step 3

痛みがある部位と関連のある筋肉を動かして、どの筋肉が原因かを特定しましょう。そして、その筋肉と反対の作用を持つ筋肉を鍛えましょう（P190〜193）。

首を横に倒したときに痛みが起こる

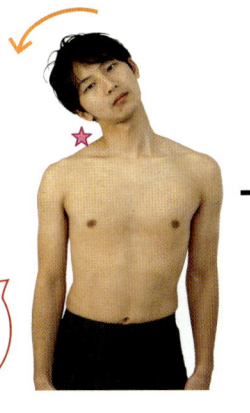

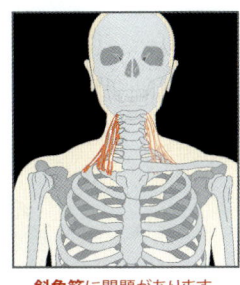

斜角筋に問題があります。
頭頚部の側屈筋群
を鍛えましょう。

肩こり／肩こりの治療を行ってみよう

Step 4

鍛える筋肉が決まったら、筋肉トレーニングを行いましょう（P196〜）。なお、筋肉トレーニングを行うに際しては、筋肉トレーニングだけでなく、準備体操として肩こりの基本ストレッチ＆マッサージ治療（P194〜195）を合わせて行うか、姉妹本『痛みが楽になる　トリガーポイントストレッチ＆マッサージ』を参照し、問題のある筋肉を個々にストレッチまたはマッサージすることをお勧めします。

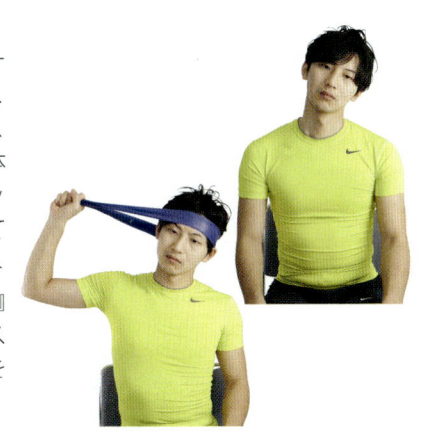

Step 5

もう一度、Step3で痛みがあった筋肉を動かし、痛みが変化しているかを確認しましょう。痛みが少しでも変化していれば、定期的に筋肉トレーニングを続けていきましょう。

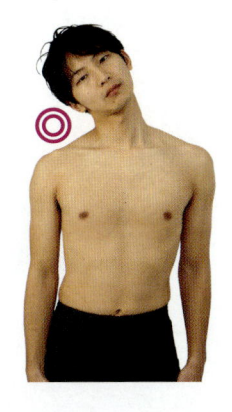

→ **筋肉の確定**

A 首こりタイプ

首に痛み（こり）があるタイプの方は、

★：収縮している筋肉の場所

❶板状筋 ❷後頭下筋 ❸上部僧帽筋 ❹肩甲挙筋

のいずれかに問題があります。❶〜❹のどの筋肉に問題があるのかを、4つの動きから判断しましょう。

☐ **a.** 首を後ろに傾けたときに（上を向く姿勢で）痛みが起こる

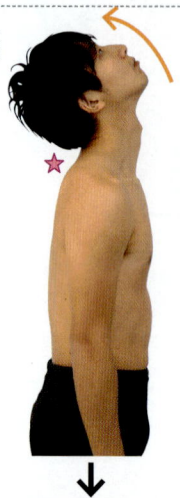

↓

板状筋・後頭下筋
に問題があります。
頭頚部の屈筋群
(P198)を鍛えましょう。

☐ **b.** 肩をすくめた（上げた）ときに痛みが起こる

↓

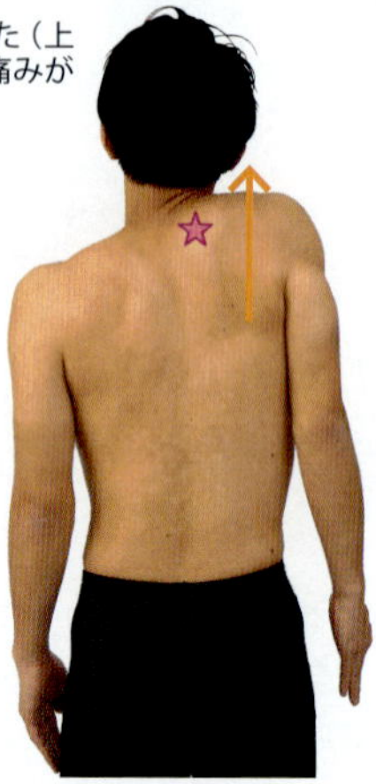

上部僧帽筋・肩甲挙筋
に問題があります。
上肢帯の引き下げ筋群
(P210)を鍛えましょう。

☐ **c.** 首を横に倒したときに痛みが起こる

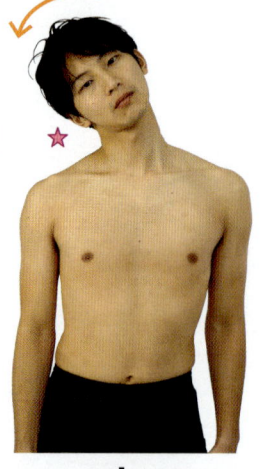

↓

板状筋・後頭下筋
に問題があります。
頭頚部の側屈筋群
(P204)を鍛えましょう。

☐ **d.** 首を右に回したときに痛みが起こる

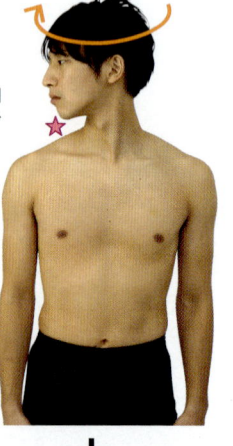

↓

板状筋・後頭下筋
に問題があります。
頭頚部の回旋筋群
(P206)を鍛えましょう。

B 肩こりタイプ

肩こりタイプの方は、　　　　　　　　　　　　　　　　　　　★:収縮している筋肉の場所

❶上部僧帽筋 ❷肩甲挙筋 ❸斜角筋 ❹棘上筋

のいずれかに問題があります。❶〜❹のどの筋肉に問題があるのかを、3つの動きから判断しましょう。

□ **a.** 肩をすくめた（上げた）ときに痛みが起こる

□ **b.** 首を横に倒したときに痛みが起こる

↓

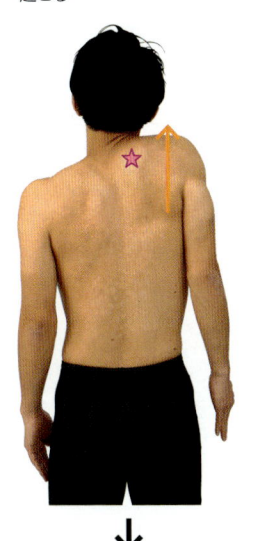

上部僧帽筋・肩甲挙筋に問題があります。
上肢帯の引き下げ筋群
(P210)を鍛えましょう。

↓

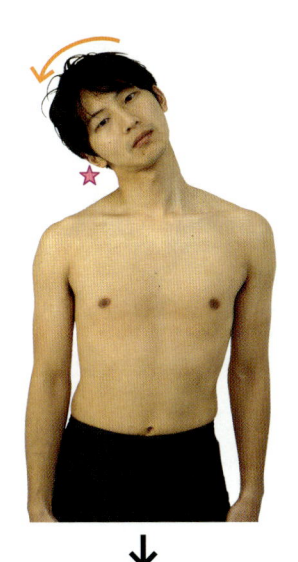

斜角筋に問題があります。
頭頸部の側屈筋群
(P204)を鍛えましょう。

□ **c.** 腕を外側に動かしたときに痛みが起こる

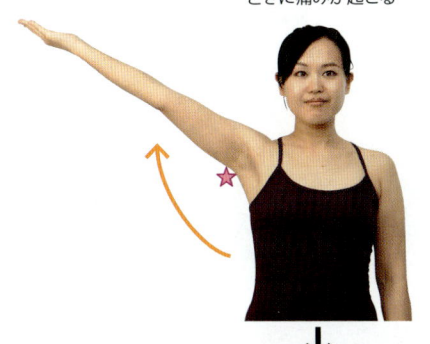

↓

棘上筋に問題があります。
肩関節の内転筋群
(P174)を鍛えましょう。

肩こり　肩こりの治療を行ってみよう

C 肩甲間部タイプ

肩甲間部に痛み（こり）があるタイプの方は、　　　　　　　　　★：収縮している筋肉の場所

❶斜角筋 ❷中部・下部僧帽筋 ❸肩甲挙筋 ❹菱形筋 ❺棘下筋 ❻広背筋

のいずれかに問題があります。❶〜❻のどの筋肉に問題があるのかを、10の動きから判断しましょう。

□ **a.** 首を横に倒したときに痛みが起こる

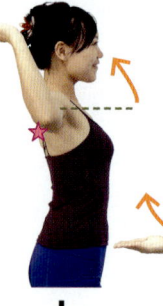

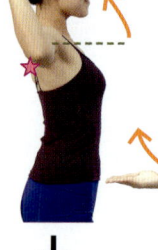

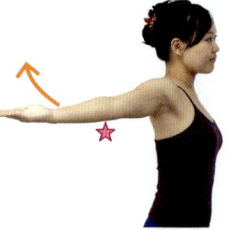

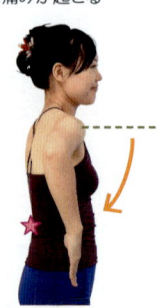

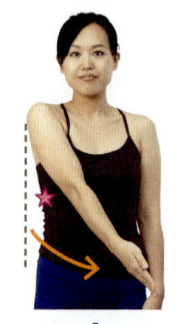

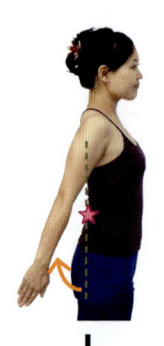

↓

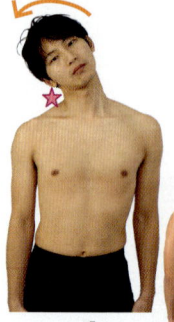

斜角筋に問題があります。
頭頸部の側屈筋群 (P204)を鍛えましょう。

□ **b.** 肩を降ろした、または胸を張ったときに痛みが起こる

↓

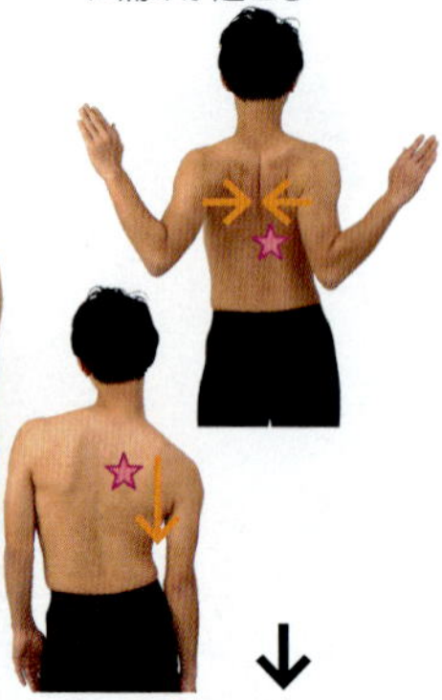

中部・下部僧帽筋に問題があります。
上肢帯の外転筋群(P212)または**挙上筋群**(P208)を鍛えましょう。

□ **c.** 腕を上げ、肩甲骨の下端が外に動いたときに痛みが起こる

↓

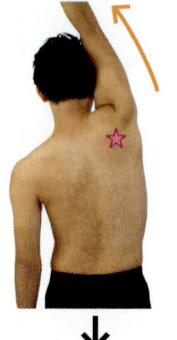

中部僧帽筋に問題があります。
上肢帯の下方回旋筋群(P216)を鍛えましょう。

□ **d.** 肩をすくめた（上げた）ときに痛みが起こる

↓

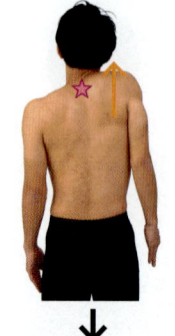

上部僧帽筋・肩甲挙筋・菱形筋に問題があります。
上肢帯の引き下げ筋群(P210)を鍛えましょう。

□ **e.** 胸を張る、または手を斜め後ろに引くと痛みが起こる

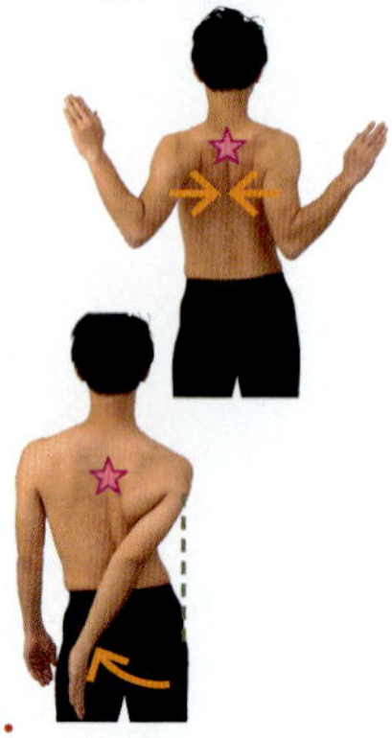

↓

菱形筋に問題があります。
上肢帯の外転筋群(P212)または**上方回旋筋群**(P216)を鍛えましょう。

□ **f.** 肩・肘を90度に上げた状態で、腕を上に動かしたときに痛みが起こる

↓

棘下筋に問題があります。
肩関節の内旋筋群 (P180)を鍛えましょう。

□ **g.** 肩の高さまで腕を上げた状態で、外側に腕を動かしたときに痛みが起こる

↓

棘下筋に問題があります。
肩関節の水平内転筋群 (P182)を鍛えましょう。

□ **h.** 肩・肘を90度に上げた状態で、腕を下に動かしたときに痛みが起こる

↓

広背筋に問題があります。
肩関節の外旋筋群 (P178)を鍛えましょう。

□ **i.** 肩を内側に動かしたときに痛みが起こる

↓

広背筋に問題があります。
肩関節の外転筋群 (P170)を鍛えましょう。

□ **j.** 肩を後ろに動かしたときに痛みが起こる

↓

広背筋に問題があります。
肩関節の屈筋群 (P162)を鍛えましょう。

D 頭痛タイプ

肩こりにプラスして頭の痛みがあるタイプの方は、　　　　　★：収縮している筋肉の場所
❶ 胸鎖乳突筋（前頭部）❷ 板状筋（頭頂）❸ 後頭下筋（側頭部）　　（ ）：頭痛の部位
❹ 上部僧帽筋（側頭部）❺ 側頭筋（側頭部）❻ 咬筋（側頭部）のいずれかに問題があります。
❶〜❻のどの筋肉に問題があるのかを、5つの動きから判断しましょう。

□ **a.** 首を前に傾けた（うなずいた）ときに痛みが起こる

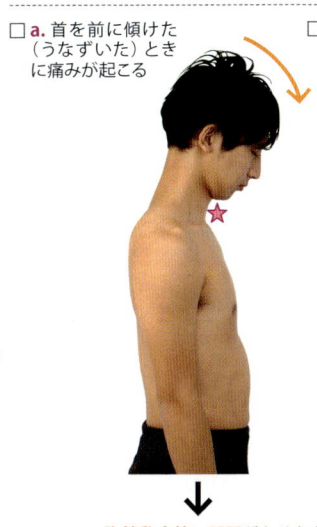

□ **b.** 首を横に倒したときに痛みが起こる

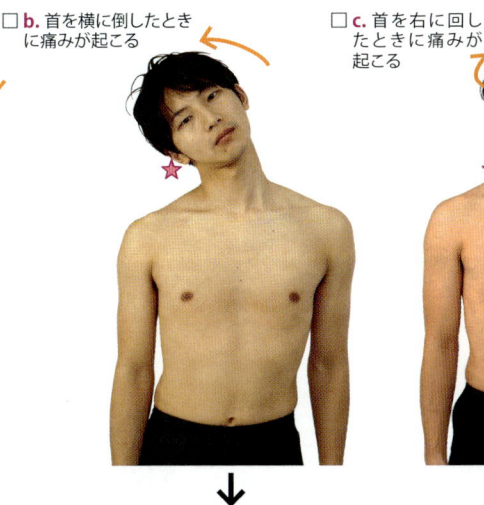

□ **c.** 首を右に回したときに痛みが起こる

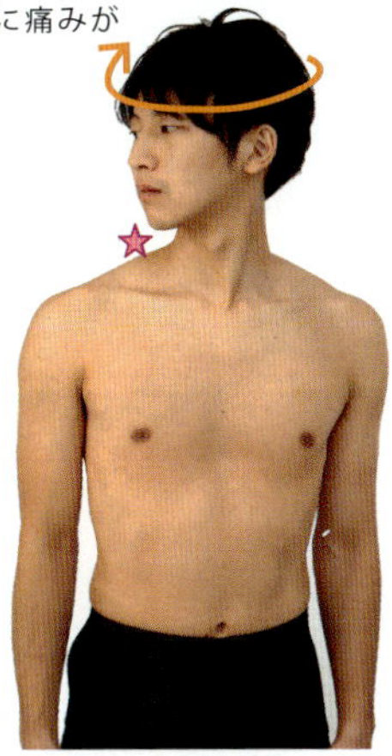

↓

胸鎖乳突筋に問題があります。
頭頚部の伸筋群
(P200)を鍛えましょう。

↓

胸鎖乳突筋に問題があります。
頭頚部の側屈筋群
(P204)を鍛えましょう。

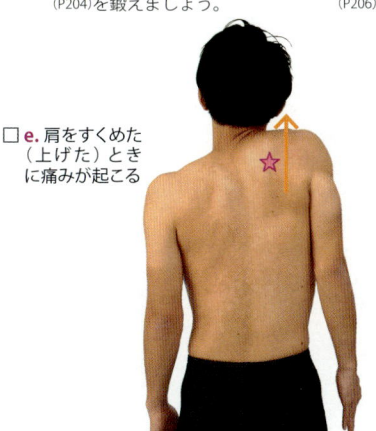

↓

胸鎖乳突筋に問題があります。
頭頚部の回旋筋群
(P206)を鍛えましょう。

□ **d.** 首を後ろに傾けたときに（上を向く姿勢で）痛みが起こる

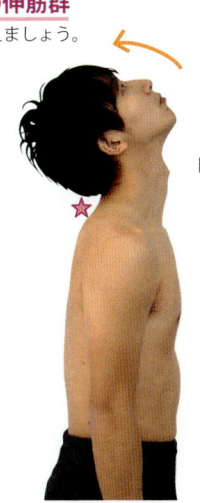

□ **e.** 肩をすくめた（上げた）ときに痛みが起こる

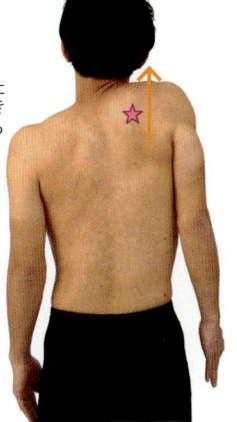

□ **f.** その他

↓

側頭筋・咬筋
に問題があります。
頭痛体操 (P220)と
顎関節体操(P221)
を行いましょう。

↓

板状筋・後頭下筋に問題があります。
頭頚部の屈筋群
(P198)を鍛えましょう。

↓

上部僧帽筋に問題があります。
上肢帯の引き下げ筋群
(P210)を鍛えましょう。

肩こり　肩こりの治療を行ってみよう

肩こりの基本ストレッチ&マッサージ治療 　4

筋肉トレーニングを行うにあたり、ウォーミングアップやクールダウンとして、肩こりの原因になりやすい4つの代表的な筋肉をストレッチ&マッサージしてみましょう。なお、問題となる筋肉を個々で治療したい場合は、姉妹本『痛みが楽になる　トリガーポイントストレッチ&マッサージ』を参照してください。図注：赤は痛みを感じる部位

上部僧帽筋

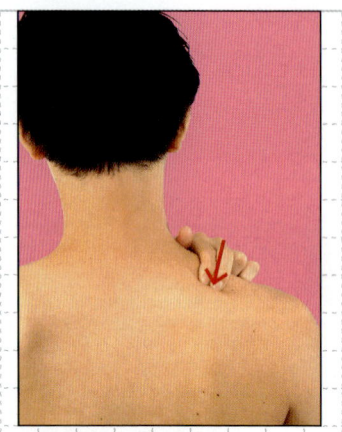

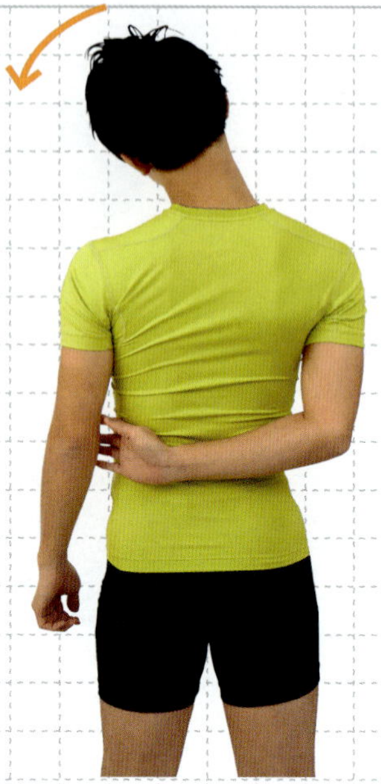

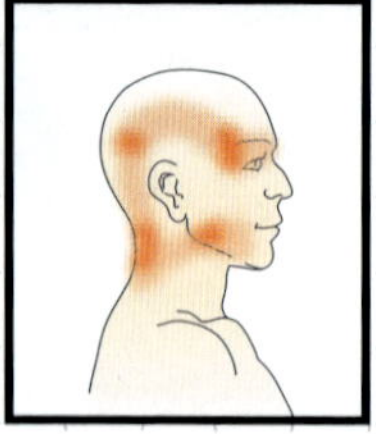

stretch
右手を背中に回した状態で、首を左側に倒す。

massage
首の付け根と肩先の中間点を圧迫する。

板状筋

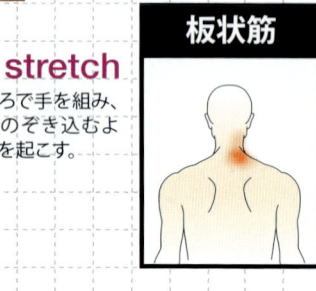

stretch
頭の後ろで手を組み、へそをのぞき込むように首を起こす。

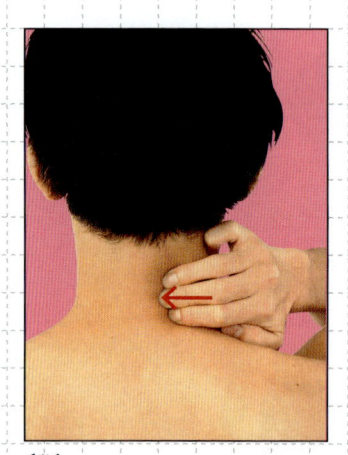

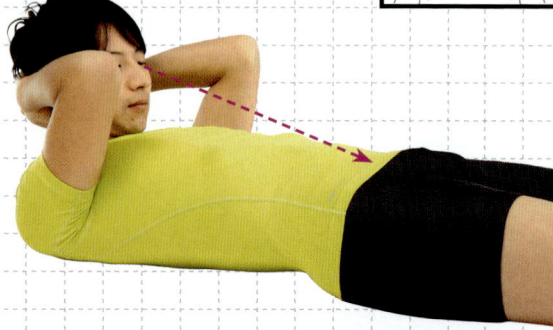

massage
首の中央あたりを圧迫する。

肩甲挙筋

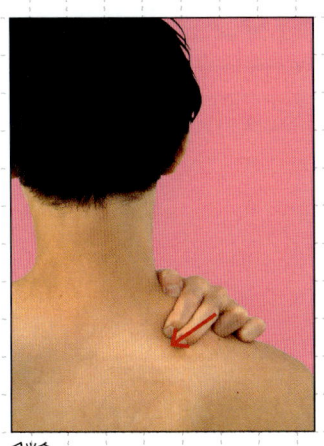

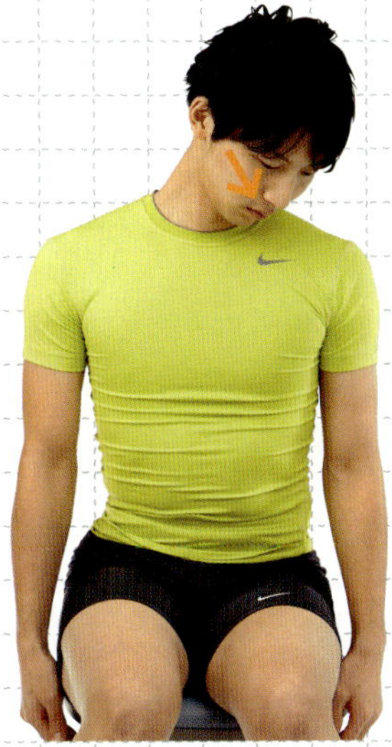

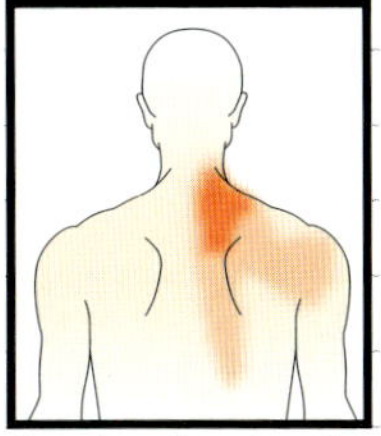

stretch
首を左斜め下に倒す。

massage
肩甲骨の内側上方を圧迫する。

菱形筋

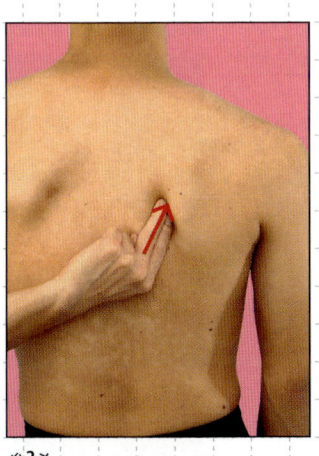

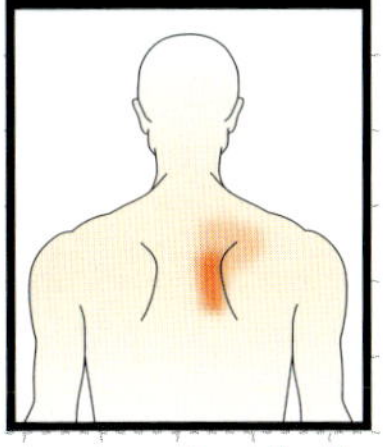

stretch
上半身の力を抜き、腕の重さにまかせて背中を丸める。

massage
肩甲骨の内側（肩甲間部）を圧迫する。

背中に手が回らない場合は、テニスボールやゴルフボールなどを背中と壁の間に挟み、筋肉を刺激しても良い。

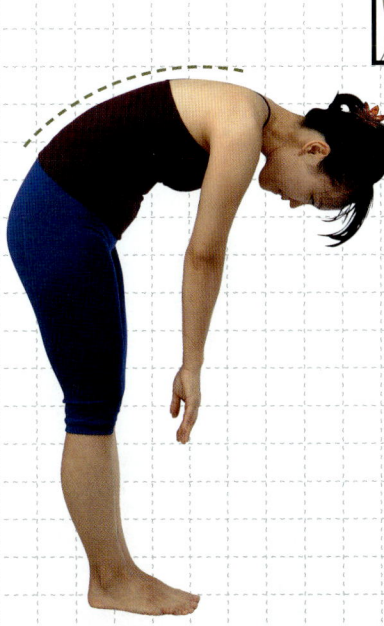

肩こり / 肩こりの基本ストレッチ&マッサージ治療

各筋肉の治療 5

肩こりに関係のある筋肉をトレーニングしましょう。なお、痛みが強い方や運動障害のある方はレベル1を、一般の方はレベル2を、レベル2が簡単に行える方はレベル3を行いましょう。

- **頭頸部の屈筋群**
- **頭頸部の伸筋群**
- **頭頸部の側屈筋群**
- **頭頸部の回旋筋群**
- **上肢帯の挙上筋群**

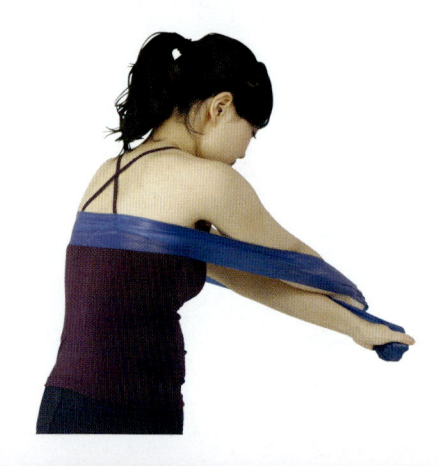

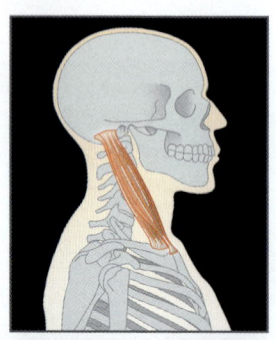

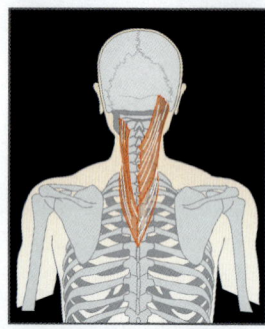

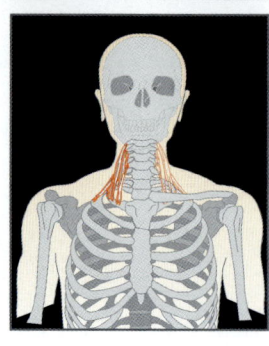

肩こり　各筋肉の治療

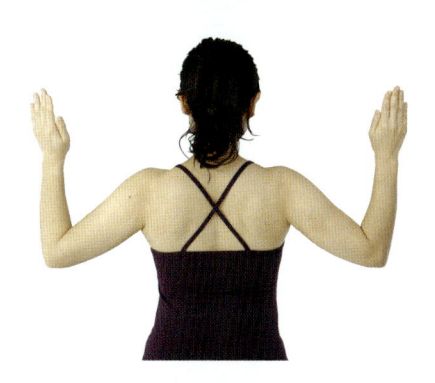

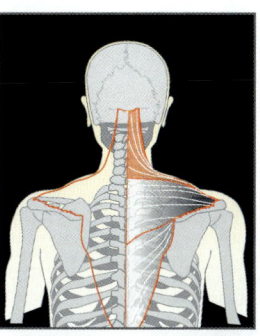

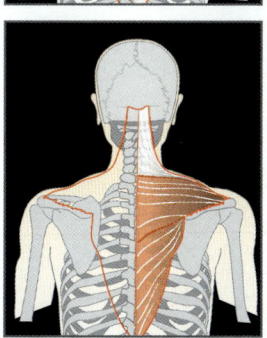

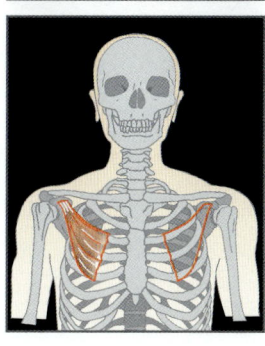

- 上肢帯の引き下げ筋群
- 上肢帯の外転筋群
- 上肢帯の内転筋群
- 上肢帯の上方回旋筋群
- 上肢帯の下方回旋筋群

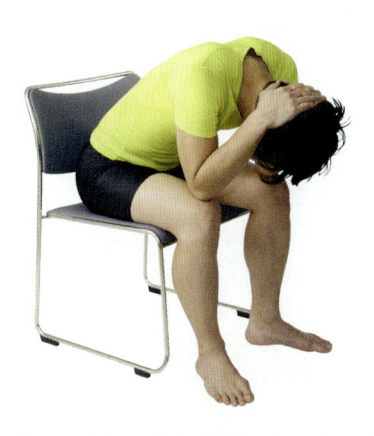

頭頚部の屈筋群

筋肉の基礎情報

- **筋肉の種類**
  ・胸鎖乳突筋
- **働き**
  ・首を前に倒す動作
- **硬くなっている筋肉**
  ・板状筋　・後頭下筋
  ・脊柱起立筋
- **この筋肉を鍛えるきっかけ**
  ・首を後に倒した際に痛みがある
  ・円背・猫背である
- **日常生活でのアドバイス**
  ・高いところを見るのを避ける
  ・枕の高さを調整する
  ・猫背になっていないか確認する
- **痛みパターン**
  ・側頭部　　・頭頂部
  ・後頭部　　・肩背部
- **ストレッチやマッサージを行う筋肉**
  ・頭頚部の伸筋群
  　（板状筋・後頭下筋・脊柱起立筋）

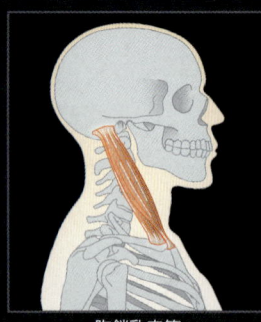

胸鎖乳突筋

Level 1 ★

Step 1
背筋を伸ばした状態で、イスに座る。

Step 2
顎を引くイメージで首を前に倒す。

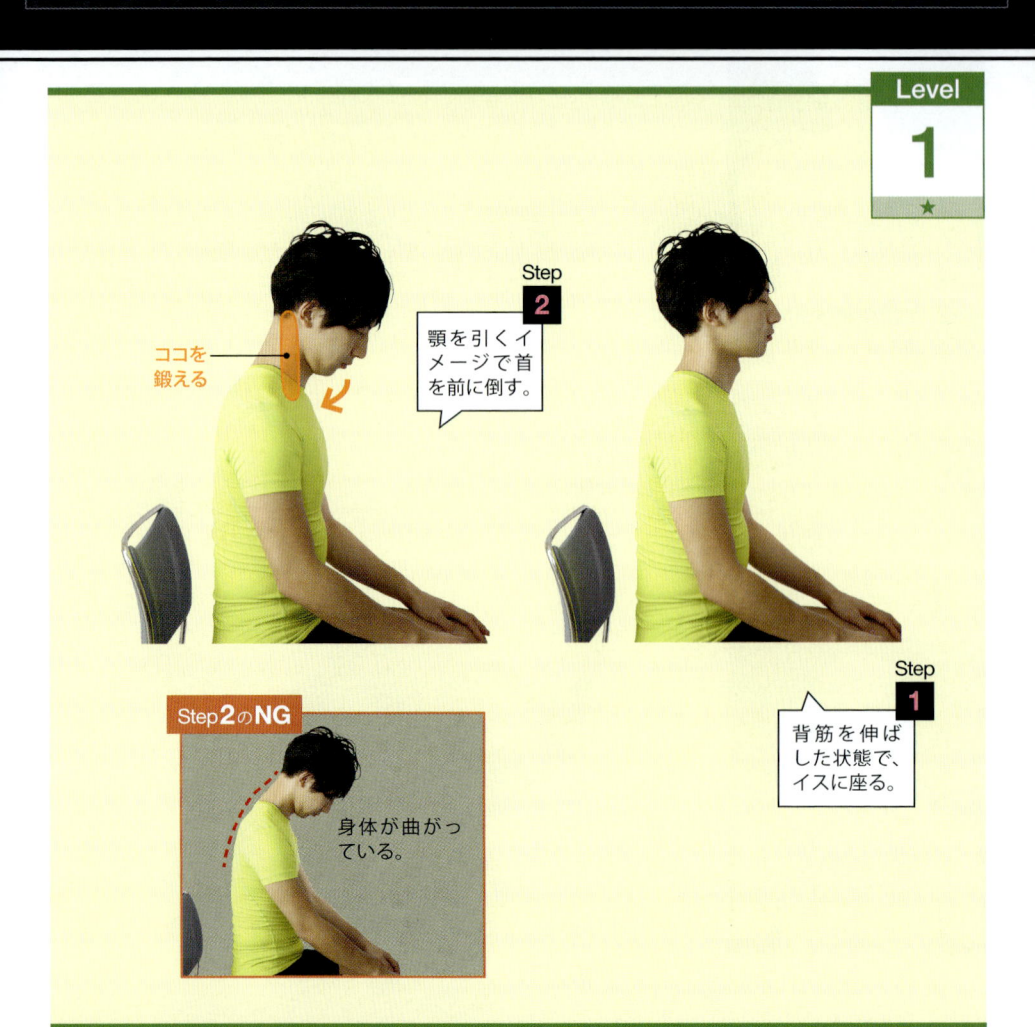

ココを鍛える

Step 2 の NG
身体が曲がっている。

| Level 2 ★★

Step 2
手で抵抗をかけた状態で、首を前に倒す。

ココを鍛える

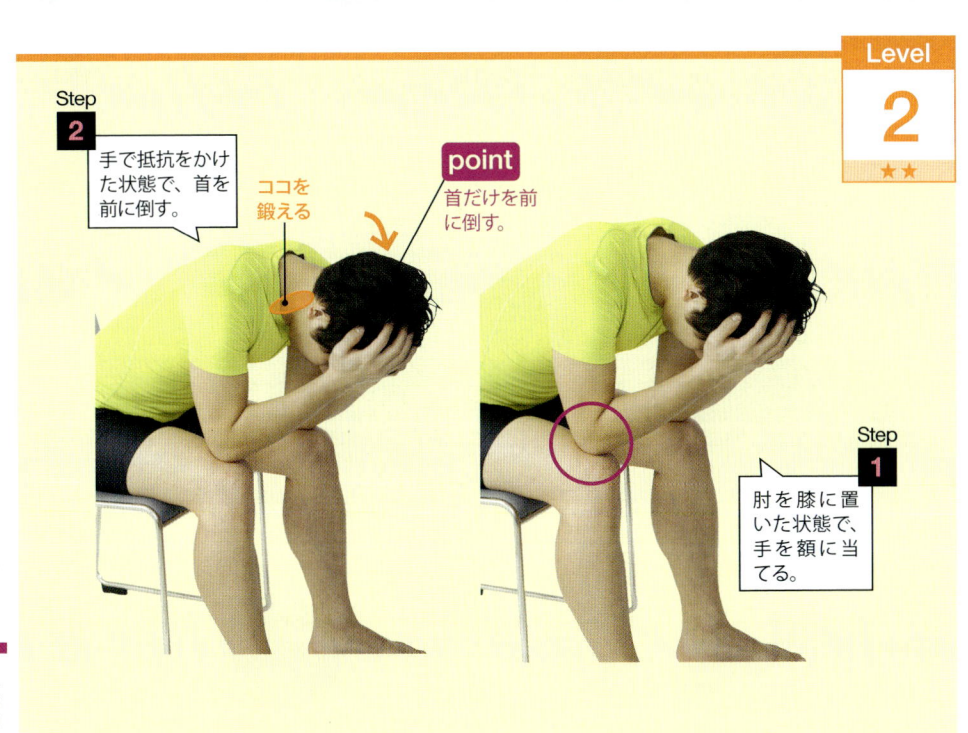

point
首だけを前に倒す。

Step 1
肘を膝に置いた状態で、手を額に当てる。

| Level 3 ★★★

バンドバージョン

Step 2
肘を固定した状態で、首を前に倒す。

point
体幹から倒れないようにする。

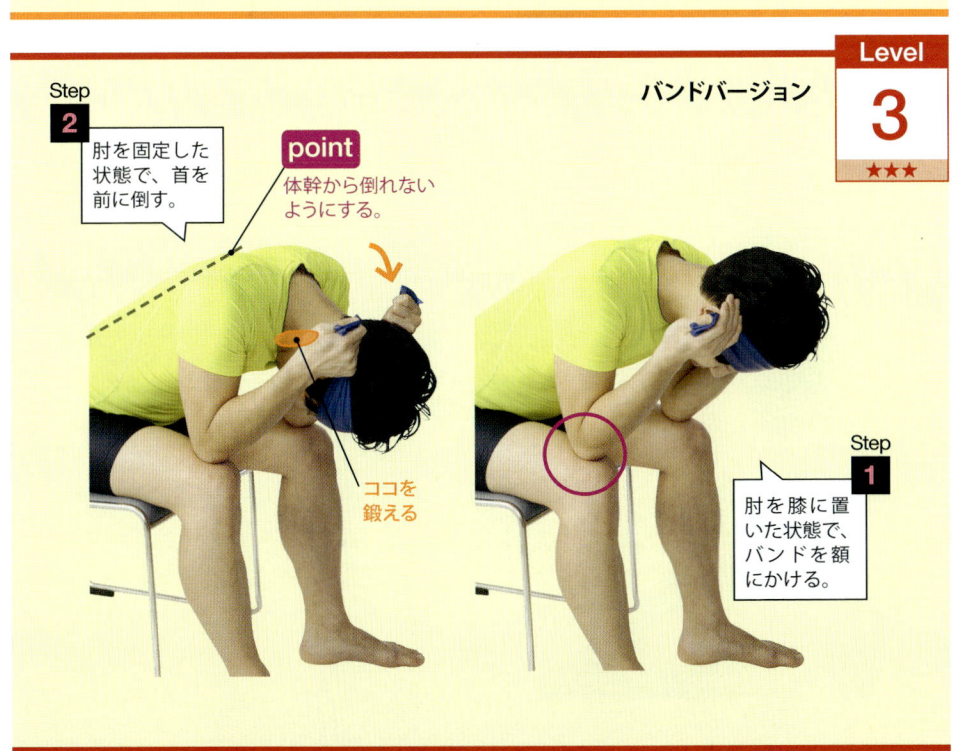

ココを鍛える

Step 1
肘を膝に置いた状態で、バンドを額にかける。

肩こり

各筋肉の治療　頭頸部の屈筋群

頭頚部の伸筋群

筋肉の基礎情報

● 筋肉の種類
・板状筋　・後頭下筋
・脊柱起立筋

● 働き
・首を後ろに倒す動作

● 硬くなっている筋肉
・胸鎖乳突筋

● この筋肉を鍛えるきっかけ
・首を前に倒した際に痛みがある
・ストレートネックである
・耳鳴りやめまいがある
・頭痛がある
・寝違いやむち打ち症である
・斜頚である

● 日常生活でのアドバイス
・枕の高さを調整する
・テレビやデスクワークの姿勢に注意する
・腹式呼吸をするように心がける

● 痛みパターン
・前頭部　・頭頂部
・耳部　　・顎部

● ストレッチやマッサージを行う筋肉
・頭頚部の屈筋群
　（胸鎖乳突筋）

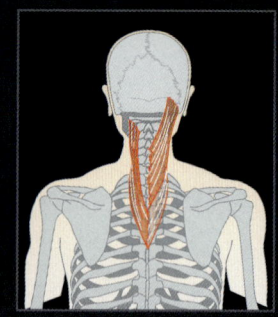

板状筋

Level 1 ★

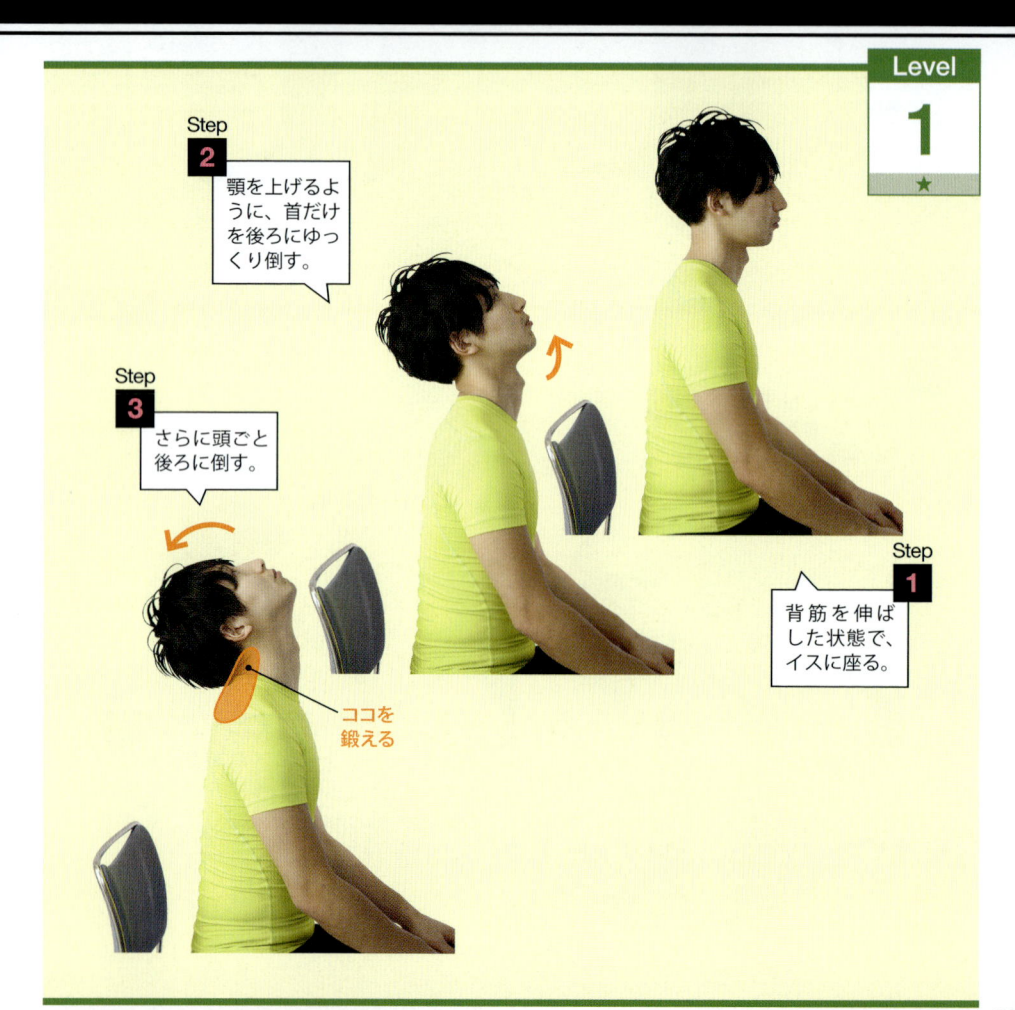

Step 1 背筋を伸ばした状態で、イスに座る。

Step 2 顎を上げるように、首だけを後ろにゆっくり倒す。

Step 3 さらに頭ごと後ろに倒す。

ココを鍛える

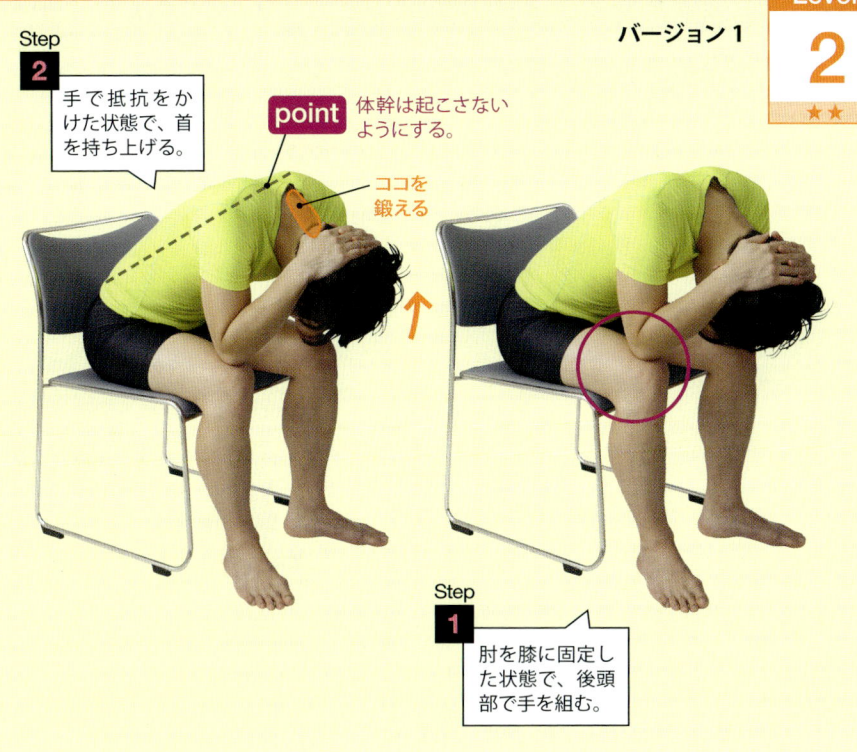

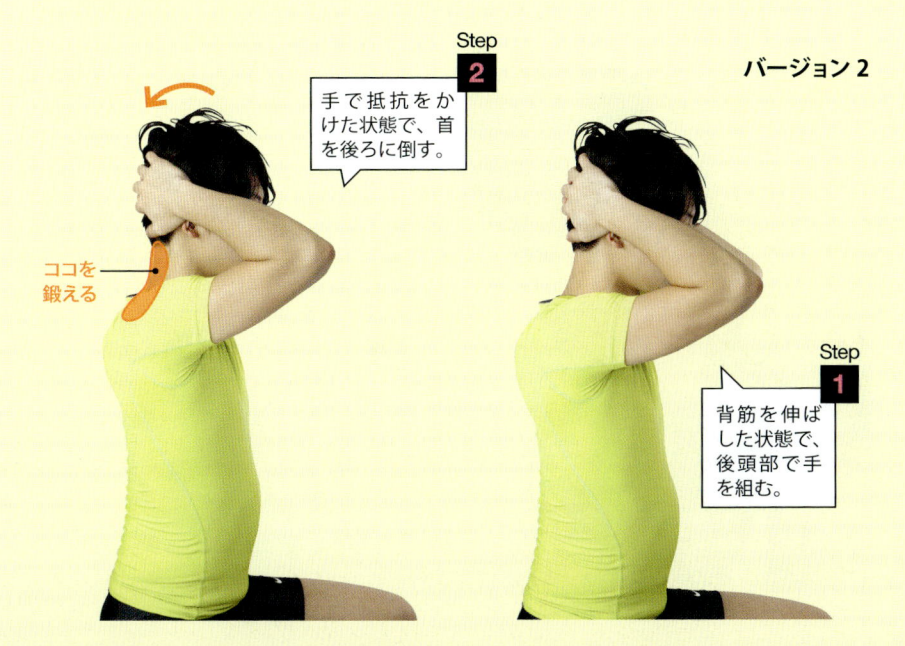

バージョン 1

Level 2 ★★

Step 2 手で抵抗をかけた状態で、首を持ち上げる。

point 体幹は起こさないようにする。

ココを鍛える

Step 1 肘を膝に固定した状態で、後頭部で手を組む。

バージョン 2

Step 2 手で抵抗をかけた状態で、首を後ろに倒す。

ココを鍛える

Step 1 背筋を伸ばした状態で、後頭部で手を組む。

肩こり | 各筋肉の治療 頭頸部の伸筋群

頭頚部の伸筋群

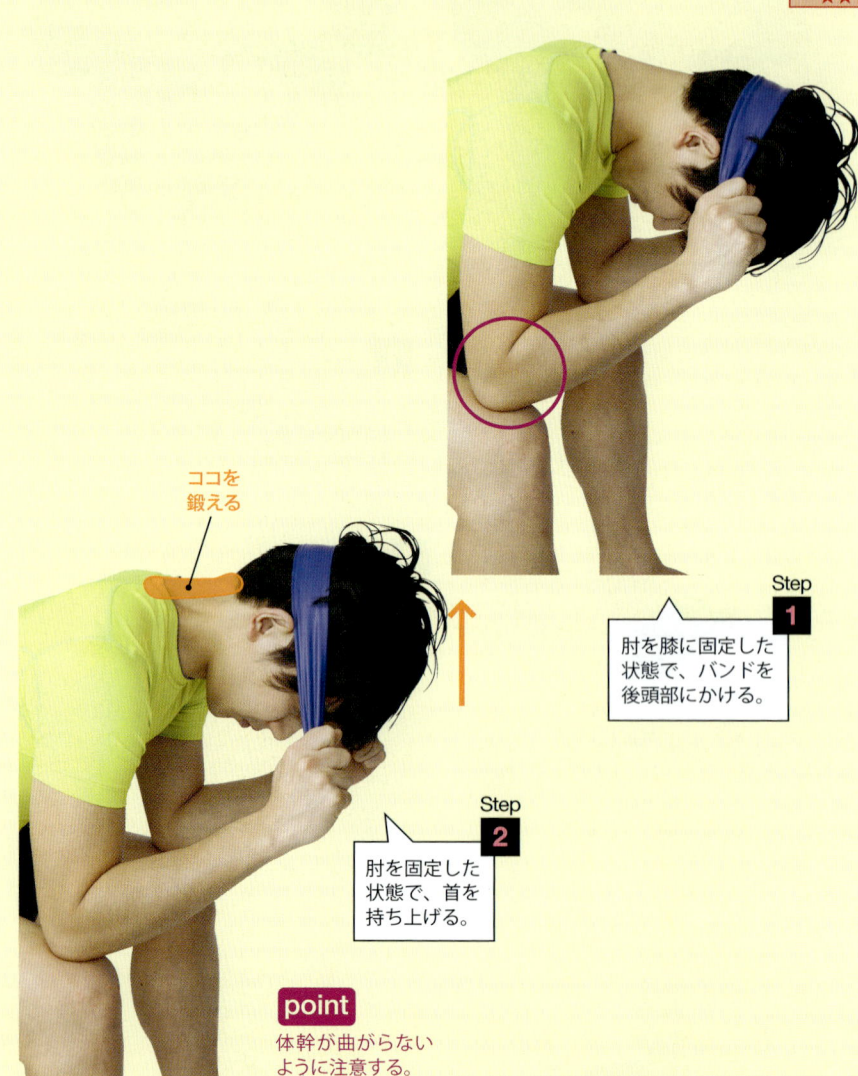

バンドバージョン1

Level 3 ★★★

ココを鍛える

Step 1
肘を膝に固定した状態で、バンドを後頭部にかける。

Step 2
肘を固定した状態で、首を持ち上げる。

point
体幹が曲がらないように注意する。

バンドバージョン2

Level 3 ★★★

Step 1
背筋を伸ばした状態で、バンドを後頭部に回す。

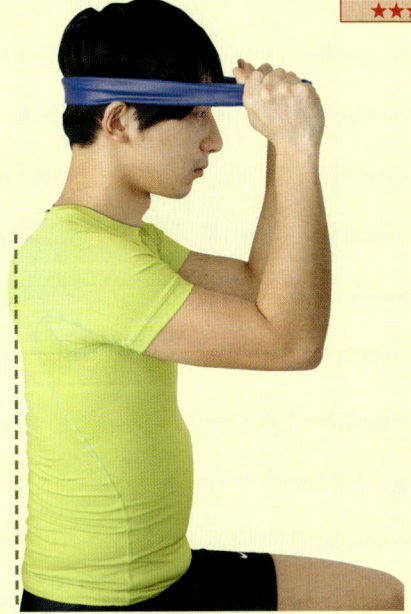

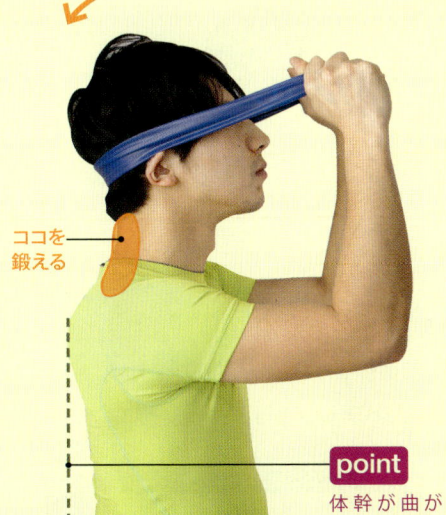

肩こり

各筋肉の治療　頭頚部の伸筋群

ココを鍛える

Step 2
手は固定した状態で、首を後ろに倒す。

point
体幹が曲がらないように注意する。

頭頚部の側屈筋群

筋肉の基礎情報

- **筋肉の種類**
  - ・斜角筋　・胸鎖乳突筋
  - ・板状筋　・後頭下筋
  - ・脊柱起立筋
- **働き**
  - ・首を横に倒す動作
- **硬くなっている筋肉**
  - ・側屈筋群（反対側）
- **この筋肉を鍛えるきっかけ**
  - ・首を横に倒した際に痛みがある
  - ・寝違いやむち打ち症である

- **日常生活でのアドバイス**
  - ・枕の高さを調整する
  - ・肩と耳の間に受話器を挟んで電話をしない
  - ・腹式呼吸をするように心がける
- **痛みパターン**
  - ・頭部　・首（後面）　・顎部
  - ・耳部　・肩全体　・肩背部
  - ・胸部　・腕全体　・手
- **ストレッチやマッサージを行う筋肉**
  - ・側屈筋群（反対側）

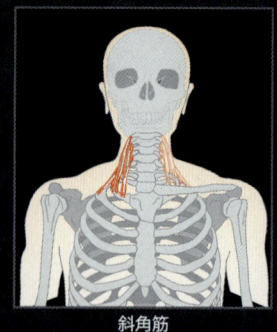

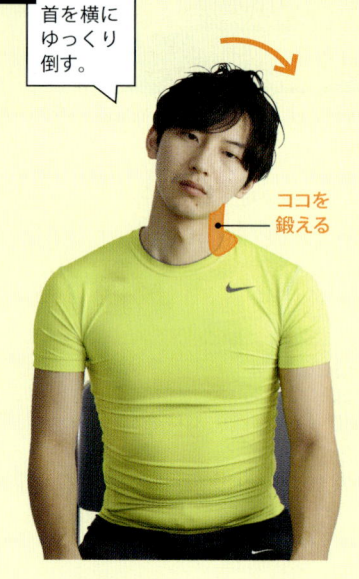

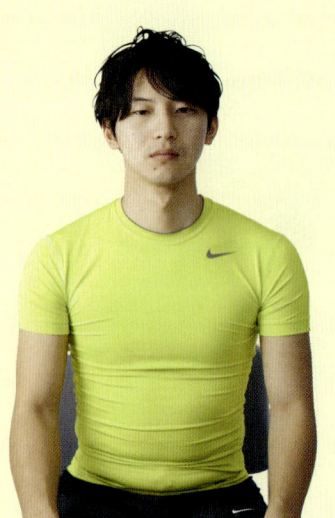

斜角筋

Level 1 ★

Step 1　背筋を伸ばした状態で、イスに座る。

Step 2　首を横にゆっくり倒す。

ココを鍛える

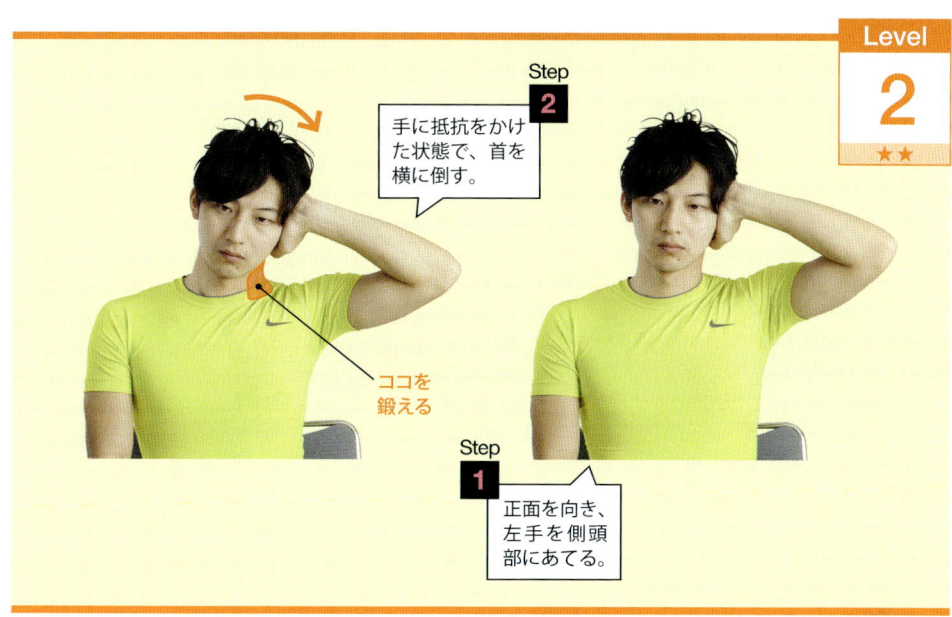

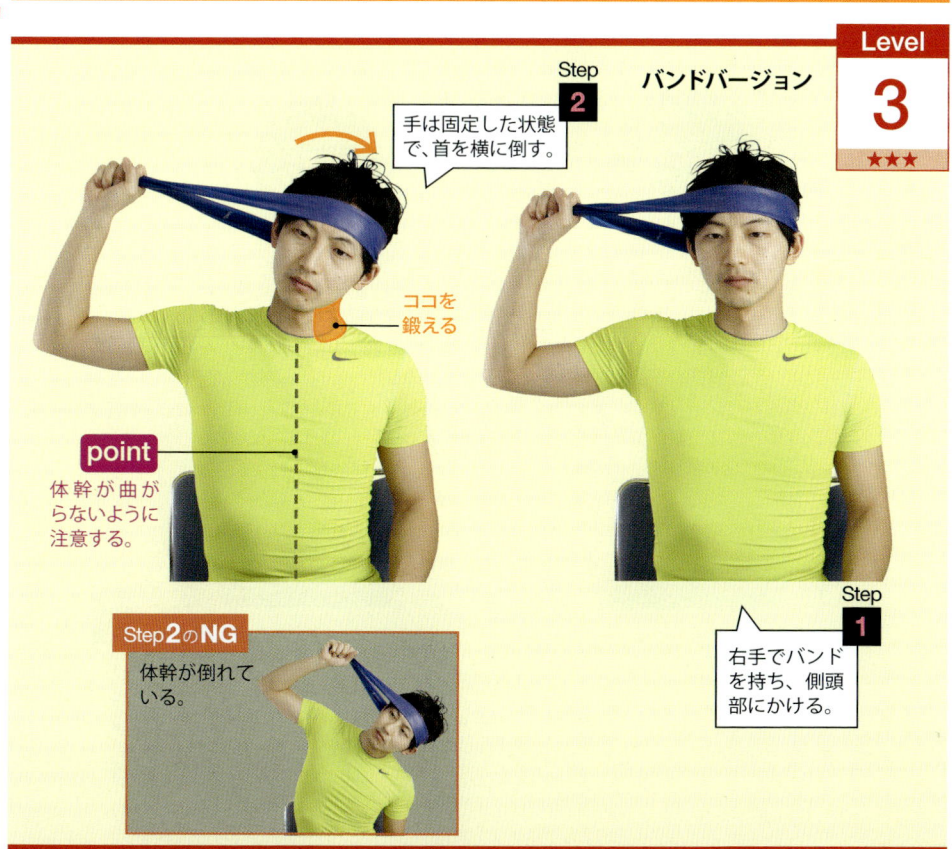

肩こり

各筋肉の治療　頭頸部の側屈筋群

Level 2 ★★

Step 2　手に抵抗をかけた状態で、首を横に倒す。

ココを鍛える

Step 1　正面を向き、左手を側頭部にあてる。

Level 3 ★★★　バンドバージョン

Step 2　手は固定した状態で、首を横に倒す。

ココを鍛える

point　体幹が曲がらないように注意する。

Step 1　右手でバンドを持ち、側頭部にかける。

Step 2 の NG　体幹が倒れている。

頭頚部の回旋筋群

筋肉の基礎情報

- **筋肉の種類**
  - 胸鎖乳突筋　・板状筋
  - 後頭下筋
- **働き**
  - 後ろを振り向く動作
- **硬くなっている筋肉**
  - 回旋筋群（反対側）
- **この筋肉を鍛えるきっかけ**
  - 後ろを振り向いた際に痛みがある
  - 頭痛がある
  - 寝違いやむち打ち症である
  - テレビなどをいつも同じ方向から見ている
- **日常生活でのアドバイス**
  - 枕の高さを調整する
  - 急に後ろを振り向かないようにする
- **痛みパターン**
  - 頭部　・耳部
  - 頚部　・肩背部
- **ストレッチやマッサージを行う筋肉**
  - 回旋筋群（反対側）

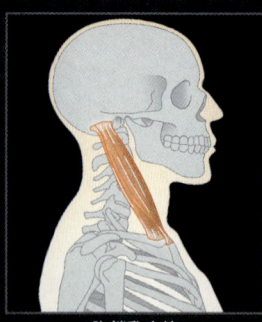

胸鎖乳突筋

Level 1 ★

Step 1: 背筋を伸ばした状態で、イスに座る。

Step 2: 首だけを左にゆっくり回す。

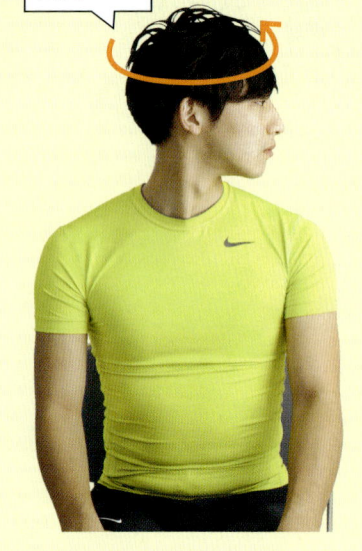

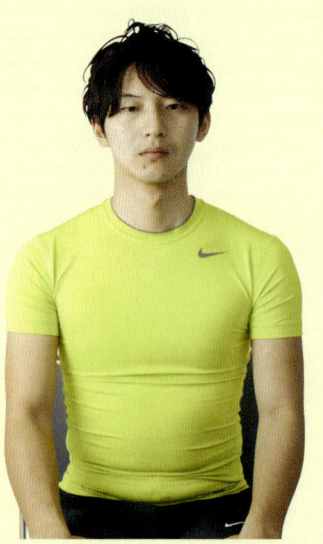

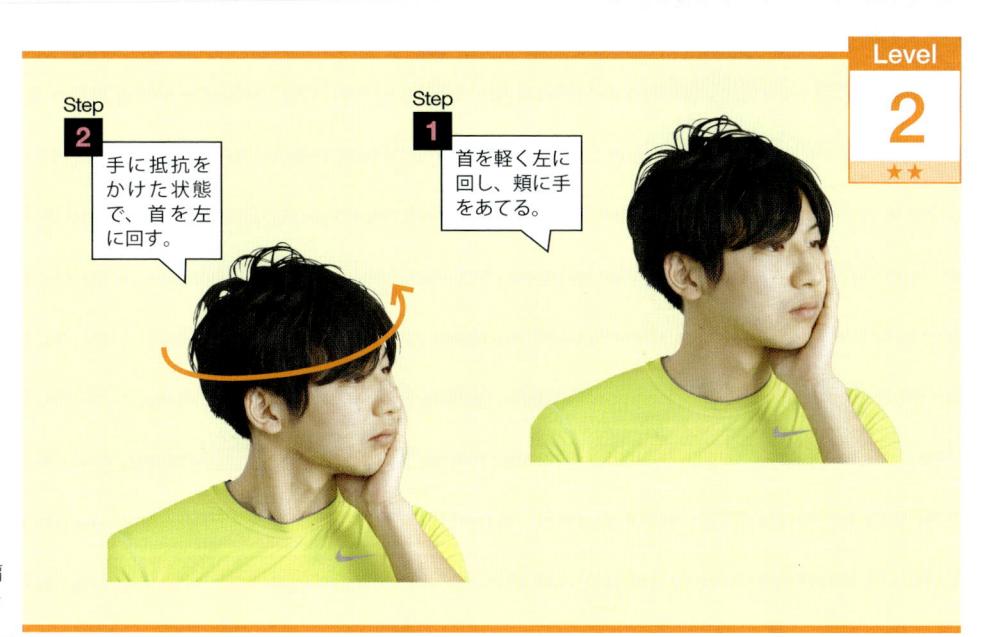

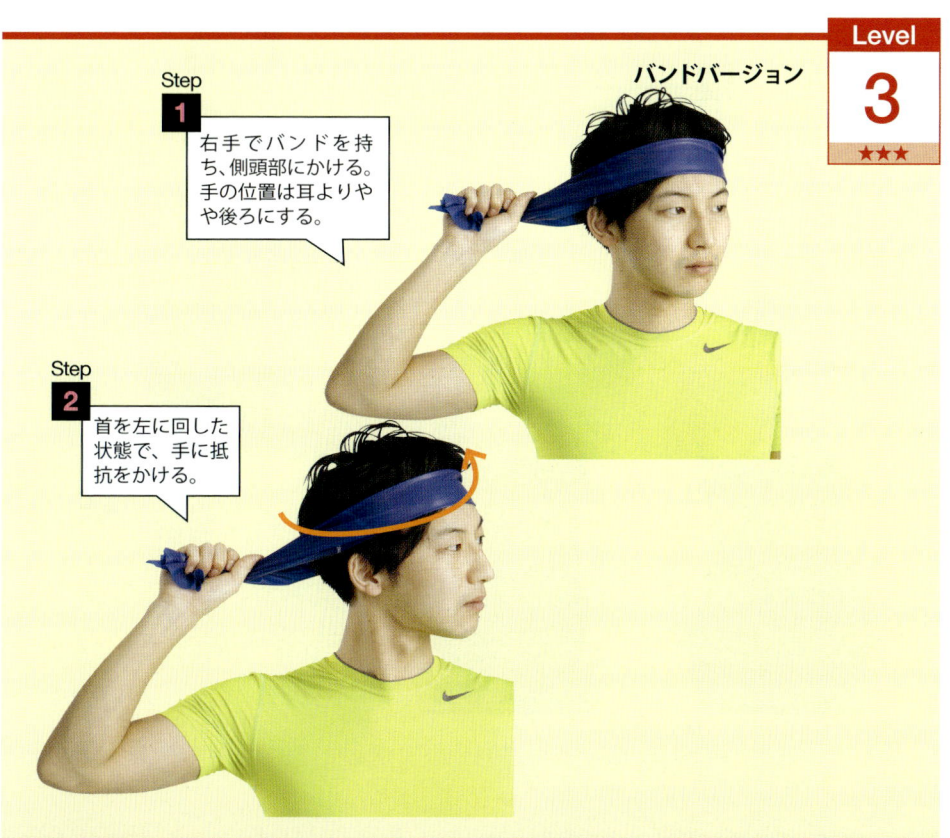

肩こり

各筋肉の治療　頭頸部の回旋筋群

Level 2 ★★

Step 1　首を軽く左に回し、頬に手をあてる。

Step 2　手に抵抗をかけた状態で、首を左に回す。

Level 3 ★★★

バンドバージョン

Step 1　右手でバンドを持ち、側頭部にかける。手の位置は耳よりやや後ろにする。

Step 2　首を左に回した状態で、手に抵抗をかける。

上肢帯の挙上筋群

筋肉の基礎情報

● **筋肉の種類**
・上部僧帽筋　・肩甲挙筋
・菱形筋

● **働き**
・肩をすくめる動作

● **硬くなっている筋肉**
・中部・下部僧帽筋　・小胸筋

● **この筋肉を鍛えるきっかけ**
・肩を下に降ろした際に痛みがある
・重いリュックサックを常に肩に
　かけている
・なで肩である

● **日常生活でのアドバイス**
・リュックサックなど重たい荷物を
　背負わないようにする

● **痛みパターン**
・肩背部
・肩後面

● **ストレッチやマッサージを行う筋肉**
・上肢帯の引き下げ筋群
　（中部・下部僧帽筋　・小胸筋）

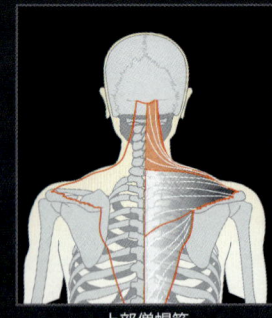

上部僧帽筋

Level 1 ★

Step 1　肩の力を抜いて、まっすぐに立つ。

Step 2　肩をすくめるようにして、両肩を上げる。

ココを鍛える

バンドバージョン

Level 3 ★★★

ココを鍛える

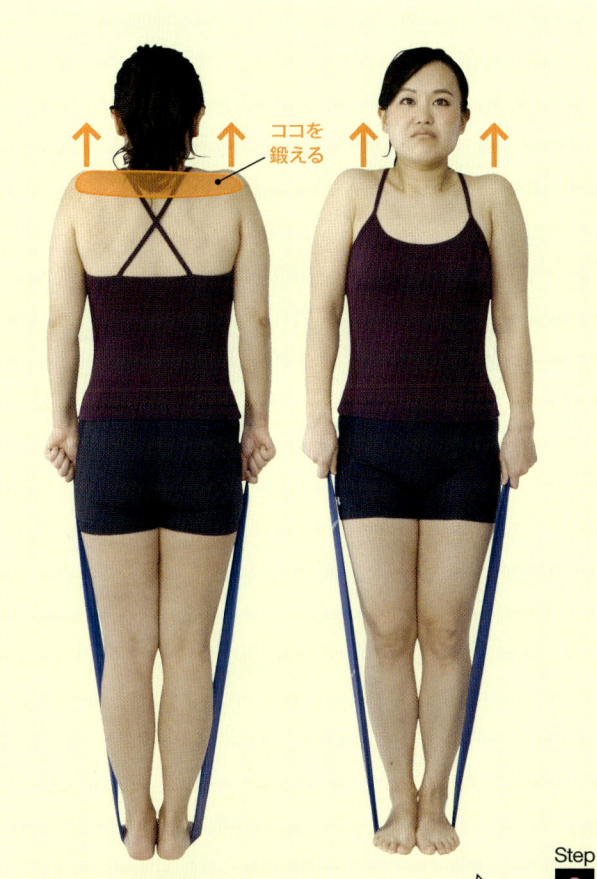

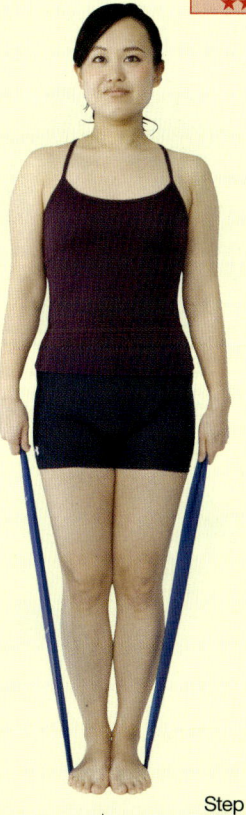

Step 1
バンドの長さが左右均等になるように足で踏み、両手で持つ。

Step 2
肩をすくめるようにして、両肩を上げる。

Step 2 の NG 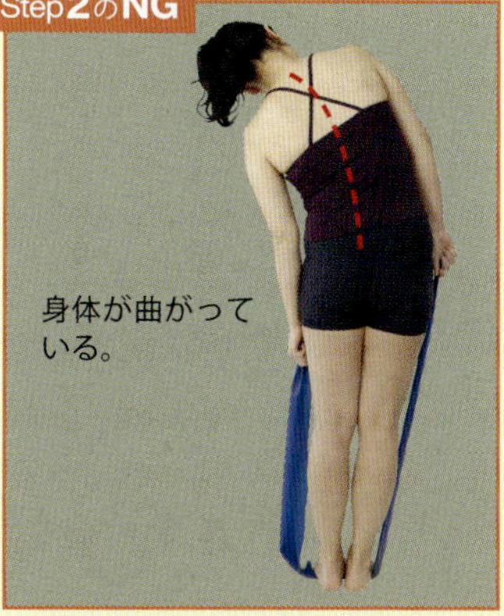
身体が曲がっている。

肩こり　各筋肉の治療　上肢帯の挙上筋群

上肢帯の引き下げ筋群

筋肉の基礎情報

- ●筋肉の種類
  ・中部・下部僧帽筋　・小胸筋
- ●働き
  ・肩を下に降ろす動作
- ●硬くなっている筋肉
  ・上部僧帽筋　・肩甲挙筋
  ・菱形筋
- ●この筋肉を鍛えるきっかけ
  ・肩をすくめた際に痛みがある
  ・いかり肩である
  ・重い荷物を常に肩からかけている

- ●日常生活でのアドバイス
  ・仕事やデスクワークの姿勢に注意する
  ・重い荷物を持つのを避ける
- ●痛みパターン
  ・肩背部　　・肩後面
  ・こめかみから耳のあたり
  ・顎　　　　・前胸部
  ・腕全体　　・手
- ●ストレッチやマッサージを行う筋肉
  ・上肢帯の挙上筋群
  　（上部僧帽筋・肩甲挙筋・菱形筋）

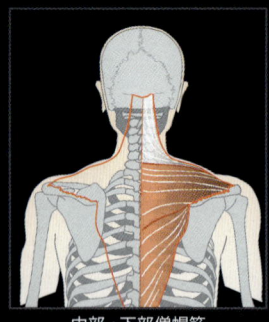

中部・下部僧帽筋

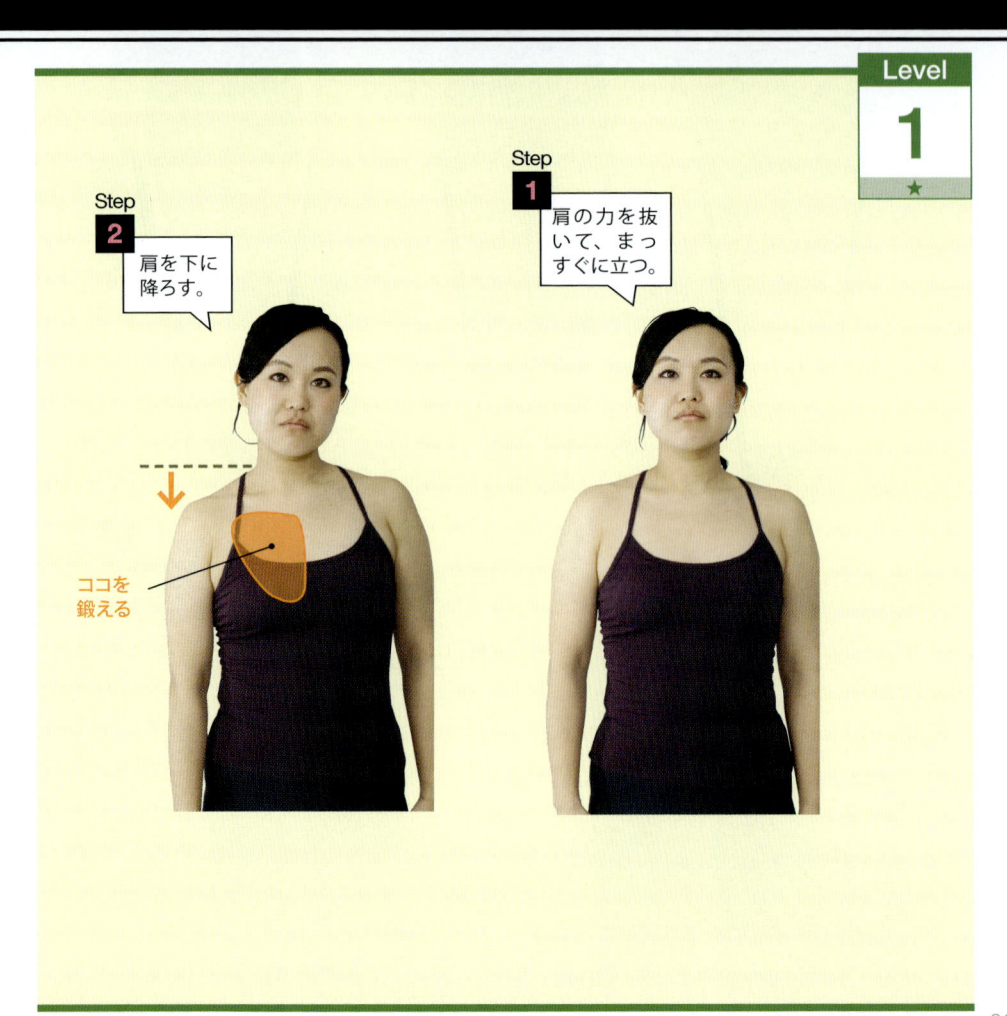

Level 1 ★

Step 1 肩の力を抜いて、まっすぐに立つ。

Step 2 肩を下に降ろす。

ココを鍛える

肩こり

各筋肉の治療　上肢帯の引き下げ筋群

Level 2 ★★

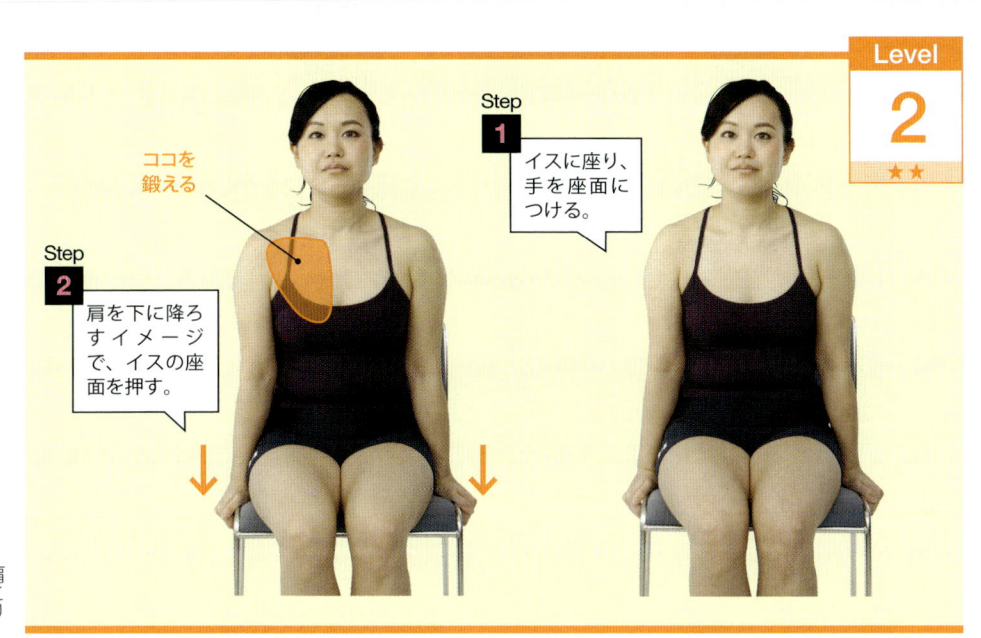

Step 1 イスに座り、手を座面につける。

ココを鍛える

Step 2 肩を下に降ろすイメージで、イスの座面を押す。

Level 3 ★★★

バンドバージョン

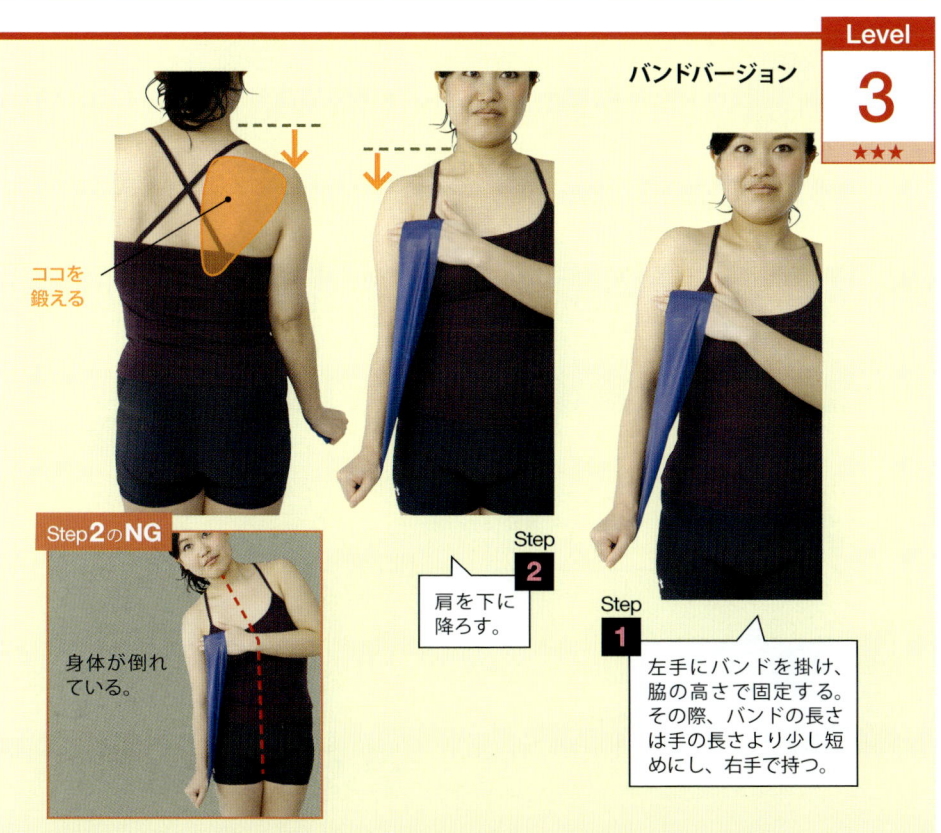

ココを鍛える

Step 1 左手にバンドを掛け、脇の高さで固定する。その際、バンドの長さは手の長さより少し短めにし、右手で持つ。

Step 2 肩を下に降ろす。

Step2のNG 身体が倒れている。

上肢帯の外転筋群

筋肉の基礎情報

- **筋肉の種類**
  - 小胸筋
- **働き**
  - 背中を丸める動作
- **硬くなっている筋肉**
  - 中部・下部僧帽筋
  - 菱形筋
- **この筋肉を鍛えるきっかけ**
  - 胸を張った際に痛みがある
  - リュックサックなど重たい荷物を背負った際に痛みがある
  - タンスの引き出しを手前に引く際に痛みがある
- **日常生活でのアドバイス**
  - リュックサックなど重たい荷物を背負わないようにする
- **痛みパターン**
  - 肩背部
  - 肩後面
- **ストレッチやマッサージを行う筋肉**
  - 上肢帯の内転筋群（中部・下部僧帽筋、菱形筋）

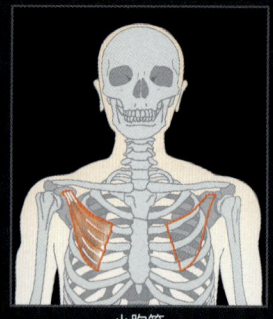

小胸筋

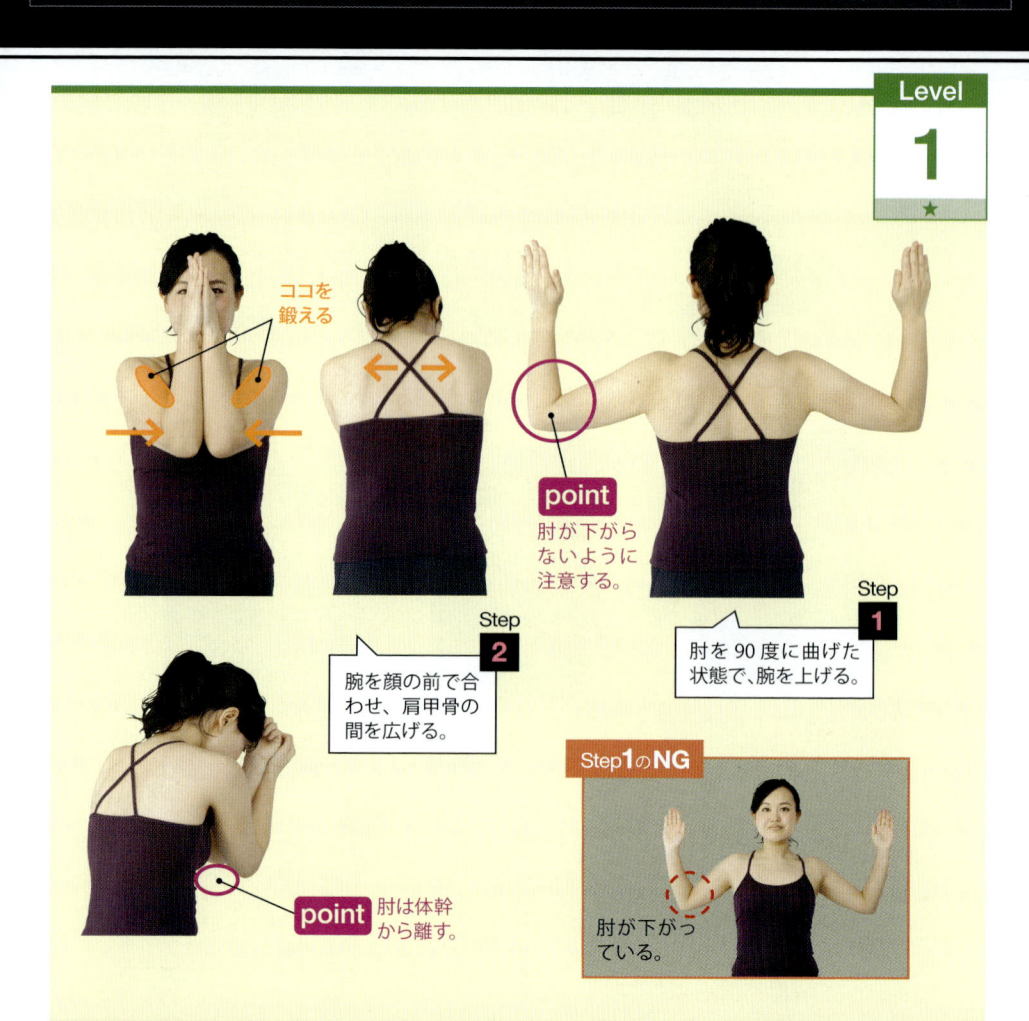

Level 1 ★

ココを鍛える

Step 1
肘を90度に曲げた状態で、腕を上げる。

point 肘が下がらないように注意する。

Step 2
腕を顔の前で合わせ、肩甲骨の間を広げる。

point 肘は体幹から離す。

Step1のNG
肘が下がっている。

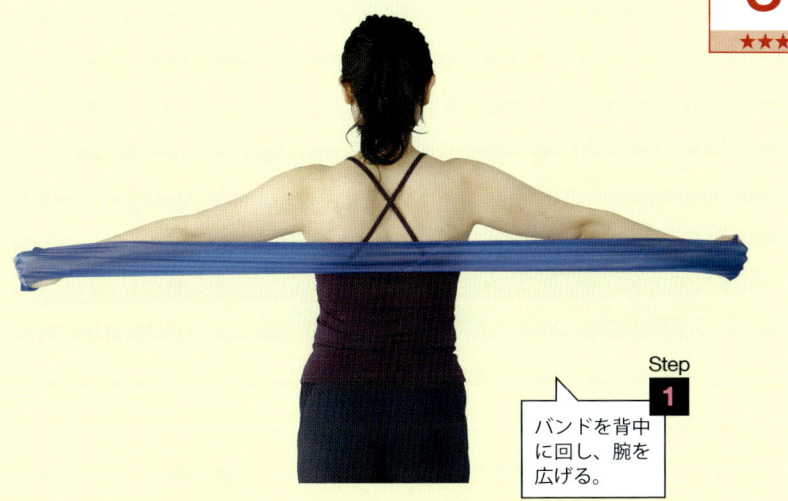

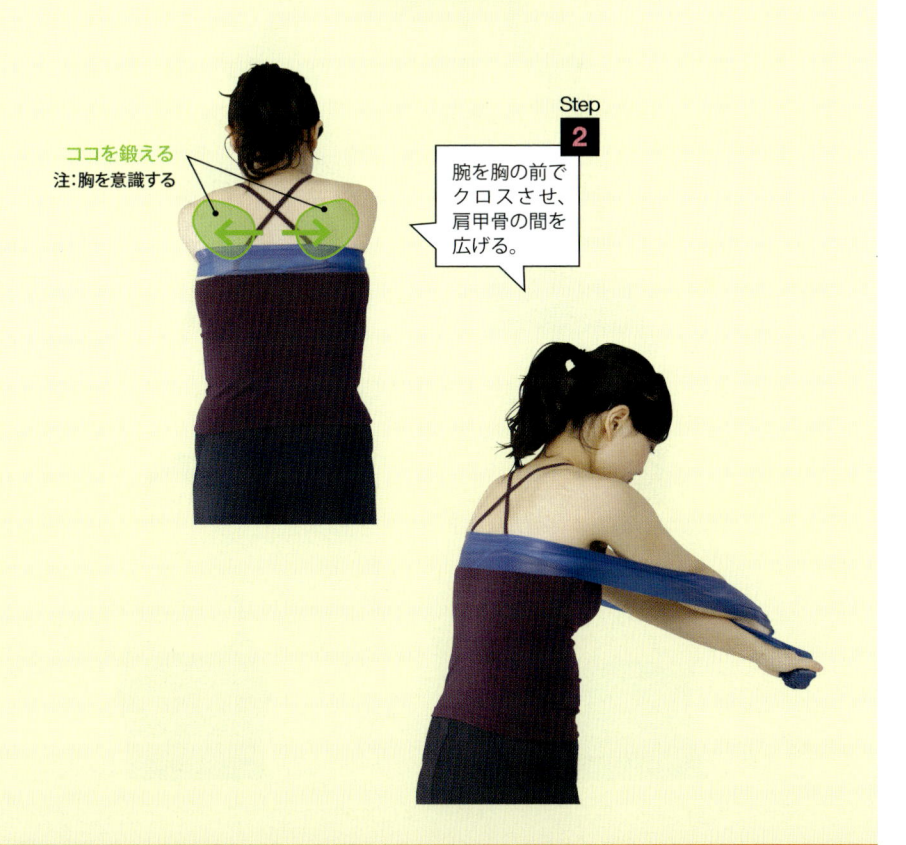

Level 3 ★★★

バンドバージョン

Step 1
バンドを背中に回し、腕を広げる。

Step 2
腕を胸の前でクロスさせ、肩甲骨の間を広げる。

ココを鍛える
注：胸を意識する

肩こり　各筋肉の治療　上肢帯の外転筋群

上肢帯の内転筋群

筋肉の基礎情報

- ●筋肉の種類
  - ・中部・下部僧帽筋　・菱形筋
- ●働き
  - ・胸を張る動作
- ●硬くなっている筋肉
  - ・小胸筋
- ●この筋肉を鍛えるきっかけ
  - ・背中を丸めた際に痛みがある
  - ・猫背・円背である
  - ・胸郭出口症候群である
- ●日常生活でのアドバイス
  - ・仕事やデスクワークの姿勢に注意する
  - ・猫背を改善する
  - ・抱き枕の使用を避ける
- ●痛みパターン
  - ・前胸部　・側胸部
  - ・腕全体　・手
- ●ストレッチやマッサージを行う筋肉
  - ・上肢帯の外転筋群
    （小胸筋）

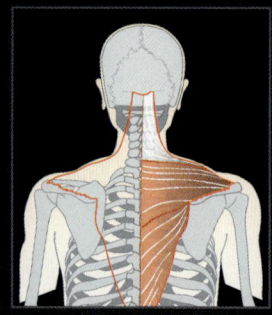

中部・下部僧帽筋

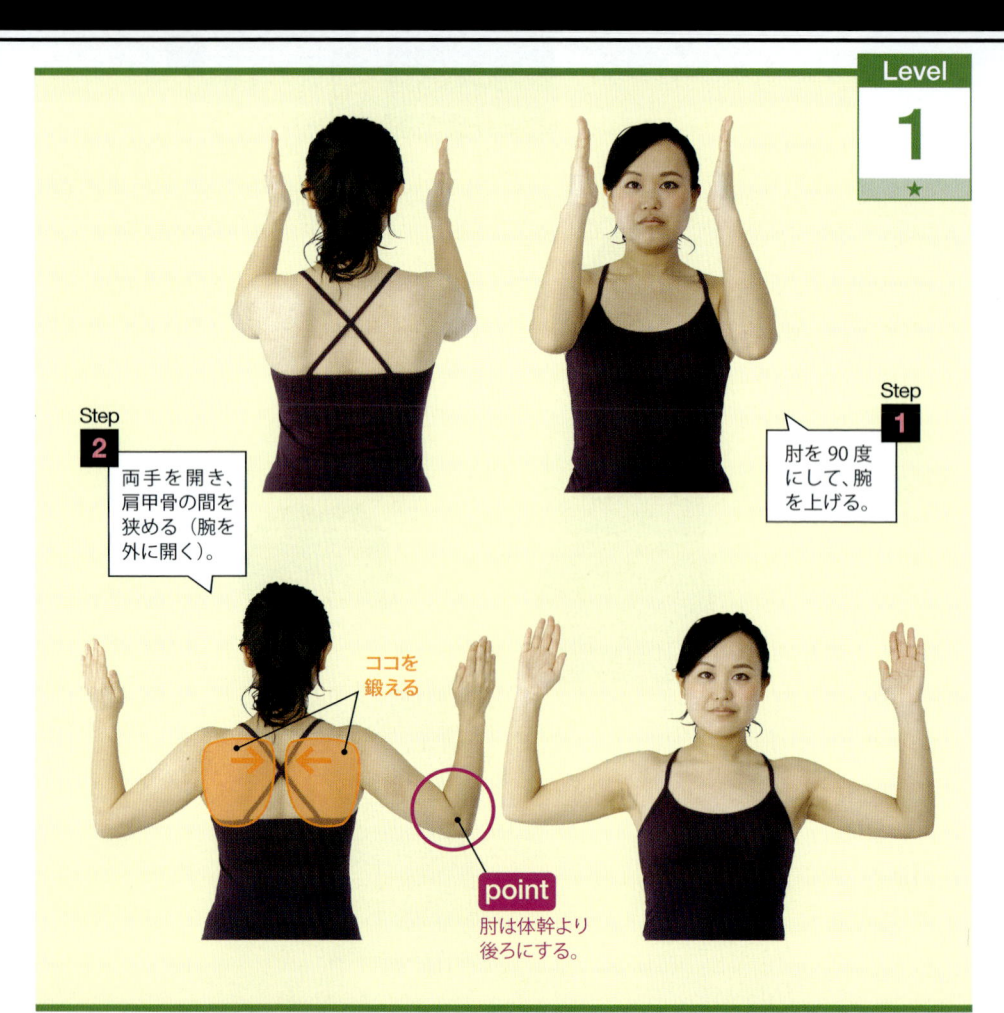

Level 1 ★

Step 1
肘を90度にして、腕を上げる。

Step 2
両手を開き、肩甲骨の間を狭める（腕を外に開く）。

ココを鍛える

point
肘は体幹より後ろにする。

バンドバージョン

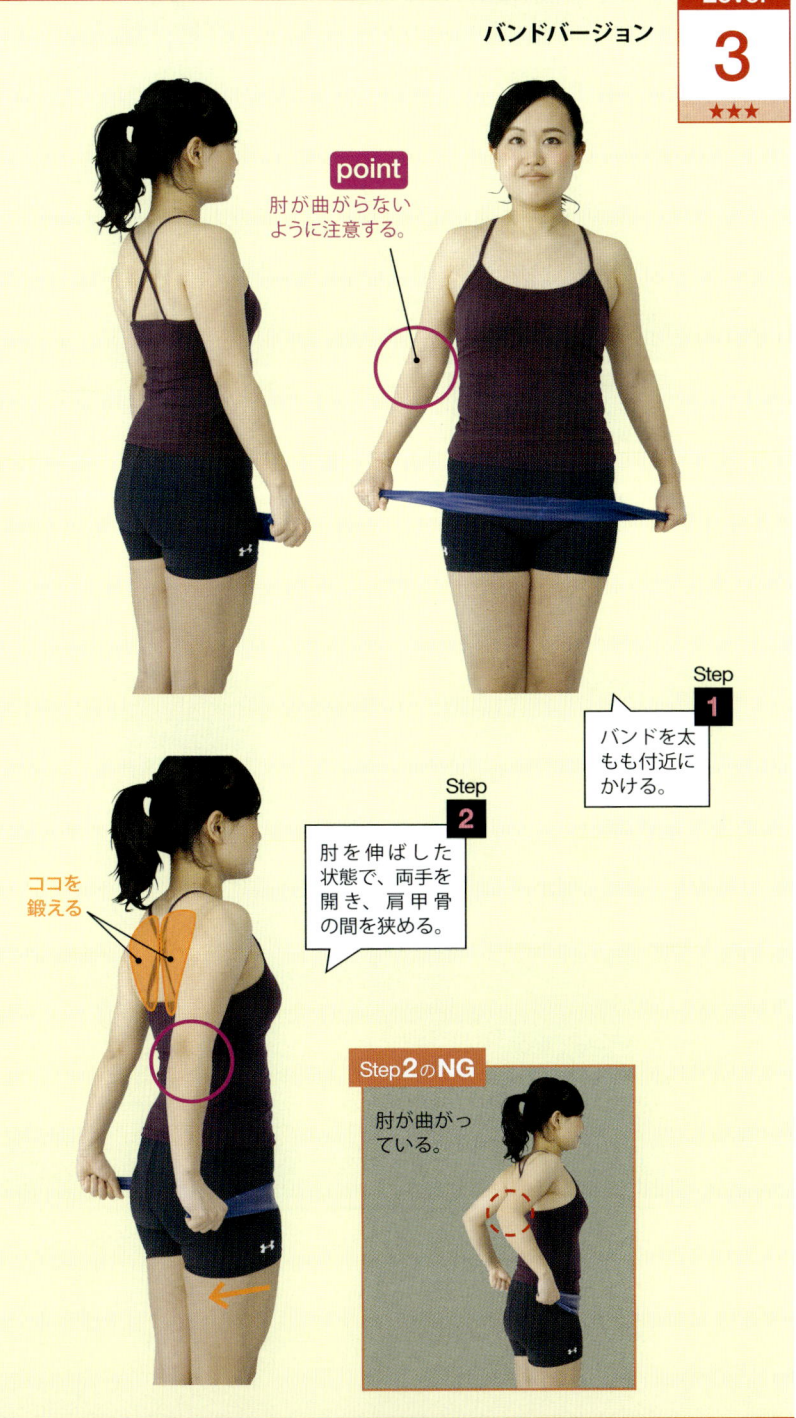

Level 3 ★★★

point 肘が曲がらないように注意する。

Step 1
バンドを太もも付近にかける。

Step 2
肘を伸ばした状態で、両手を開き、肩甲骨の間を狭める。

ココを鍛える

Step2のNG
肘が曲がっている。

肩こり　各筋肉の治療　上肢帯の内転筋群

上肢帯の上方回旋筋群

筋肉の基礎情報

- ●筋肉の種類
  ・中部・下部僧帽筋
- ●働き
  ・手を横から上げる動作
  （肩甲骨の下端が外に動く）
- ●硬くなっている筋肉
  ・小胸筋・菱形筋
- ●この筋肉を鍛えるきっかけ
  ・手を横から後ろに回した際に痛みがある
- ●日常生活でのアドバイス
  ・仕事やデスクワークの姿勢に注意する
  ・猫背を改善する
- ●痛みパターン
  ・肩甲間部　・前胸部
  ・腕全体　　・手
- ●ストレッチやマッサージを行う筋肉
  ・上肢帯の下方回旋筋群
  （小胸筋・菱形筋）

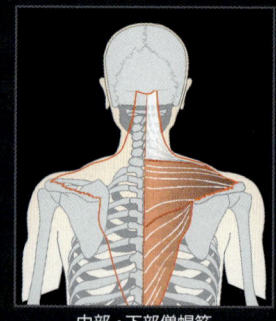

中部・下部僧帽筋

※上肢帯の上方回旋のみに働く筋肉はないため、特定の筋肉トレーニングはありません。

上肢帯の下方回旋筋群

筋肉の基礎情報

- ●筋肉の種類
  ・小胸筋　・菱形筋
- ●働き
  ・手を横から後ろに回す動作
  （肩甲骨の下端が内に動く）
- ●硬くなっている筋肉
  ・中部・下部僧帽筋
- ●この筋肉を鍛えるきっかけ
  ・手を横から上げる際に痛みがある
- ●日常生活でのアドバイス
  ・リュックサックなど重たい荷物を背中に背負わないようにする
- ●痛みパターン
  ・肩背部
  ・肩後面
- ●ストレッチやマッサージを行う筋肉
  ・上肢帯の上方回旋筋群
  （中部・下部僧帽筋）

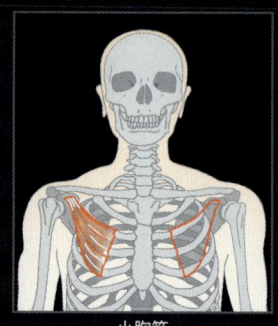

小胸筋

※上肢帯の下方回旋のみに働く筋肉はないため、特定の筋肉トレーニングはありません。

> コラム

病院で処方される肩こり体操

ここでは、病院で処方される肩こり体操を紹介します。特定の筋肉に原因が認められない場合は、下記の肩こり体操を必要に応じて行いましょう。

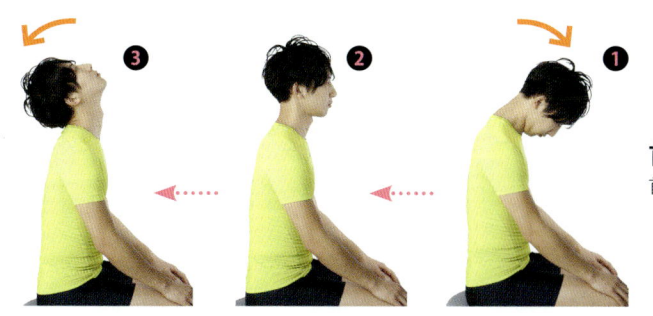

首の前後屈運動
首を前後に深く曲げる。

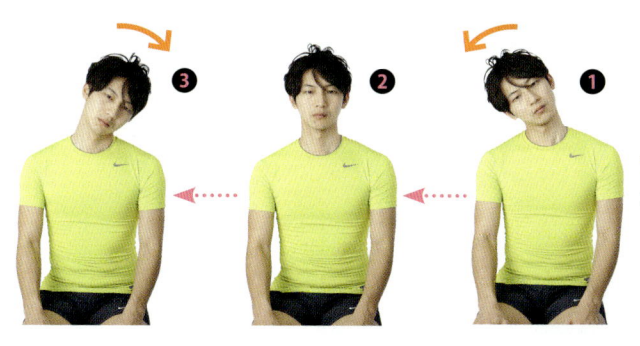

首の側屈運動
左右に首を倒す。

首の回旋運動
頭を左右に大きく回す。

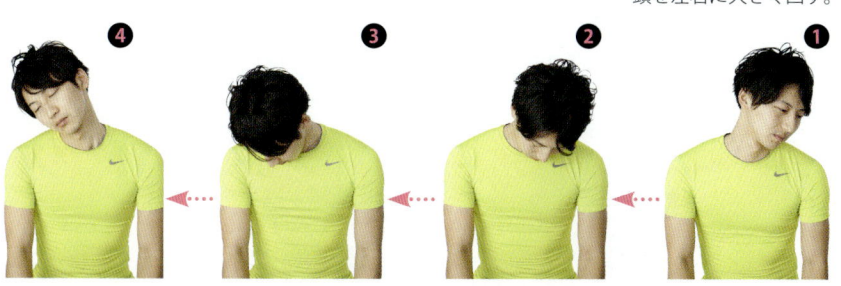

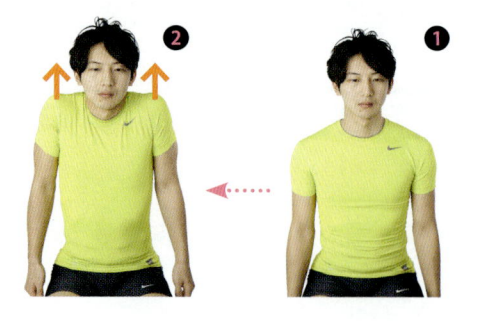

肩こり体操 コラム

肩すくめ運動
肩をすくめて（上げて）、一気に力を抜く。

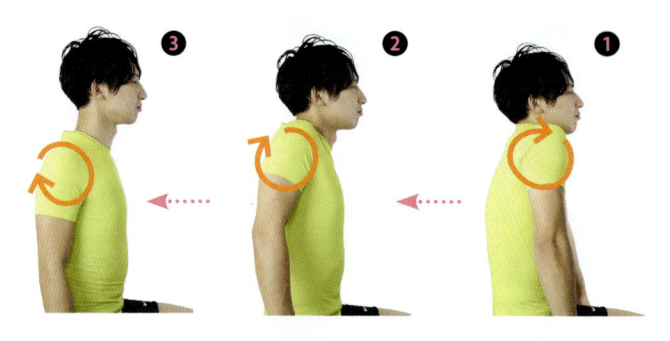

肩回し運動
肩で円を描くように肩を回す。

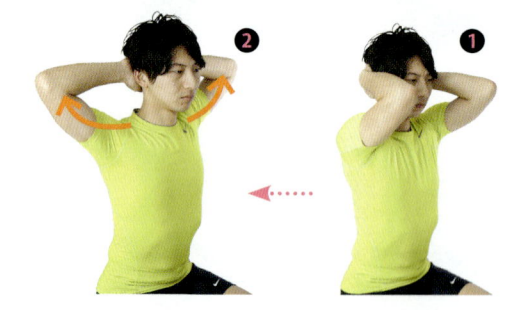

肩開き運動
頭の後ろで両手を組み、肘を開いて、手で頭を押す。

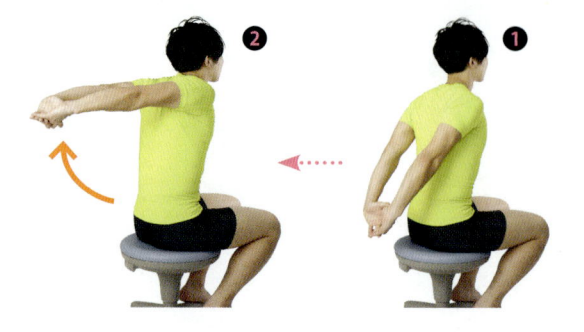

肩後ろ伸ばし運動
胸を張った状態で、両手を出来るだけ上げる。

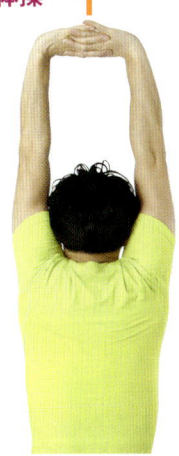

コラム　肩こり体操

肩上伸ばし運動
頭の上で手を組み、肩甲骨を上げる。

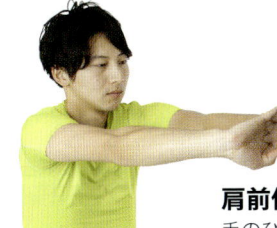

肩前伸ばし運動
手のひらを外側に向け肘を伸ばす。肩甲骨を開くイメージで。

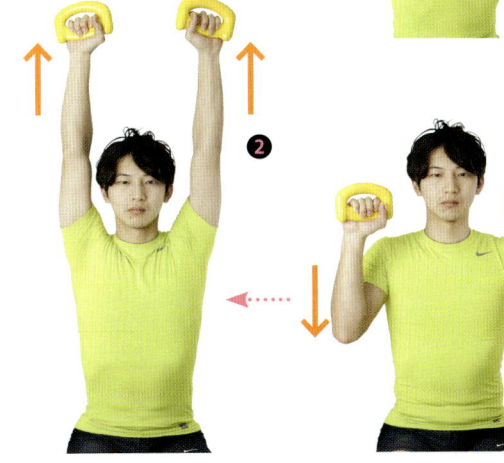

肩上下運動
両手におもりを持ち、下げるときはできるだけ低く、上げるときはできるだけ高く。

上肢帯運動
腰掛けたまま手の力だけでお尻を持ち上げる。

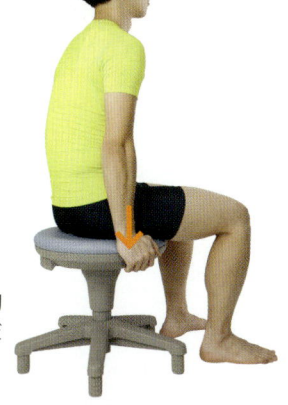

コラム

病院で処方される
頭痛体操と顎関節体操

ここでは、肩こりに関連して起こる頭痛や顎関節症に対して、病院で処方される体操を紹介します。頭痛や顎関節症の方は、下記の体操を必要に応じて行いましょう。

A 頭痛体操

頭痛に関連する筋肉をストレッチします。

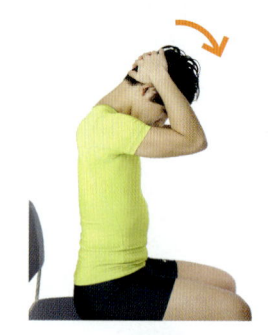

板状筋体操
背中を伸ばした状態で頭の後ろで手を組み、へそを見るように首を前に倒す。

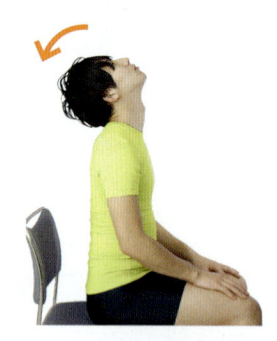

胸鎖乳突筋体操
背筋を伸ばして首を後ろに倒す。

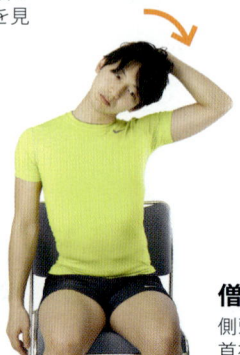

僧帽筋体操
側頭部に手を置き、首を左に倒す。

コラム

B 顎関節体操

顎関節の運動に関係する筋肉を動かすことでストレッチします。
（すべての動きで 15 秒間保持）

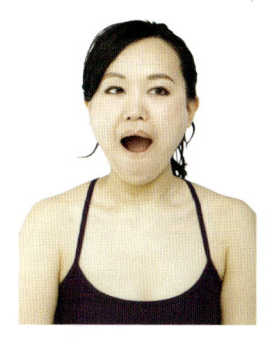

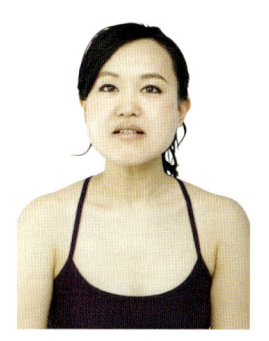

❸ 顎を引っ込める。　　❷ 顎を前に突き出す。　　❶ 口を大きく開ける。

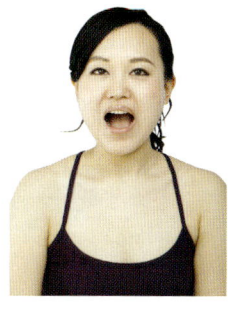

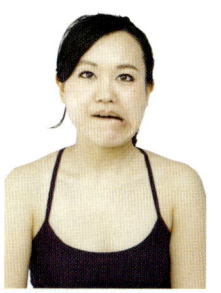

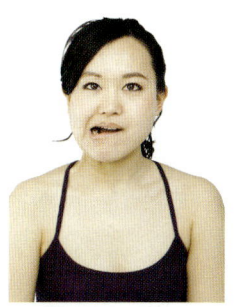

❺ 顎を左にずらす。　　❹ 顎を右にずらす。

コラム

病院で処方されるその他の体操

ここでは、腰・膝・肩・肩こり以外で、皆さんが困っていると思われる症状の中から、病院で処方されている体操を紹介します。特に高齢者の方は、下記の体操を必要に応じて行いましょう。

A 症状：尿漏れ、頻尿

骨盤底筋体操
尿漏れや頻尿などの症状でお困りの方に、泌尿器科などで指導される運動です。

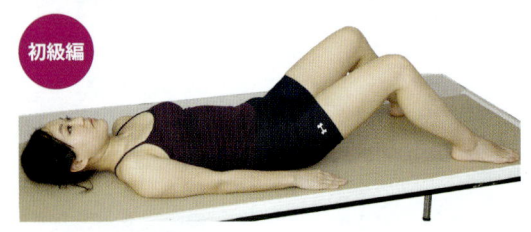

初級編

基本姿勢：膝を立てて仰向けになる。

ステップ1：
尿道・肛門・膣をきゅっと締めたり、緩めたりを2～3回繰り返す。

ステップ2：
ゆっくり締めていき、3秒間ほど静止し、ゆっくりと緩めていく。

1セット5分程度からはじめ、少しずつ時間を延ばして行く。

応用編 基本姿勢以外にも、下記の姿勢で行うことができます。ステップ1から順番に行いましょう。

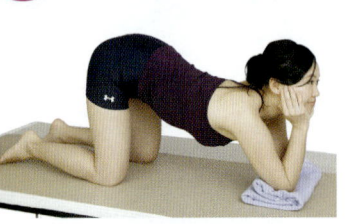

姿勢1：床に膝をつき、肘をクッションの上に乗せ、頭を支える。

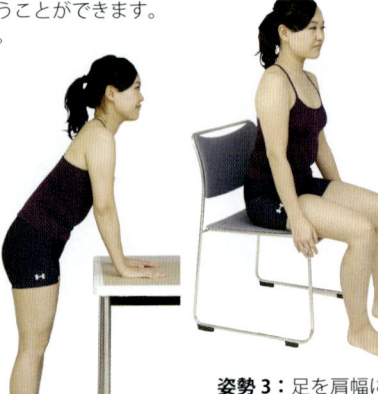

姿勢2：足を肩幅に開き、手を机の上に乗せる。

姿勢3：足を肩幅に開いてイスに座り、足の裏全面を床につける。

いずれの姿勢でもできるようになったら、日常生活（通勤途中、家事）の中にうまく取り入れ、時間があるときに行うようにする。

コラム

B 症状：歩行時のふらつき、歩行困難

ロコトレ

ロコモティブシンドロームと呼ばれる運動機能が低下しているお年寄りに対して、整形外科などで処方される体操です。歩行時のふらつきや歩行に自信がない方などにお勧めです。

以下のチェック項目で1つでも当てはまるものがあれば、ロコモティブシンドロームの可能性があるので、体操を行いましょう。

チェックリスト
- □ 2kg程度の買い物をして持ち帰るのが困難である（1リットルの牛乳パック2つ程度）
- □ 家事でやや重いものを持つ仕事が困難である（掃除機の使用、布団の上げ下ろし）
- □ 家の中でつまずいたり滑ったりする
- □ 15分くらい続けて歩けない
- □ 横断歩道を青信号で渡りきれない
- □ 階段を上るのに手すりが必要である
- □ 片足立ちで靴下がはけない

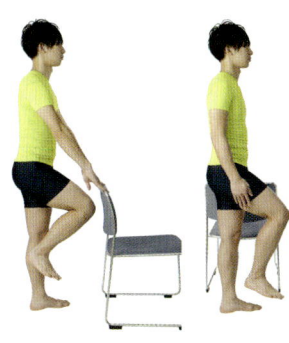

開眼片足立ち

床につかない程度に片足を上げる。左右1分間ずつ
※転倒しないように必ずつかまるものがある場所で行う。

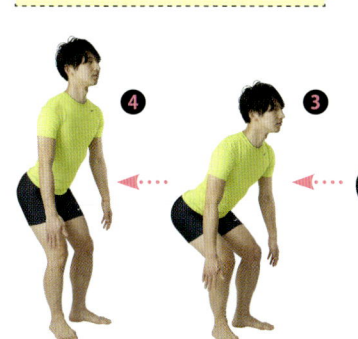

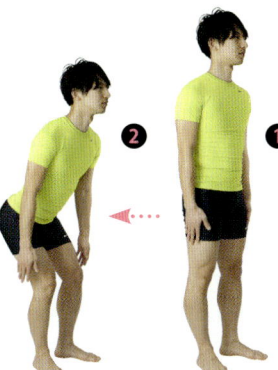

スクワット

足を肩幅に開いて立つ。イスに腰掛けるように、お尻をゆっくり下ろしていく。その際に膝がつま先より前に出ないように注意する。膝はつま先の向いている方向へ曲げる。

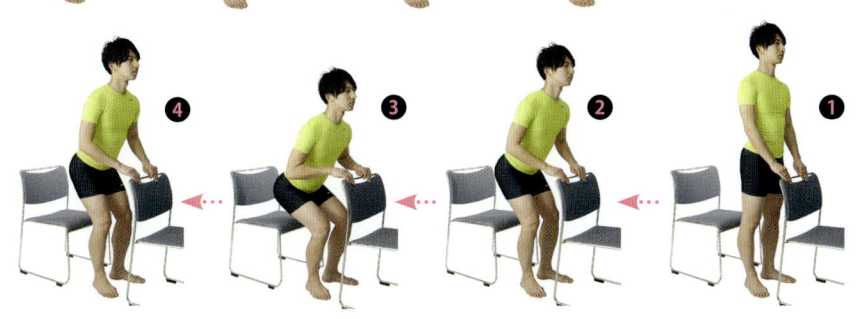

上記のスクワットができないときは、イスの前で机やイスの背もたれなどに手をついて行う。

■ 参考文献

伊藤和憲:『はじめてのトリガーポイント鍼治療』医道の日本社、2009年

伊藤和憲監訳:『ビジュアルでわかるトリガーポイント治療』緑書房、2010年

伊藤和憲:『図解入門　よくわかる痛み・鎮痛の基礎としくみ』秀和システム、2011年

山本利春:『チューブトレーニングとリハビリテーション』河出書房新社、2008年

福井勉監訳:『アンチエイジングフィットネス』ラウンドフラット、2010年

ハーパー保子訳:『自宅でできる運動療法』ガイアブックス、2008年

坂本雅昭、小室史恵監訳:『メイヨークリニックのフィットネス・ガイド』ナップ、2007年

矢野啓介、佐嶋健司:『痛みに負けないカラダをつくる　関節トレーニング&トレーニング』現代書林、2008年

岩本紗由美:『写真とイラストで学べるレジスタンストレーニングの基礎の基礎』慧文社、2011年

■ 著者

伊藤 和憲 (いとう・かずのり)

1972年千葉県生まれ。1997年明治鍼灸大学（現：明治国際医療大学）鍼灸学部卒業。2002年明治鍼灸大学（現：明治国際医療大学）大学院博士課程修了。2002年〜2006年同校の臨床鍼灸学教室にて助手を務め、2006年臨床鍼灸学教室にて助教に就任。2006年〜2008年大阪大学医学部生体機能補完医学講座にて特任助手を併任し、また、2006年〜2008年愛知医科大学医学部痛み学講座の研究生となる。2008年〜2009年カナダ・トロント大学に留学、B J Seslle教授に教わる。現在は明治国際医療大学鍼灸学部臨床鍼灸学教室の准教授。専門は「筋肉の痛み」で、2004年より「線維筋痛症外来」を開設。基礎と臨床の面から「線維筋痛症に対する鍼灸治療の可能性」を検討している。主な著書に『はじめてのトリガーポイント鍼治療』（医道の日本社）、監訳に『ビジュアルでわかるトリガーポイント治療』（緑書房）、その他論文多数。

モ デ ル：淺井 重守　佐川 玲
イラスト：宮本 直
撮　　影：小野 智光

痛みが楽になる
トリガーポイント筋肉トレーニング

2013年4月20日　第1刷発行

■著　者／伊藤 和憲
■発行者／森田 猛
■発行所／株式会社 緑書房
　　　　　〒103-0004　東京都中央区東日本橋2丁目8番3号
　　　　　TEL03-6833-0560
　　　　　http://www.pet-honpo.com

■カバー・本文デザイン／尾田 直美
■印刷・製本／株式会社廣済堂

落丁・乱丁本は、弊社送料負担にてお取り替えいたします。
©Kazunori Itoh
ISBN 978-4-89531-856-3

本書の複写にかかる複製、上映、譲渡、公衆送信（送信可能化を含む）の各権利は株式会社緑書房が管理の委託を受けています。
JCOPY ＜(社)出版者著作権管理機構 委託出版物＞
本書を無断で複写複製（電子化を含む）することは、著作権法上での例外を除き、禁じられています。
本書を複写される場合は、そのつど事前に、（社）出版者著作権管理機構（電話 03-3513-6969、FAX 03-3513-6979、e-mail：info@jcopy.or.jp）の許諾を得てください。
また本書を代行業者等の第三者に依頼してスキャンやデジタル化することは、たとえ個人や家庭内の利用であっても一切認められておりません。